伤寒杂病新编

张再良　编著

科学出版社

北京

内 容 简 介

本书与《伤寒卒病新解》配套。《伤寒卒病新解》从出血热的角度,联系古今相关的文献资料,根据临床疾病的诊疗实际,对《伤寒论》《金匮要略》以及后世相关的内容进行了分析思考,提出了作者的见解。本书从文本的角度,将《伤寒论》《金匮要略》以及温病证治的主要内容做了归纳整理,重新编排,试图勾画出临床热病诊疗的基本面貌,用以提示临证更加明快而实用的路径。本书依据伤寒六经、金匮杂病、温病补充三个板块,不在原文阐释的细节处用力,而在临床治疗的思路上展开。本书对于中医临床经典的学习,无论是初学入门,还是深造提高,都能提供一定的启示。本书适合于中医院校的师生、临床医生以及中医爱好者阅读参考。

图书在版编目(CIP)数据

伤寒杂病新编/张再良编著.—北京:科学出版社,2016.8
ISBN 978-7-03-049599-0

Ⅰ.①伤⋯ Ⅱ.①张⋯ Ⅲ.①《伤寒论》-研究
Ⅳ.①R222.29

中国版本图书馆 CIP 数据核字(2016)第 195607 号

责任编辑:潘志坚 黄金花
责任印制:谭宏宇 / 封面设计:殷 靓

科 学 出 版 社 出版
北京东黄城根北街 16 号
邮政编码:100717
http://www.sciencep.com

南京展望文化发展有限公司排版
广东虎彩云印刷有限公司印刷
科学出版社发行 各地新华书店经销

*

2016 年 9 月第 一 版 开本:B5(720×1000)
2022 年 5 月第六次印刷 印张:19 1/4
字数:366 000
定价:**80.00 元**
(如有印装质量问题,我社负责调换)

前　言

当我们对《伤寒杂病论》成书的临床疾病背景有了新的认识以后,对整个原文的阅读就会产生和以往完全不同的理解。一本原来主要记载临床诊疗的书籍,一定有它当时的实际针对性,同时也必然会带有与生俱来的某些方面的局限。有的人在学习的过程中领悟了其中蕴含的道理,举一反三,由此及彼,从而能够超脱原文走出自己的临证道路,看到更为广阔天地。有的人始终把原文当作教条,一字一句,只在文字上停留,则不免画地为牢,永远受困于文字所构成的藩篱。

最近翻阅上海卞嵩京医师的《伤寒如是读》,获益匪浅。对于《伤寒论》的学习和研究,卞嵩京医师在书的增补后记中感叹:"仲景书,自成无己首创作《注解伤寒论》,其后历朝诂注者何下百数十家……议论文采,各自成家。然细细读之,皆不能参透经旨,或有以内经六经阴阳五行脏腑经络解者,或以天地运气干支八卦解者,或以儒学释教义理解者,其字里行间随文敷义、望文生训,牵强附会者亦复不少。更有甚者篡改经文,以致章次凌乱。正是尚理愈奇,去理愈远;条文愈新,古法愈乱。遂使学者如坠云里雾中,莫辨天日。"读毕,颇有同感。只是内心又不免惶恐,我的这本《伤寒杂病新编》该不会是对经典的冒犯吧?

静心细想,其实没有必要也不可能人人都成为伤寒、金匮研究的专家。但是否应该让人人都能初通伤寒、金匮,都能够从伤寒、金匮的阅读和学习中有更多更大的受益呢? 在这种思虑的长久煎熬之中,其实也是在自己平凡的工作实践中,最后终于产生了这样的冲动,想要重新编排一下《伤寒论》《金匮要略》的原文,试着寻找一种更加有助于理解临床经典的方式,于是就有了这本《伤寒杂病新编》。很清楚,做这样的一件事情相当冒险,容易遭受非议,因为反常。好在今天已经不是王叔和的年代了,作为经典文本流传的《伤寒论》《金匮要略》,人手一册,谁也改动不了了,不断变化着的只是我们对它的见解。思想到此,心底遂宽,本书的做法只是提出见解,提供参考,争鸣而已。

对于《伤寒论》《金匮要略》，每个时代都会产生新的认识，相同或不同时代的每个人都会产生自己的理解，也许都能言之成理，并且这样的认识永远不会有终结。这既是《伤寒论》的魅力所在，也可以说是麻烦所在。魅力出自原文竟然对人们永远富有启发，麻烦在于初学的人往往不得门径，一筹莫展。

后人对伤寒的补充，不能只看叶天士的《温热论》和吴鞠通的《温病条辨》，卫气营血和三焦辨证只是对六经证治的补充而已。本书偏重于强调俞根初的《通俗伤寒论》和吴坤安的《伤寒指掌》，此即所谓的绍派伤寒。绍派伤寒一般是作为温病的分支被认识的，其实从伤寒的角度来理解也未尝不可。由于寒温二者都沾边，所以绍派伤寒又容易被人忽略。感觉绍派伤寒的东西更加大气，它是在伤寒（整个热病）层面上的补充，能够给人以宏观的视野和完整的体系。对此如果我们不予以充分的重视，偏于一隅而不顾盼全局，斤斤计较于寒温治法，仅仅着眼于临证的一方一药，那么，我们真的不如古人。

从伤寒到温病，从六经到卫气营血、三焦，从治法方药由偏于温热转向寒凉为主，我们看到的只是事物表面的显著变化，看到的也许是寒温的对立或并立。这样的事实多少让人有点困惑，在现实中有时也令人不知所措。那么如果从伤寒到伤寒，试用伤寒一线贯穿临床的历史呢？这样我们就容易看到不断变化着的伤寒了。我们注意到了伤寒的概念渐趋宽泛，伤寒的内容有了相当的扩充，即原来的伤寒在后世产生了相当的变化。绍派伤寒不把主要精力放在经典原文字句的阐释上，而是着力于构建整个热病的诊疗体系，着眼于治法方药的临床实用，让经典的伤寒在临床的实际中能够随俗而变，让医者对热病的证治能够了如指掌。这样与时俱进的伤寒，为解决临床的实际问题应运而再生的伤寒，是否更加让人兴趣盎然？

从汉末魏晋的《伤寒杂病论》，一直到明清出现的众多温病的医家和医著，整个热病的临床诊疗首尾相贯，这是前人留下的一份优秀的历史遗产，值得我们投入精力，好好归纳总结。这样的工作不在实验研究的层面，它的价值应该在一般的实验研究之上，它不需要什么仪器设备，也不一定非要用课题或成果来衡量和张扬，它需要我们持续倾注自己的脑力，它就在我们日常的工作和生活中，尤其对于从事这方面教学和研究的人员来说更是如此。尽管我坚持这样的看法，伤寒的专门研究和经方的临床实用应该有所区分，研究可以向纵深进展，而临证需要更加简明扼要的认识和简便实用的方法。当然，如果研究不脱离实际，就必须为现实提供什么。

先立其大，则小不能夺。本书不把原文当经文，从原文中选取最主要的部分，搭建最简明的框架。有了整体上的基本架构，细部的摆设等其他问题就容易找到方位和真实感觉了。理解历史上热病的证治由伤寒杂病出发后一路是怎么走过来的，理解把握伤寒的关键在于明白六经证治的原理和规律，理解为什么紧跟着伤寒后面必须要有杂病的展开，然后要熟悉后世对伤寒六经及杂病证治是如何补充和扩展的，理解温病学的内容在整个热病证治中的具体位置，熟悉最终形成的大伤寒

(外感热病)格局是什么样子的。这样,我们才可能回顾过去掂量历代医家的认识和做法,看清楚他们的独到和局限。

如果伤寒原来主要是一个病,六经病证原来是针对该病的基本应对方法,杂病原来是对伤寒六经证治的补充和展开。那么本书按照这样的思路整理归纳,"六经辨治"置前,"杂病证治"靠后,然后是"差后调治"。《伤寒论》在叙述六经病证的过程中,不可能不涉及杂病,《金匮要略》在杂病的证治过程中,也仍然脱离不了基本的六经方治。本书在编排中充分注意到原文的主次,突出六经辨治的框架,其他内容则尽可能放到相关的杂病证治中。对原文以"必读"和"备考"做出区别,显然必读原文应该予以足够重视,而备考原文则可以稍微放松一点,或者暂时存疑,跳过去也无妨。这样的话,《伤寒论》中作为必读原文约 150 条,备考原文有 80 多条,归入杂病中间的约 160 条。把伤寒杂病贯通,阅读理解起来是否会方便些呢? 本书在每个章节的结束试加"按语",用以补充或陈述作者的见解。另外,在伤寒、金匮原文的基础上,另立"伤寒补遗"章节,用来提示后世温病特别是绍派伤寒对伤寒是如何补充扩展的,看看古人是如何做到融会贯通的,特别是如何巧妙地处理好寒温两者的关系,最终形成热病临床证治格局的。为了方便阅读参考,本书还集中了作者近年发表或尚未发表过的相关文章。

请注意,当我们把伤寒杂病的内容重新编排以后,出现了几个基本板块。在整个热病的证治中,六经是伤寒的正治,是《伤寒论》六经病证所处的位置,提示的是辨证论治的原理和基本规律。杂病是伤寒的兼证,是《金匮要略》杂病证治所处的位置,强调的是热病过程中夹杂症(并发症)的处理,尽管有不少特殊的地方,但终究还是脱离不开原本的疾患和辨证论治的基本规律。本书的"伤寒补遗",是后人用伤寒类证的方式所做的补充,是后来温病证治的内容所在,强调的是疾病鉴别诊断和临床诊疗的特殊之处。最后,不管伤寒还是温病,热病的后期都有一个瘥后康复的过程,所以在本书中也留出一定的位置。这样就形成了热病临床证治一分为四的格局,当然主要是伤寒、金匮、温病,三位一体,出现有先后,内在有关联,治法方药有侧重,体现出临床上疾病、症状、证候的异同,提供的是诊疗思路和基本框架,奠定的是中医临床的基础,也可以说是整个临床医学的基础,在这里经方时方没有矛盾,伤寒温病融为一体,中医西医也方便沟通。

本书的阅读,也可以先看附录的相关文章。最近几年我的思绪较多萦绕在中医热病的证治上,有纵向的历史观察思索,也有横向的临床诊疗比较,最终在脑海中会形成一个热病证治四分的格局。热病临床证治的三个高峰,临床实践经验通过医家医著留下深刻的痕迹,由伤寒到温病,内容蔚为大观,纵要弄懂它的走向,横要理清各自的位置。伤寒六经奠定辨证论治的基础,金匮杂病补充兼证的处理,后来的温病扩展疾病的鉴别,然后是不管何种热病都会遇到的恢复期的调治。这样的四部分内容形成了热病临证的基本格局。

去年的《伤寒卒病新解》是从具体疾病的立场来认识,现在的《伤寒杂病新编》是从书本知识的角度来归纳,两者内在的联系是无法回避的临床实际。在阅读中将两书相互对照,将有助于理解。对于经方的论治,我曾经提出了六经九分法,这是中医临证的基础。现在提出热病的四分法,这是针对临床整个热病的范围,具有更加宽广的视野,理解和把握住了可以吞吐万象,而较少局限。时代走到了今天,我们中医人是否具备了这样的意识?

今年哲学界纪念冯契大师的百年诞辰,冯契的这句话给人印象深刻:"不论处境如何,始终保持心灵的自由思考,这是爱智者的本色。"冯契的智慧说,在世界哲学范围内,对"智慧的遗忘"和"智慧的抽象"作双重的扬弃。哲学层面的智慧,不同于知识。知识以世界的特定领域、方面、事物为对象,体现了人们对事物分门别类的理解,它对于我们具体把握世界固然不可或缺,但真实地理解这个世界,还需要跨越知识的界限,因为在被知识分解以前,世界本身是以统一的形态存在的。智慧的特点,首先便表现在从贯通的层面理解世界。

冯契认为我们对于以往马克思主义的学习理解领会,一定要从中吸取营养而破土而出,如同小鸡在鸡蛋中孕育而成新的生命。他认为马克思是老师,但我们要有"超师之见",即对于马克思主义要有创新的自觉性。我想,对于任何学派、学说,是否都应当如此呢?这也是冯契常讲的要"能入善出"。冯契还指出,再天才的哲学家,其独到的见解往往是有所见有所蔽,因而他一再提倡要解蔽,不断解蔽,才能保持心灵的自由思考。

我想,爱智者是否应该对于古今之变,淡然处之,不走极端。所谓创新不以踢开传统开路,保守不以压制创新为能,因而从传统和现代中都能得到有益的滋养。用冯契的看法反观中医的现状,确实也是够我们好好想上一阵子的。

最后感谢上海中医药大学基础医学院陈晓教授对本书出版的鼓励和支持,感谢出版社各位同志的认真工作。

上海中医药大学　张再良

2015 年 10 月

目 录

前言

第一章　六经辨治 ………………………………………………………………… 1

　一、太阳病 ……………………………………………………………………… 8

　二、阳明病 ……………………………………………………………………… 24

　三、少阳病 ……………………………………………………………………… 35

　四、太阴病 ……………………………………………………………………… 43

　五、少阴病 ……………………………………………………………………… 48

　六、厥阴病 ……………………………………………………………………… 57

　附：关于六经辨治的九分治法与方药 …………………………………………… 63

第二章　杂病证治 ………………………………………………………………… 85

　一、痉湿暍病 …………………………………………………………………… 88

　二、狐惑阴阳毒病(咽痛) ……………………………………………………… 95

　三、吐衄下血瘀血病(热入血室、蓄血) ………………………………………… 98

　四、肺痿肺痈咳嗽上气病 ……………………………………………………… 104

　五、胸痹心痛病 ………………………………………………………………… 109

　六、惊悸奔豚气病 ……………………………………………………………… 111

　七、腹满寒疝宿食病(懊恼、结胸、痞证、肠痈等) …………………………… 115

　八、呕吐哕下利病(胃反、霍乱) ……………………………………………… 128

　九、痰饮病 ……………………………………………………………………… 138

　十、水气病 ……………………………………………………………………… 143

　十一、黄疸病 …………………………………………………………………… 148

十二、消渴小便不利淋病 ·· 152
十三、其他(疟病、中风、历节、血痹等) ····················· 156
附:关于杂病证治的后世变化与扩展 ····················· 162

第三章 瘥后调治 ·· 166
一、阴阳易差后劳复 ·· 167
二、百合病 ·· 169
三、虚劳病 ·· 172
附:关于热病临床的瘥后调治与护理 ··················· 175

第四章 伤寒补遗 ·· 178
一、正伤寒(六经证治) ·· 181
二、类伤寒(温病鉴别) ·· 207
附:关于热病临床诊疗的进展与四分格局 ············· 221

附录 ··· 233
一、思考《伤寒论》成书的疾病背景 ························· 233
二、窥豹一斑识伤寒 ·· 240
三、循名责实考伤寒 ·· 247
四、杂病原本出伤寒 ·· 252
五、误解种种说伤寒 ·· 255
六、烈性传染病及其相关的中医临证 ····················· 259
七、对《伤寒论》与《温疫论》的再思考 ··················· 265
八、从六经证治看三焦辨证 ····································· 271
九、疫疹一得费推敲 ·· 275
十、终将伤寒统热病 ·· 279
十一、博观约取 取精用宏 ····································· 284
十二、中医与西医 治人与治病 ······························· 289

后记 ··· 295
参考文献 ··· 297

第一章　六经辨治

《伤寒论》是中医临床的基础　学习中医,特别是做临床诊疗要遣方用药的,应该好好体会清代陆九芝所说的这句话:"学医从《伤寒论》入手,始而难,既而易。若从后世分类书入手,初若易,继则大难矣。"再进一步可以说,学习《伤寒论》,必须从六经病证入手,这件事也是一开始难,但是一旦你把六经证治的原理和规律搞懂了,就会一通百通,往后的路就好走很多。

中医的辨证论治,讲到底其实就是如何通过调整病人状态,来取得临床疗效的问题,《伤寒论》就是围绕这个问题展开的最好演示,所以这本书的叙述提供了临证的基本思路、原则和方法,同时也给出了具体运用的治法方药。在本书中我用最简洁的归纳和文字相配插入了相应的图表,来提示其中的基本原理和一般规律。关于伤寒六经证治的形成原理涉及到具体疾病,读者感兴趣可以进一步阅读本书附录中的相关文章,如"思考《伤寒论》成书的疾病背景"等,以及相关的书籍,如《伤寒新解和六经九分应用法》《伤寒卒病新解》等。

六经病证是理解《伤寒论》的关键　恽铁樵在《伤寒论研究》中曾经指出过:"《伤寒论》第一重要之处为六经,而第一难解之处亦为六经。凡读伤寒者无不于此致力,凡注伤寒者亦无不于此致力,卒之能得真义者竟无一人。此处不解,全书皆模糊影响,有何医学可言……我辈于六经不了了,在最初时尚耿耿于心,稍久渐渐淡忘,及为人治病稍久,则不复措意。岂但不复措意,亦竟忘其所以,自以为了解,偶值后辈问难,方且多为遁辞曲说,卒至人我皆坠五里雾中。此即所谓'良医不能以其术授人也'。此中情形,不可谓非自欺欺人,头脑颠顶,几乎不可思议!试问从成无己、庞安常,以至雍乾间诸注家,谁能逃暗中摸影之诮者哉……故问六经为何物? 则径直答曰:六经者,就人体所苦之病状为之界说者也。"

无疑,恽氏目光锐利,见解深刻。他的话,简直可以让我们从事仲景原文教学的、做老师的人汗颜,无地自容。事实也确实如此,历代医家或《伤寒论》的研究者,对六经的理解,林林总总,竟有几十种之多,见仁见智,说法不一,后学简直无从入手,只能望洋兴叹! 问题是我们对于六经病证,是否应该有一个基本的比较一致而且是方便实用简明易懂的说法呢？既然《伤寒论》是一本讲述临床诊疗的书，那么我们必须毫不动摇地坚持从临证的角度来认识六经病证。尽管原文本身并无六经的直接提法，但是六经病证，即三阳三阴病的分类篇章是客观存在的，只是我们为了简便，很习惯直接用六经来称呼罢了。

六经病证的提纲都有原文表述，至于文字的叙述归纳是否恰当，以及是否真正为仲景所述，是可以进一步在学术上展开探讨研究的。要注意后人的理解发挥应该和作者的本意是有距离的，即后人认识到的也许仲景是无意识的。还有，不可否认我们现在习用的宋版《伤寒论》，已经是经过后人传抄整理过的文献记载了。

六经病证提示了伤寒病程中的不同阶段和层次 六经不是各自独立的六个病证，在此要理解对病证认识的相对性。在伤寒病（或其他热病）的过程中，临床上无疑需要摸索到一定的规律，掌握基本的应对方法。显然病情的时空变化最为直截了当，通过医者在床边的仔细观察是可以真切地感知到的。最初《素问·热论》一日一经的六经分证，大概也是这样的意思。疾病过程中呈现出的阶段性变化应该是六经病证的基础，当然临床表现既有着一般的先后顺序，有时又不是那么绝对。六经病证，可以理解为六个证候群，在反复临床经验的过程中，被总结归纳成了一般的规律，作为一个基准，写在了纸面上，以广传播（图1）。这是人脑在实践中抽象加工归纳出来的结果，在临床上无疑具备了一定的普遍指导意义。

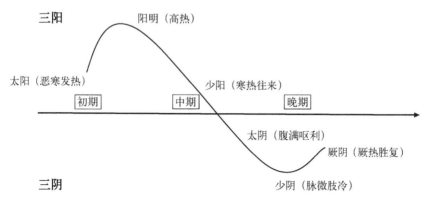

图1 对伤寒病程进展中阶段与层次的把握

当我们不把六经病证作为独立的病，而是作为疾病过程中的某种证候或状态来理解时，问题就容易解决了。删除了繁杂的内容以后，六经证治的主干就十分简明扼要了，在发病初期的太阳病阶段，基本证治一分为三，即麻黄汤、桂枝汤、越婢汤，体现了温散、凉泄、调和营卫的治法；发病中期的阳明病阶段，基本证治有白虎汤和承气汤的不同，体现的治法是寒泻；少阳病阶段有小柴胡汤，体现的是扶正达邪、调整升降的治法；太阴病阶段有理中汤丸（或四逆辈），体现的是温补或温燥的方法；发病晚期少阴病的阶段，有四逆汤和黄连阿胶汤，体现了回阳散寒救逆和清热滋养阴液的基本治法;厥阴病的乌梅丸,则体现了对付错杂病情的寒热虚实兼顾的方法。

南京《伤寒论》研究专家陈亦人老师曾经指出,近来有些学者主张六经辨证应当是六经辨病,提出"六病"的概念,符合辨病之所在,以区别于其他的辨证方法,颇有见地。但是把六经病证当作六种不同的独立的疾病,则未必确切。因为六经病证是对疾病共性的概括和分类,并非各自独立的病种,假使是独立的病,就不能够统诸病了,它与现代医学的辨病是有所不同的。这样的见解我认为十分到位,体现了我们对病的理解的相对性。据此,《伤寒论》重要,不等于原文398条都字字珠玑,条条真理。据此,为了方便学习,我们不妨大胆地对原文做些取舍和移动,删繁就简,把六经病证最为简要的论治内容留下,其余的放到相关病证的证治中去,放到《金匮要略》的杂病部分中,甚至有些原文也可以存疑备考,一般的人不必花费太多功夫。这样一来,也许《伤寒论》原文的主次会更加分明,六经证治的基本方法也容易凸显。

从伤寒病的角度理解六经证治 用一根曲线可以表示伤寒的阶段与层次进展变化的问题,也许还没有到位,以下的图表也有助于理解六经的相互关联(图2),其中涉及传变和合并病的问题,以及六经证治不同层面的问题,注意线条粗黑者为常见路径。更加详细的可以参阅作者发表过的文章:"六经证治的框架位置说"、"经方的临床诊疗体系说",以及本章节最后所附录的"关于六经辨治的九分治法与方药"。

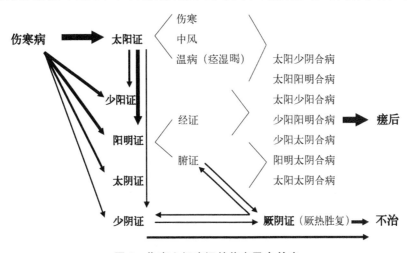

图2 伤寒六经病证的传变及合并病

理解六经病证的传变和合并病 有了六经证治框架的认识以后,还必须明白,临床上疾病的传变是绝对的,而如何传变则是相对的。六经病证的典型表述(六经病证提纲及典型方证)是医家归纳总结出来的,但临床实际中见到的基本上都是不典型的表现。

对于六经证治的方法,祝味菊先生曾经归纳成五段,甚至也有人将六经证治浓缩成太阳、阳明、少阴三个阶段加以强调的。以后温病的医家叶天士倡导卫气营血的阶段证治,吴鞠通变化总结有三焦辨证。近年我归纳总结成为六经九分应用法,也是试图用以解释治法方药的基本原理,用以提示遣方用药的基本规律。其实万变不离其宗,不同的归纳和表述方法在本质上是一致的,即六经证治的方法是对疾病的阶段与层次,亦即对病情轻重缓急的不同把握和处理方法。

对于六经病证,第一步应该作为证治框架来理解和把握,要理解后人提出的"以六经钤百病"和"六经乃百病之六经"的含义。第二步要对六经病证的传变有个正确认识,要认识到疾病进展的常和变,既可以说有顺序,又可以说没有顺序。不应该刻板理解《素问·热论》的一日一经,也不应该把《伤寒论》六经篇章的顺序绝对化。第三步要注意合并病的临床意义,即六经病证的表述是主观人为的,在临床实际中可以起到指导方向的作用。但是临证中往往是不典型者居多,即六经病证的重叠、模糊为客观常态。因此在临床的具体应对上还要学会变通,除了六经病证的基本方以外,还要注意和它密切相关的类变方,注意临证时药物的加减变化。

我们常说《伤寒论》奠定了中医临床辨证论治的基础,这句话放在临床上具体理解,就是六经病证提供的核心——六经证治,以及六经传变和合并病的临床思维和应对方法,这是临床治疗取效的原理和用药规律,后世金元和明清的医家都只是在此基础上的补充和扩展,温病学说充其量也只是在六经证治框架中做出的文章。当然不可否认基础奠定以后,后世医家所作出的种种变革和创新。

明白六经证治的基本原理　将六经证治的原理阐述得最为明了的,当推民国时期的祝味菊先生。祝氏指出:"疾病之来,引起体工之反应,不出五种阶段。于义云何? 太阳之为病,正气因受邪激而开始合度之抵抗也;阳明之为病,元气偾张,机能旺盛,而抵抗太过也;少阳之为病,抗能时断时续,机能屡进屡退,抵抗之力,未能长相继也;太阴、少阴之为病,正气懦怯,全体或局部之抵抗不足也;厥阴之为病,正邪相搏,存亡危急之秋,体工最后之反抗也。一切时感,其体工抵抗之情形,不出此五段范围,此吾三十年来独有之心得也。"

祝氏的伤寒六经五段说,进一步有如下的解释:"伤寒五段者,人为之假定也,制亢扶怯,使其合符自然疗能,要言不繁,如是而已。夫疾病之变迁,随自然而发展,消除病原,即可制止病变,把握自然,亦可变更病程。是故良工治病,不能去邪,即当安人。治病若无特效之药,即当维护自然疗能。吾人区分伤寒为五段,欲以明抗力之消长也,利用寒热温凉之药,以调整体力之盛衰,选取辛苦酸甘咸,各种具有特别作用之药物,以解除纷纭之证候,缓和非要之痛苦,开合升降,诱导上下,使其长为适度之抵抗,减少损害,缩短过程,使其早至于康复,此祝氏伤寒心法也。"

祝氏的伤寒六经五段说,注重人体在疾病中的反应,特别注重阳气的有余与不足,他提出:"夫五段为抗力消长之符号,抗力之消长,阳气实主持之,阳气者,抗力之枢纽也,气实则实,气虚则虚,伤寒为战斗行动,故首当重阳,善理阳气,则五段疗法思过半矣。是以太阳伤寒,重在和阳;少阳有障,重在通阳;阳明太过,重在抑阳;少阴不足,重在扶阳;厥阴逆转,重在潜阳。五段疗法,不外扶抑阳气四性之药,无非调整阳用。"

祝氏提出:"原因疗法,推陈出新,往往昨是而今非。反观人体应付反射之机能,则百年如一日也。故曰,病原疗法,仅能适用于狭义之病原,而本体疗法,则应用无穷,历万古而不变者也。""吾人既未能直接去其病原,当扶持体力,协调其自然疗能,此一贯之道,凡病皆然,不独伤寒而已也。"

以上引用祝氏的原话较多,六经证治的原理,中药取效的基本所在,十分清楚。同时中医与西医,治病与辨证,各自的短长,应该也不难明白。

掌握六经证治的基本规律　六经证治体现的是中医临证最为基本的治法方药,从临床证治的角度如何理解和把握伤寒六经,我认为可以看一下俞根初的《通俗伤寒论》。六经证治最为简约的表述如俞根初的三化说,守传统而富有变化。俞氏随俗通变,将伤寒的六经证治更加简明实用地呈现在大家面前。俞氏认为"百病不外六经","病变无常,不出六经之外,《伤寒论》之六经,乃百病之六经,非伤寒所独也。"俞氏认为伤寒传变再多,"不越乎火化、水化、水火合化三端。从火化者,多少阳相火证、阳明燥实证、厥阴风热证;从水化者,多阳明水结证、太阴寒湿证、少阴虚寒证;从水火合化者,多太阴湿热证、少阴、厥阴寒热错杂证。"

俞氏进而以六法(汗、下、温、清、和、补)来统领外感热病的治疗,提出太阳宜汗,少阳宜和,阳明宜下,太阴宜温,少阴宜补,厥阴宜清。以温清言,则太阳、太阴、少阴,大旨宜温;少阳、阳明、厥阴,大旨宜清。以六法所归纳的临床常用方剂,根本于经方,但已经富有变化。

俞氏出自临床实际的体悟,言简意赅,提纲挈领,十分有利于后人临证时对六经证治的驾驭。俞氏指出:"六经实热,总清阳明;六经虚寒,总温太阴;六经实寒,总散太阳;六经虚热,总滋厥阴。阳道实,故风寒实邪,从太阳汗之;燥热实邪,从阳明下之;邪之微者从少阳和之;阴道虚,故寒湿虚邪从太阴温之;风热虚邪从厥阴清之;虚之甚者从少阴补之;阳道虽实而少阳为邪之微,故和而兼补;阴道本虚而少阴尤虚之极,故补之须峻。"

俞氏指出:"伤寒证治,全藉阳明,邪在太阳,须藉胃汁以汗之;邪结阳明,须藉胃汁以下之;邪郁少阳,须藉胃汁以和之。太阴以温为主,救胃阳也;厥阴以清为主,救胃阴也。由太阴湿盛而伤及肾阳者,救胃阳以护肾阳;由厥阴风盛而伤及肾阴者,救胃阴以滋肾阴,皆不离阳明治也。"

俞氏指出:"凡伤寒病,均以开郁为先,如表郁而汗,里郁而下,寒湿而温,火燥而清,皆所以通其气之郁也,病变不同,一气之通塞耳。塞则病,通则安,无所谓补益也。补益乃服食法,非治病法。然间有因虚不能托邪者,亦须略佐补托。"

联系临床实际,俞氏有进一步的发挥:"外风宜散,内风宜熄,表寒宜汗,里寒宜温,伤暑宜清,中暑宜开,伏暑宜下,风湿寒湿,宜汗宜温。暑湿芳淡,湿火苦泄,寒燥温润,热燥凉润,上燥救津,中燥增液,下燥滋血,久必增精,郁火宜发,实火宜泻,虚火宜补,阴火宜引。"

我对六经证治的基本内容和框架,有三三六九方法的归纳表达,除了寒、热及寒热错杂的一分为三以外,还有表里、虚实的上中下三个不同层次的区别,感兴趣的读者可以进一步参照本章节最后的附录。

六经证治的古法新方用药 古方今用,古今的临床实际有了变化,所以理解了古方,就可以活用古方,而不必一味刻意死守。依据古法而出新方,以新方面对已经变化了的临床,后世的医家在这方面做的努力我们必须予以足够的注意和充分的理解。我们不妨还是看一下俞根初的《通俗伤寒论》,书中由六法衍化出 101 方,其中大多为俞氏的经验之方(自创者 68 首),后人称其"方方有法,法法不同。""方方切用,法法通灵。"俞氏认为"正治不外六法,按经审证,对证立方。六法为君,十法为佐,治伤寒已无余蕴。"俞根初对六经病证的治疗以六法来归纳,进而以六法来统领外感热病的治疗。

俞根初对六经具体治法用药的规律阐述如下:太阳宜汗,轻则杏仁、苏叶、橘红,重则麻黄、桂枝、薄荷,而葱头尤为发汗之通用;少阳宜和,轻则生姜、绿茶,重则柴胡、黄芩,浅则木贼、青皮,深则青蒿、鳖甲,而阴阳水尤为和解之通用;阳明宜下,轻则枳实、槟榔,重则大黄、芒硝,滑则桃仁、杏仁、五仁,润则当归、苁蓉,下水结则甘遂、大戟,下瘀结则醋炒生军,下寒结则巴豆霜,下热结则主生军。应用则用,别无他药可代。切勿以疲药塞责。药稳当而病反不稳当也。惟清宁丸最为缓下之通用,麻仁脾约丸亦为滑肠之要药;太阴宜温,轻则藿香、厚朴、桔梗、半夏,重则附子、肉桂、干姜、吴萸,而木香、砂仁尤为温运之和药。生姜、大枣亦为温调之常品;少阴宜补,滋阴,轻则当归、白芍、生地,重则阿胶、鸡子黄,而石斛、麦冬尤生津液之良药。补阳,刚则附子、肉桂,柔则鹿胶、虎骨,而黄连、官桂尤为交阴阳之良品;厥阴宜清,清宣心包,轻则山栀、连翘、菖蒲,重则犀角、羚角、牛黄,而竹叶、灯芯尤为清宣包络之轻品。清泄肝阳,轻则桑叶、菊花、丹皮,重则龙胆、芦荟,而条芩、竹茹尤为清泄肝阳之轻品。

以上可以体会俞氏对六经证治的圆机活法,对于《伤寒论》的六经证治完全可以师其意用其法,而不必被其方药所局限。《通俗伤寒论》中是如何对六经证治进行扩展和变化的,以及《伤寒指掌》中对于六经证治的充实,在本书"伤寒补遗"的章节中有所摘录和议论,读者感兴趣可以对照参考。

六经证治在后世的补充和扩展 对六经证治中寒凉药运用独到,而较有体系的是叶天士、吴鞠通（相对的又有吴又可的达原饮以及后来的扶阳派或火神派），通过《温热论》和《温病条辨》，使卫气营血和三焦辨证的概念和具体治法方药广为人知，有一定的临床实际价值，因此而成为温病学说的基础，进而跻身临床经典系列，成为现代中医教育的必修课目。

其实，关于六经证治的补充和扩展，不应该把目光仅仅停留在叶天士和吴鞠通身上，从金元到明清，有大量的医家、医著都在这方面有所作为，不管他们是否意识到这一点。作为今人学习和研究古典医籍，应该具备更加开阔的眼光，大家不妨注意一下《感症宝筏》中这方面的内容，归纳整理，思路十分清晰。

伤寒六经病证的常法与温疫三焦证治的变通 从临床证治的角度，对于伤寒与温病的关系，讲得比较到位的是俞根初，最后对于外感热病证治，能够通俗容变包罗万象的就是绍派伤寒。"以六经铃百病为确定之总诀；以三焦赅疫证为变通之捷诀。"俞氏的这句话最为简洁明快。俞氏指出："伤寒一发汗而表寒即解，温热一发汗而里热愈炽。故伤寒以发表为先，温热以清里为主。伤寒多伤阳，故末路以扶阳为急务。温热多伤阴，故末路以滋阴为要法，扶阳滋阴，均宜侧重阳明。"

我们强调和肯定了六经病证和六经证治以后，也必须看到六经的局限，即六经证治主要的立场是在证，它主要是一种在疾病的过程中对人体状态调整的方法，而不是直接对抗病因（病原）的方法。所以我们必须明白，除了辨证应对外，临床上还有治病、对症的处理。在现代临床上，中医跟着西医分科趋细，疾病的概念和诊断明确，也要求中医有专门的应对，所以追求治病的通用方（协定处方），也是临床努力的方向之一，长年在临床工作的医生必定会在这方面有所积累。另外，对症的处理也不可忽略，相关的药物使用经验需要不断积累和经常交流。

把握热病诊疗的历史脉络和基本内容 如何从现代医学的角度讲清楚中医热病诊疗规律，是当今我们必须承担的责任。我用热病证治四分法归纳总结，伤寒提供的是六经辨证，金匮突出了对症处理，温病强调了疾病鉴别，病证症的三大块，再加上瘥后康复调理，四位一体，形成了一个临床诊疗的基本架构。这个架构原本出自热病，继而成为整个临床的基础。也可以说，这个体系最初出自《伤寒杂病论》，然后被不断充实，伤寒、金匮、温疫或温病，本来就是一件事情的几个不同的方面，对此我们必须作出整体的把握。

最后仍然要回到六经证治，即不管治病或对症，只要你遣方用药，六经证治始终是基础。所以在辨证的基础上进一步考虑治病和对症，是我们现在中医临床的一般做法，所谓辨证与辨病相结合。辨证基本方，治病通用方，对症常用药，在《伤寒杂病论》中间已经有所体现。这样，一个大于六经证治的临床诊疗体系凸显，这个体系的包容无限，甚至可以把西医的治疗也全部吸纳进来。这方面的内容，可以参看本书第四章节"伤寒补遗"的附录。

一、太 阳 病

【必读原文】

太阳之为病,脉浮,头项强痛而恶寒。(1)

太阳病,发热,汗出,恶风,脉缓者,名为中风。(2)

太阳病,或已发热,或未发热,必恶寒,体痛,呕逆,脉阴阳俱紧者,名为伤寒。(3)

伤寒一日,太阳受之,脉若静者,为不传;颇欲吐,若躁烦,脉数急者,为传也。(4)

伤寒二三日,阳明、少阳证不见者,为不传也。(5)

病有发热恶寒者,发于阳也;无热恶寒者,发于阴也。发于阳,七日愈。发于阴,六日愈。以阳数六,阴数七故也。(7)

风家,表解而不了了者,十二日愈。(10)

病人身大热,反欲得衣者,热在皮肤,寒在骨髓也;身大寒,反不欲得衣者,寒在皮肤,热在骨髓也。(11)

本发汗,而复下之,此为逆也;若先发汗,治不为逆。本先下之,而反汗之,为逆;若先下之,治不为逆。(90)

按:太阳病,概念比较明确,第一条提纲成为我们认识的依据,由主症可以推及病机。然后由太阳病再分叉,有中风、伤寒,也可以提及太阳温病,一般我们还可以补充太阳的痉病、湿病和暍病,它们处在同一个层次上。

伤寒一日,伤寒二三日,后面的原文中有伤寒七八日等种种不一的日期表述,我们必须考虑,伤寒二字何指?原文开首的伤寒二字,显然已经不是太阳伤寒的意思了,而应该和《伤寒论》书名的伤寒概念相一致。如果说,伤寒一日太阳,二日阳明,三日少阳,以这样六经传变为前提的话,那么伤寒也很明显是在六经病证层次之上的概念。伤寒作为一个病名理解,是在热病或疫病的范围之内。"伤于寒邪,发为热病。""今夫热病者,皆伤寒之类也。"依据《伤寒例》中伤寒的概念,伤寒的发生流行也有着特定的季节性,主要指冬季触冒寒邪而立即得病者,也可以说是寒毒致病。

太阳病是伤寒病过程中的表现之一,伤寒又可以成为太阳病中的表现之一,一般称太阳伤寒。对于具体病证概念表述的脉络层次的把握很重要,否则会混乱不堪。就如后来伤寒成为热病的总称以后,伤寒、温病也都成为它的主要分支。伤寒分出六经病证和温病分出的病证不同,六经基本在一个病中间,而温病则相对散漫,各自甚至可以独立构成体系。

以上作为太阳病的理解很重要,上面有伤寒,下面细分还有伤寒等其他病证,我们在阅读中要注意各自的层次位置,同样的一个概念,在具体的语境中它的指向会有所不同。

太阳病有传变,六经病证都会传变。传变有一定的规律,但又不完全绝对。临床上也有伤寒二三日而不见阳明、少阳证者,说明原文的叙述是以临床实际为基础的,并不拘泥于《素问·热论》中"一日一经"的说法,传变与否,当以临证所见为主。

太阳是表,疾病初期就必须注意寒热的问题,原文根据发热恶寒还是无热恶寒,来辨别阳热证还是阴寒证,根据身热欲得衣还是身寒不欲得衣,来辨别寒热的真假。

太阳病的治法本该用汗法,如果用了阳明的下法,此为逆,亦即误治。反过来,阳明本该下法,而用了汗法,也是误治。表里寒热虚实的判断,直接和治法用药相关。

【备考原文】

太阳病,发热而渴,不恶寒者为温病。若发汗已,身灼热者,名风温。风温为病,脉阴阳俱浮,自汗出,身重,多眠睡,鼻息必鼾,语言难出。若被下者,小便不利,直视失溲;若被火者,微发黄色,剧则如惊痫,时瘛疭,若火熏之。一逆尚引日,再逆促命期。(6)

太阳病,头痛至七日以上自愈者,以行其经尽故也。若欲作再经者,针足阳明,使经不传则愈。(8)

太阳病欲解时,从巳至未上。(9)

二阳并病,太阳初得病时,发其汗,汗先出不彻,因转属阳明,续自微汗出,不恶寒。若太阳病证不罢者,不可下,下之为逆,如此可小发汗。设面色缘缘正赤者,阳气怫郁在表,当解之、熏之。若发汗不彻不足言,阳气怫郁不得越,当汗不汗,其人躁烦,不知痛处,乍在腹中,乍在四肢,按之不可得,其人短气,但坐以汗出不彻故也,更发汗则愈。何以知汗出不彻?以脉涩故也。(48)

脉浮数者,法当汗出而愈。若下之,身重心悸者,不可发汗,当自汗出乃解。所以然者,尺中脉微,此里虚,须表里实,津液自和,便自汗出愈。(49)

凡病若发汗,若吐,若下,若亡血,亡津液,阴阳自和者,必自愈。(58)

未持脉时,病人手叉自冒心,师因教试令咳,而不咳者,此必两耳聋无闻也。所以然者,以重发汗,虚故如此。发汗后,饮水多必喘,以水灌之亦喘。(75)

按: 太阳温病在这里提出,发热不恶寒而渴,似乎已经脱离了太阳病,应该归属阳明病了。原文有论而没有出方治,其实治法方药在阳明病中,白虎汤可以考虑,越婢汤、麻杏甘石汤等也可以考虑,后世温病的银翘散等当然也都可以参考。

太阳温病在原文叙述中占的比重不大,应该和伤寒这个病的特殊、和这个病的一般整体的走向有关,就像痉湿暍中的暍病证治一样,原文也只是点到为止,并不作太多的展开。

伤寒发热的应对,有汗下的方法,原文中提到火熏,或者我们了解还有汤熨等物理加温的方法,原文称火劫,一般都视为误治。物理加温不失为古代临床热病的一种治疗方法,它的有效性不能一概否定,我们应该思考的是它的适应范围(也许针对的疾病不同),古人在临证中的鉴别处理,一定也会有困难,所以常常造成了伤寒的误治。这至少说明了这样的方法基本上不是治疗伤寒病的主要方法。

原文提到"自愈",指病变只在太阳病阶段,不传阳明。疾病的轻重缓急,临床表现出来,没有千篇一律的事情。临床上不难理解,感染较轻,或病毒较弱,或患者机体的抵抗较好,疾病也就相对容易治愈,甚至也有不用药而自愈的。"自愈"二字,在原文中时不时会出现,如果脱离了一定的前提来理解,往往令人困惑。

原文提到"自和",津液自和,阴阳自和,是指机体没有出现极端的情况,人体与生俱来的自稳调节机制反应良好,所以预后没有大问题,也完全有可能自愈。

【必读原文】

麻黄汤

太阳病,头痛,发热,身疼,腰痛,骨节疼痛,恶风,无汗而喘者,麻黄汤主之。(35)

麻黄三两,去节　桂枝二两,去皮　甘草一两,炙　杏仁七十个,去皮尖

上四味,以水九升,先煮麻黄,减二升,去上沫,内诸药,煮取二升半,去滓,温服八合。覆取微似汗,不须歠粥,余如桂枝法将息。

太阳与阳明合病,喘而胸满者,不可下,宜麻黄汤。(36)

太阳病,十日以去,脉浮细而嗜卧者,外已解也。设胸满胁痛者,与小柴胡汤。脉但浮者,与麻黄汤。(37)

太阳病,脉浮紧,无汗,发热,身疼痛,八九日不解,表证仍在,此当发汗。服药已微除,其人发烦目瞑,剧者必衄,衄乃解。所以然者,阳气重故也。麻黄汤主之。(46)

脉浮紧者,法当身疼痛,宜以汗解之。假令尺中迟者,不可发汗。何以知然?以荣气不足,血少故也。(50)

脉浮者,病在表,可发汗,宜麻黄汤。(51)

脉浮而数者,可发汗,宜麻黄汤。(52)

伤寒脉浮紧,不发汗,因致衄者,麻黄汤主之。(55)

咽喉干燥者,不可发汗。(83)

疮家虽身疼痛,不可发汗,汗出则痉。(85)

衄家不可发汗,汗出必额上陷脉急紧,直视不能眴,不得眠。(86)

亡血家不可发汗,发汗则寒栗而振。(87)

汗家重发汗,必恍惚心乱,小便已阴疼,与禹余粮丸。(88)

阳明病,脉浮,无汗而喘者,发汗则愈,宜麻黄汤。(235)

按:麻黄汤是温散法的典型代表。麻黄汤发汗解表,宣肺平喘,主治太阳伤寒证,是辛温散寒解表的代表方剂,是风寒表证的基本方。原文对麻黄汤证的叙述,平时我们有"麻黄八证"之说,依据的是 35 条,主要见到头痛,发热,身疼,腰痛,骨节疼痛,恶风,无汗而喘,脉浮紧等。其主要病机为风寒之邪袭表,影响到肺,卫气被遏,故恶风或恶寒;卫气抗邪则发热,脉浮;寒主收引,经脉不利,营阴郁滞则头痛,身疼,腰痛,骨节疼痛;寒主收引,腠理闭塞则无汗;风寒袭表,肺气失宣则喘;风寒束表则脉紧。麻黄汤证一般常见于外感热病(感受风寒)的早期阶段。

风寒表证,症见面色白,恶寒怕风明显(也许有发热,用手可以触知,但病人尚无热感),无汗,颈项强急,头痛,身痛,腰痛。或伴有咳喘,痰白而稀;或伴有便溏腹泻,苔薄白,舌不红,脉浮紧。病程较短,一般在外感发病的二三天内,临床上以上呼吸道感染居多,病毒性感染为多。在慢性疾患的证治中以慢性支气管炎造成的咳喘、支气管哮喘发作、风湿性关节肢体疼痛以及肢体肿胀多见。麻黄汤临证用于发汗解表也好,宣肺平喘也好,散寒通络也好,利水消肿也好,基础应该都在温散二字之上,由辛温发散进一步演化,才有其他一系列的类方变化。

辛温发散,辛入肺,辛以行,温以通。辛温宣发,开泄升散,辛温通达,助阳行气,化湿利水。气行则津布,故又可以说,辛以润之。温散以麻黄、桂枝的配伍为基础,以辛温发汗、升散走表的药物为主,如羌活、防风、白芷、苍术等。必要时加入半夏、干姜、细辛,温肺而蠲除水饮;加入细辛、附子则温经散寒;加入乌头、芍药、黄芪则散寒通络止痛;加入石膏则兼清郁热、发越水气等,后世的川芎茶调散、荆防败毒散等也是常用的温散方。

其实,辛温的用途甚广,辛温鼓动人体阳气向外、向上,看一下《金匮要略》中的证治也可以清楚,湿病要温散,痰饮、水气要温散或温消,中风也有用温散。辛温通达阳气,辛味行气,促进消化、循环、呼吸系统的功能(温散能化痰祛湿、能通络、能利尿、能平喘止咳)。一般认为温散走表,其实辛温又何尝不走里呢?如果把温散药物作为配角使用,则涉及的面就更广了。

辛温散寒也可以作广义解,即解表发汗是散寒,温经发汗也是散寒,此外,辛温还可以散寒止痛,辛温还可以温中补虚,辛温还可以回阳救逆,这样辛温就从太阳一直通到了太阴、少阴。辛温的主要作用是推动阳气的运行,故辛温可散内外之寒。温散,无疑当推麻黄汤为代表方剂。但辛温并不局限于发汗,他如麻黄附子细辛汤、四逆汤、干姜附子汤、桂枝去芍加麻黄附子细辛汤、乌头赤石脂丸等,也均以辛温见长。发散力量最强者在此,因为非辛温则不足以发散。

表证属实,其实虚实又是相对的,邪留之处,其气必虚(虚体受邪,其病则实),仲景方中有麻黄附子的同用,后世的温散方中多加入人参、黄芪等补虚之品,也是提示了发汗散邪的相对性。即外感不避扶正,而在于把握扶正的时机与方法,注意邪正的主次,所以又有扶正解表的说法,可以用附子,也可以用人参。如果在温散中多用化湿行气之品,则就靠向藿香正气散法了。

麻黄汤处于六经九分法中太阳寒的位置,温散力强,属于典型的以偏纠偏的方法。麻黄汤在使用中之所以禁忌多,主要和当时所面对的具体疾病不无关系,一旦错用,弊害也大,而且临证时一般也极少会长期投用的。麻黄汤属于辛温发汗的峻剂,而发汗过多会损伤正气。原文中提出了发汗的禁例,如咽喉干燥、亡血等阴虚火旺、气血不足的病人不能用麻桂峻汗的方法,所以临床应用麻黄汤时应特别谨慎,借助现代手段,更加容易把握。柯韵伯曾经指出:(麻黄汤)"此乃纯阳之剂,过于发散,如单刀直入之将,投之恰当,一剂成功,不当则不戢而招祸。故用之发表,可一而不可再,如汗后不解,便当以桂枝汤代之。"辛温发越太过的弊端(应该重视《伤寒论》原文提出的麻桂剂的禁忌),所谓过汗伤阳,温燥伤阴。

除了临证把握住用药的尺度以外,也要理解有升必有降的道理,如麻黄汤中麻桂宣散,杏仁就含肃降意,大小青龙汤中或用石膏或用芍药也是要求降下内敛的效果。另外应该注意麻黄汤和麻黄不是一回事,麻桂相配的温散用在表寒证,而麻黄与它药相配在热证或里证中应用亦多,我们大可不必因方而废了药。

将温散大法再细分下去,也可以看作麻黄汤的辛温发汗的延伸(图3)。甘草麻黄汤发越水气,半夏麻黄丸蠲饮定悸,麻黄加术汤温散寒湿,葛根汤发汗散邪舒缓筋脉,小青龙汤散寒温肺化饮,麻黄附子细辛汤助阳散寒,桂枝去芍药加麻辛附汤治疗气分心下坚而内外皆寒者。以上各方温散到底,用药的轻重缓急随病证而

温 散	基本方剂	类 变 方 剂	加 减 方 剂
基本方剂	麻黄汤		麻黄加术汤、杏子汤、甘草麻黄汤
类变方剂		1 大小青龙汤	小青龙加石膏汤、射干麻黄汤、厚朴麻黄汤、葛根汤
		2 大小续命汤	乌头汤、乌头桂枝汤、桂枝芍药知母汤、千金三黄汤、三附子汤、独活寄生汤、侯氏黑散
		3 麻黄附子细辛汤	麻黄附子甘草汤、麻黄附子汤、半夏麻黄丸、牡蛎汤、甘草干姜汤
		4 荆防败毒散	九味羌活汤
		5 川芎茶调散	羌活胜湿汤、杏苏散

图 3 温散法的基本方、类变方和加减方

异。大青龙汤则明显有兼夹,即辛温当配清热,如麻杏薏甘汤也有些转向凉散,小青龙加石膏汤、射干麻黄汤、厚朴麻黄汤多少都显示了这一倾向。到了越婢汤、麻杏甘石汤、白虎汤则就完全转向到以寒凉为主的清热阵营中了。

《古今录验》的续命汤治疗中风痱,肢体不遂,口不能言等,药用麻桂、参姜、归芎、石膏、杏仁、甘草。魏晋时期的方书中都有续命汤的记载,除了大小续命汤,还有西州续命汤,用药大同小异,不外温散、活血、清利,在药量的大小上体现出作用的强弱。《备急千金要方》中有续命煮散,更加附子、细辛、防风、防己、茯苓、白术、升麻、独活等,细看此处,辛温不是散邪而是行气了。

后世辛温中注意用川芎止痛,注意用行气化湿和胃药如苍术、白术、厚朴、陈皮、半夏、茯苓等,以适应夏季热病的治疗,特别在南方梅雨或北方的多雨季节,沿这个方向再跨一步就可以进入太阴的领域了,如《太平惠民和剂局方》的藿香正气散、东垣的清暑益气汤,偏于温散、温燥,表里兼顾,也是临证的常用治法。《宣明论》的防风通圣散(大黄、芒硝、山栀、黄芩、连翘、石膏、滑石清热攻下,麻黄、荆芥、防风解表,当归、川芎、芍药活血。)尽管也有麻黄、荆芥、防风解表药的运用,但就整个药方来看,则彻底转向主以清热为主了。

桂枝汤

太阳中风,阳浮而阴弱,阳浮者,热自发,阴弱者,汗自出,啬啬恶寒,淅淅恶风,翕翕发热,鼻鸣干呕者,桂枝汤主之。(12)

桂枝三两,去皮　芍药三两　甘草二两,炙　生姜三两,切　大枣十二枚,擘

上五味,㕮咀三味,以水七升,微火煮取三升,去滓,适寒温,服一升。服已须臾,歠热稀粥一升余,以助药力。温覆令一时许,遍身漐漐微似有汗者益佳,不可令如水流漓,病必不除。若一服汗出病差,停后服,不必尽剂。若不汗,更服依前法。又不汗,后服小促其间。半日许,令三服尽。若病重者,一日一夜服,周时观之。服一剂尽,病证犹在者,更作服。若汗不出,乃服至二、三剂,禁生冷、粘滑、肉面、五辛、酒酪、臭恶等物。

太阳病,头痛,发热,汗出,恶风,桂枝汤主之。(13)

太阳病三日,已发汗,若吐、若下、若温针,仍不解者,此为坏病,桂枝不中与之也。观其脉证,知犯何逆,随证治之。桂枝本为解肌,若其人脉浮紧,发热汗不出者,不可与之也。常须识此,勿令误也。(16)

若酒客病,不可与桂枝汤,得之则呕,以酒客不喜甘故也。(17)

太阳病,初服桂枝汤,反烦不解者,先刺风池、风府,却与桂枝汤则愈。(24)

太阳病,外证未解,脉浮弱者,当以汗解,宜桂枝汤。(42)

太阳病,先发汗不解,而反下之,脉浮者不愈。浮为在外,而反下之,故令不愈。今脉浮,故在外,当须解外则愈,宜桂枝汤。(45)

病常自汗出者,此为荣气和。荣气和者,外不谐,以卫气不共荣气谐和故尔。

以荣行脉中,卫行脉外。复发其汗,荣卫和则愈。宜桂枝汤。(53)

病人藏无他病,时发热自汗出而不愈者,此卫气不和也,先其时发汗则愈,宜桂枝汤。(54)

伤寒,不大便六七日,头痛有热者,与承气汤。其小便清者,知不在里,仍在表也,当须发汗。若头痛者,必衄,宜桂枝汤。(56)

伤寒,发汗已解,半日许复烦,脉浮数者,可更发汗,宜桂枝汤。(57)

太阳病,发热汗出者,此为荣弱卫强,故使汗出,欲救邪风者,宜桂枝汤。(95)

阳明病,脉迟,汗出多,微恶寒者,表未解也,可发汗,宜桂枝汤。(234)

太阴病,脉浮者,可发汗,宜桂枝汤。(276)

吐利止,而身痛不休者,当消息和解其外,宜桂枝汤小和之。(387)

按:桂枝汤体现的是调和营卫法。桂枝汤主治太阳中风证,习惯上也把它归在辛温发汗剂中,也是太阳病证治的基本方之一。桂枝汤证的主要临床表现为发热,恶风,汗出,舌淡红,苔薄白,脉浮缓。发热较高时可见脉浮数,正气较弱时可见脉浮弱,汗出较多时可见脉洪大。本方证亦可表现为经常自汗出,或身痛不止,或气上冲等症。本方证属风寒外袭营卫,卫强营弱,病邪以风邪为主,导致卫阳受遏,营弱不能内守,故见症既有恶风,又有汗出,然尽管风性开泄,营不内守,但由于卫阳受遏,故汗出而不畅。由于风寒袭表,卫气奋起抗邪,气血流行趋于体表,故见发热,脉浮,由于寒邪不盛,且营气较弱,故脉不呈紧而见缓。但如邪正抗争较盛,发热较高,可见脉浮数。如已用汗解,汗出较多,气血流行较旺,而表邪仍未尽去,甚或可见脉象洪大,此时仍可再用本方解表。

太阳中风证的治法为解肌祛风,调和营卫。调和营卫成为桂枝汤的基本功效,营卫不和的表述比较抽象笼统,既可因外邪导致或加重,亦可因气血不足所致,或两者兼有之。桂枝汤由桂枝、芍药、甘草、生姜、大枣五味药组成。桂枝辛温发散风寒外邪,芍药苦寒而酸,泄热养营敛阴,两药相配宣卫益营,一散一收,营卫气血调和,则表邪得以解除。方中生姜助桂枝发散风寒,大枣助芍药调养营阴,甘草配桂枝辛甘通阳,配芍药酸甘化阴。一般将本方归属于辛温,与麻黄汤并立,故凡有里热、热毒、湿热者当禁用或慎用。本方辛温发汗力较弱,对于太阳伤寒证见到发热、恶寒、无汗者亦不可用,以免药轻病重,错失治疗的最佳时机。

桂枝汤的适应范围极为广泛,有人认为它是"汗剂",有人认为它是"和剂",也有人认为它是"补剂"。诸说不一,各执一端,都只是从一个侧面反映了本方的作用,而未能全面地揭示其效能与特点。其实本方是一首既能治表,又能治里;既能散邪,又能扶正的多方面兼顾的方剂,正如徐忠可所云:"外证得之解肌和营卫;内证得之化气调阴阳。"柯韵伯用本方治疗自汗、盗汗、虚疟、虚痢,均称"随手而愈"。柯韵伯认为:"本方为仲景群方之魁,乃滋阴和阳,调和营卫,解肌发汗之总方也。

凡头痛、发热、恶风、恶寒其脉浮而弱,汗自出者,不拘何经,不论中风、伤寒、杂病,咸得用此发汗。若妄汗妄下,而表不解者,仍当用此解肌,如所云头痛、发热、恶寒、恶风、鼻鸣干呕等病,但见一症即是,不必悉具,惟以脉弱自汗为主耳。"(《伤寒附翼·卷上》)注意柯氏这里也用了"但见一症"的说法。吴鞠通将桂枝汤列为温病初起恶风寒的治疗,提出温热自内发,风寒从外搏的内热外寒之证可用本方辛温解肌,也是体现了桂枝汤所具有的两面性,即对寒热的兼顾。

太阳中风桂枝汤证,基本病机以气血营卫阴阳失和为主,病变程度尚轻浅并不严重,或病情的趋向尚不明朗。症见发热,恶寒怕风,有汗,皮肤稍松弛或湿润,面色稍红润,脉浮缓,苔薄白,舌不淡。此类证情多见于外感初期,也多见于感邪后迁延不愈者,患者的一般情况可,病情大体属于由实转虚,由寒转热的过程中。在慢性杂病的证治中属偏于气血两亏较轻者,以体表症状多见,如易出汗、易外感等,也可用于调整脾胃升降、交通营卫等。以桂枝的辛温升散和芍药的苦寒降下相配为基础,在加减变化时要把握住寒热药物的比重,必要时可加入黄芪、龙骨、牡蛎等,甚至有时也可以加入补肾药物(图4)。桂枝汤加瓜蒌根、葛根、大黄或重用芍药,则降下的力量增强;加附子、麻黄、黄芪、人参、生姜或重用桂枝,则上升的力量增强。调和营卫是通达气血、兼顾表里寒热虚实的方法,从这个角度考虑药物,涉及的面就大了。调和营卫的讲法稍嫌模糊,但是如果把桂枝汤放在中间的位置,模糊一点也对。营卫、气血、阴阳、寒热、虚实、表里的不和,就必须考虑这样的方法。桂枝汤应对太阳中风,有用表虚证来表述的,也有不完全同意这样说法的。

和营卫	基本方剂	类变方剂	加 减 方 剂
基本方剂	桂枝汤		桂枝加厚朴杏子汤、桂麻各半汤、桂二麻一汤、桂二越一汤、归脾汤、十全大补汤
类变方剂		1 黄芪桂枝五物汤	桂枝加黄芪汤、芪芍桂酒汤、薯蓣丸、补阳还五汤
		2 桂枝加大黄汤	桂枝加葛根汤、栝蒌桂枝汤、桂枝加芍药汤、桂枝去桂加茯苓白术汤
		3 桂枝加附子汤	桂枝加桂汤、桂枝去芍药汤、桂枝去芍药加附子汤、桂枝去芍药加麻黄细辛附子汤
		4 小建中汤	黄芪建中汤、当归建中汤、桂枝甘草汤、桂枝加芍药生姜人参新加汤、炙甘草汤
		5 桂枝加龙骨牡蛎汤	桂枝去芍药加蜀漆龙牡救逆汤

图 4 调和营卫法的基本方、类变方和加减方

总而言之,桂枝汤不妨看作是一张回旋余地很大的处于过渡阶段、中间地带的方剂(图5)。柯韵伯曾提出:"桂枝之自汗,大青龙之烦躁,皆兼里热,仲景于表剂中便用寒药以清里。"如果将芍药看作清热,则很明确,说桂枝汤证表虚自汗,也就未必合适了。表证可以分出寒热,但临床上的症情所见,不可能非此即彼,划分那么清楚,所以不妨把桂枝汤证看成是一个不典型的证型,可以是寒热间的转换,也可以是虚实间的错杂,其或是由表及里的过渡。这样一考虑,对于很多情况下用桂枝汤来应对也就比较容易理解了。所谓桂枝汤"外证得之解肌和营卫,内证得之化气调阴阳。"这样的讲法基本到位,桂枝汤在临床证治中左右逢源,应对范围宽广,也就一点也不奇怪了。

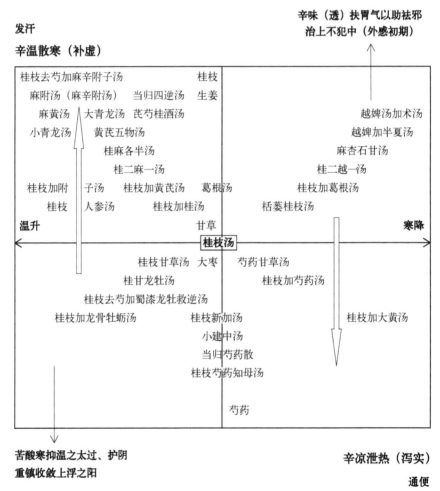

图 5　调和营卫桂枝汤的加减变化示意

桂枝汤作为和解剂,和解力量相对较轻,因为桂枝和芍药毕竟势单力薄,而姜枣草的配合,使整张方稍稍偏向于温散。桂枝汤的加减变化则内容相当丰富,在仲景书中细数竟有如下之多:① 用于误汗后奔豚,核起而赤,气上冲心的桂枝加桂汤;② 用于汗后汗漏不止,恶风,小便难,肢难屈伸的桂枝加附子汤;③ 用于太阳下后,腹满时痛属太阴的桂枝加芍药汤,或有大实痛的桂枝加大黄汤;④ 用于汗出恶风项背强几几的桂枝加葛根汤;⑤ 用于热多寒少脉微弱的桂枝二越婢一汤;⑥ 用于发热形似疟一日再发的桂枝二麻黄一汤;⑦ 用于发热如疟状面有热色的桂枝麻黄各半汤;⑧ 用于汗后身痛脉沉迟的桂枝新加汤;⑨ 用于发热身疼烦脉浮虚涩的桂枝附子汤;⑩ 用于过汗心下悸欲得按的桂枝甘草汤;⑪ 用于烧针后烦躁的桂枝甘草龙骨牡蛎汤;⑫ 用于下后脉促胸满的桂枝去芍药汤,或微恶寒的桂枝去芍药加附子汤;⑬ 用于火劫取汗后惊狂不安的桂枝去芍药加蜀漆龙牡救逆汤;⑭ 用于虚劳失精的桂枝加龙骨牡蛎汤;⑮ 用于血痹肌肤不仁的黄芪桂枝五物汤;⑯ 用于黄汗或黄疸的桂枝加黄芪汤;⑰ 用于喘家见太阳中风的桂枝加厚朴杏子汤;⑱ 用于气分心下坚大如盘的桂枝去芍药加麻黄细辛附子汤;⑲ 用于柔痉的栝蒌桂枝汤;⑳ 用于寒疝兼身痛的乌头桂枝汤;㉑ 用于汗下后头项强痛、发热无汗、心下满微痛、小便不利的桂枝去桂加茯苓白术汤。桂枝汤像是搭建了一个可以广泛利用的平台,临证中可以应对的病情亦多。以桂枝汤的调和营卫为基点扩展开来,有小发其汗的桂枝二麻黄一汤,有和营清热通利的桂枝加芍药汤,有和营益气的黄芪桂枝五物汤,有温阳和营建中的黄芪建中汤,补虚和营敛阳的桂枝加龙骨牡蛎汤等。

《温病条辨》中用桂枝汤治疗风温、温热、瘟疫、冬温初起恶风寒者,及温病解后,脉迟,身凉,汗自出者。在六经九分的框架中桂枝汤定位在太阳(中),本方是一张左右上下都可以移动的方剂,和麻黄汤归纳在一起并不合适,容易造成误解,而使人不敢使用。前人所谓的"桂枝下咽,阳盛则毙,"也让人产生了几分畏惧感。其实,桂枝汤提供了一个调和的平台,理解了它的方义,学会了使用方法,十分方便。

桂枝汤或者桂枝和芍药的相配,杂病证治中也到处可以见到如此的用法,如痉病、历节、血痹、虚劳、奔豚气、腹满、寒疝、黄汗、黄疸、妊娠等具体方治中都可以见到桂枝汤的影子。

桂枝汤所用的药物,大多为药食两用之品,于此又可以感悟医药起源于生活实践,体会药疗和食疗的关系。所以,桂枝汤在仲景书中成为开首第一方,成为加减变化最多的一张方剂,也是顺理成章。

桂枝麻黄各半汤(桂枝二麻黄一汤、桂枝二越婢一汤):

太阳病,得之八九日,如疟状,发热恶寒,热多寒少,其人不呕,清便欲自可,一日二三度发。脉微缓者,为欲愈也;脉微而恶寒者,此阴阳俱虚,不可更发汗、更下、更吐也;面色反有热色者,未欲解也,以其不能得小汗出,身必痒,宜桂枝麻黄各半汤。(23)

桂枝一两十六铢,去皮　芍药　生姜切　甘草炙　麻黄去节,各一两　大枣四枚,擘杏仁二十四枚,汤浸,去皮尖及两仁者

上七味,以水五升,先煮麻黄一二沸,去上沫,内诸药,煮取一升八合,去滓,温服六合。本云,桂枝汤三合,麻黄汤三合,并为六合,顿服。将息如上法。

臣亿等谨按:桂枝汤方,桂枝、芍药、生姜各三两,甘草二两,大枣十二枚。麻黄汤方,麻黄三两,桂枝二两,甘草一两,杏仁七十个,今以算法约之,二汤各取三分之一,即得桂枝一两十六铢,芍药、生姜、甘草各一两,大枣四枚,杏仁二十三个零三分枚之一,收之得二十四个,合方。详此方乃三分之一,非各半也,宜云合半汤。

服桂枝汤,大汗出,脉洪大者,与桂枝汤如前法。若形似疟,一日再发者,汗出必解,宜桂枝二麻黄一汤。(25)

桂枝一两十七铢,去皮　芍药一两六铢　麻黄十六铢,去节　生姜一两六铢,切　杏仁十六个,去皮尖　甘草一两二铢,炙　大枣五枚,擘

上七味,以水五升,先煮麻黄一二沸,去上沫,内诸药,煮取二升,去滓,温服一升,日再服。本云,桂枝汤二分,麻黄汤一分,合为二升,分再服。今合为一方,将息如上法。

臣亿等谨按:桂枝汤方,桂枝、芍药、生姜各三两,甘草二两,大枣十二枚。麻黄汤方,麻黄三两,桂枝二两,甘草一两,杏仁七十个,今以算法约之,桂枝汤取十二分之五,即得桂枝、芍药、生姜各一两六铢、甘草二十铢,大枣五枚。麻黄汤取九分之二,即得麻黄十六铢,桂枝十铢三分铢之二,收之得十一铢,甘草五铢三分铢之一,收之得六铢,杏仁十五个九分枚之四,收之得十六个。二汤所取相合,即共得桂枝一两十七铢,麻黄十六铢,生姜、芍药各一两六铢,甘草一两二铢,大枣五枚,杏仁十六个,合方。

太阳病,发热恶寒,热多寒少。脉微弱者,此无阳也,不可发汗。宜桂枝二越婢一汤。(27)

桂枝去皮　芍药　麻黄　甘草各十八铢　大枣四枚,擘　生姜一两二铢,切　石膏二十四铢,碎,绵裹

上七味,以水五升,煮麻黄一二沸,去上沫,内诸药,煮取二升,去滓,温服一升。本云,当裁为越婢汤、桂枝汤合之,饮一升。今合为一方,桂枝汤二分,越婢汤一分。

臣亿等谨按:桂枝汤方,桂枝、芍药、生姜各三两,甘草二两,大枣十二枚。越婢汤方,麻黄六两,生姜三两,甘草二两,石膏半斤,大枣十五枚。今以算法约之,桂枝汤取四分之一,即得桂枝、芍药、生姜各十八铢,甘草十二铢,大枣三枚。越婢汤取八分之一,即得麻黄十八铢,生姜九铢,甘草六铢,石膏二十四铢,大枣一枚八分之七,弃之。二汤所取相合,即共得桂枝、芍药、甘草、麻黄各十八铢,生姜一两三铢,石膏二十四铢,大枣四枚,合方。旧云,桂枝三,今取四分之一,即当云桂枝二也。越婢汤方,见仲景杂方中,《外台秘要》一云起脾汤。

按:以上的三方,所谓小发其汗,作为发汗轻剂,在太阳病证治中占有一席之地。所谓轻,一个是在药物选择上的体现,一个是在用量大小上的把握,显然这三张方是偏向于后者。这里作为六经九分法的表达,做了一个大胆的置换,我认为改

用越婢汤更加合适,这可以视为凉泄法的基础。后世医家在太阳病治疗的"三纲鼎立"中提到的是大青龙汤,基本的立场应该也在于此,即注重麻黄石膏的相配,而不强调麻黄桂枝的温散发汗了。也许因为越婢汤在《伤寒论》中没有单独出现过,所以不被重视,而失去了自己本来应有的位置。

越婢汤成为凉泄法的基础。越婢汤清热宣肺,发汗利水,在《金匮要略》中是治疗风水的基本方。方中的药物由麻黄、石膏、生姜、大枣、甘草五味组成,其中麻黄发汗解表,宣肺利水;石膏辛寒清热,配麻黄宣肺清热;生姜、大枣、甘草和中散邪。风水病证因外感风邪,肺气闭郁,肺失宣肃,水道失调而出现头面部先肿,并迅速发展至全身的水肿,同时伴见发热恶风,汗出,骨节疼痛,脉浮等症。越婢汤方用于风水的治疗,临床上有重要的价值,即作为病证,风水和太阳伤寒与中风必须区别开来,作为治法,它和麻黄汤的温散也已经分道扬镳,为热病初期的治法又开了一条门径。从本方可以体会,对于表证(热病初期)的治疗,经方中并非不讲辛凉,只是用药还不如后世临床那样丰富多变而已。

以后世温病学家所提的卫分证为典型,在六经病证中仍属太阳,但已经倾向于热。发病在外感热病的初期,病程尚短,以邪热在表、病情较轻浅为特点。症见面色稍红,皮肤较湿润,有汗,发热,热感明显而恶寒怕风较轻,头痛、身痛已不严重,口渴,咽干或痛,或伴有咳嗽,痰黄。舌偏红,苔薄黄或干,脉浮数。多见于急性上呼吸道或肺部感染的初期,一般以细菌感染多见,在慢性疾病中相对少见。由于呼吸系统的症状多见,当然要强调温邪犯肺了,此和伤寒不同。

辛凉宣泄,辛以散,凉以清,辛以透达,凉以润下,辛升凉降,辛凉宣透而泄热。凉泄即辛凉解表,辛散取汗,寒凉是为了清泄邪热。仔细分析,其实这应该是一种复合的治法。《伤寒论》中小发其汗的桂二越一汤,《金匮要略》中治疗风水的越婢汤,以麻黄和石膏的相配最具代表性。痉病用栝蒌桂枝汤、湿病用麻杏薏甘汤、暍病用白虎加人参汤,也都可以视为凉散的临证具体用例。风水用越婢汤是凉散,身黄用麻黄连翘赤小豆汤是凉散,咳喘用麻杏甘石汤也是凉散,其实麻桂中加入石膏也蕴含了凉散的意思,只是大小青龙汤(小青龙汤加石膏或厚朴麻黄汤)温散的力量大而凉泄的意思少,而凉泄原则上应该以凉为主,少佐辛散。

以麻黄的辛温和石膏的辛寒相配为基础,注意在这类方剂中一般麻黄与桂枝已经不再同用,应该注意随证而加重清热解毒药的分量,少用辛温而多用寒凉,变温散为凉泄,具体的药物除了石膏之外,芍药、连翘、苦酒、升麻、葛根等都可选用,必要时甚至可以配合一些甘寒养阴剂,如沙参、麦冬、百合、芦根等,也可选用银翘散、桑杏汤之类的方剂,这一方面后世的补充相对较多。

辛凉,从辛看,是发散,从凉看,是清热。所以有人将此看作清热法的变化,说发散无寒凉,也不无道理。对一个问题的认识,可以从不同的角度,既然辛温发汗可以作为温法来对待,那么,辛凉发汗当然也可以作为清法来理解了,而辛味发汗是针对表证,针对热病的初期治疗而言。其实结合一下辨病,将更加有利于对辛温、辛凉的理解和掌握。凉散的做法是中医的独到,在温病证治中又有充分的拓展和补充,在热病治疗的初期,若要早用清热,必须提防寒凉抑遏生机,用药应该注意宣透轻灵,所谓投鼠忌器,这样的临证思路充满了哲理。

风热偏胜,当用辛凉,并佐以苦甘味,或再辅以酸,用辛散其风,用凉清其热,苦以清热,甘以缓急,酸以护阴。也可佐以苦寒、甘寒、咸寒,共同达到清热泻火的作用。麻黄和石膏相配,可视为辛凉治法的发端,越婢汤是其代表方剂。在《温病条辨》中有辛凉平剂银翘散、辛凉轻剂桑菊饮、辛凉重剂白虎汤等方。如前所述,辛凉苦甘相合,故常用于温热初起。清热和温散或凉散联手,整体上偏在寒凉,构成了凉泄的基本用法。

辛凉宣泄,仲景有此治法,麻黄和石膏,麻黄和连翘,很明显这在六经治法中相对偏弱,甚或不为人们所重视。后世温病学家的临证经验较好地弥补了这方面的不足。用桑菊,用银翘,用升柴,用葛根,以头面部的症状为主,一般不主张早用芩连之类的苦寒,尽量用叶用花,取其升散透热的意思,所谓治上焦用药当轻清如羽,这是一个力度上的把握。

由越婢汤扩展开来,有清泄肺热、凉散除湿的麻杏甘石汤、麻杏薏甘汤,有发表清热、利湿退黄的麻黄连翘赤小豆汤。另外,后世补充的有解肌透疹、解表清热的升麻葛根汤,有疏风散热解毒的银翘散,有辛凉甘润解表的桑杏汤等,相对后世的方剂会多一点,温病中卫分证的治疗多集中于此(图6)。

凉　泄	基本方剂	类变方剂	加　减　方　剂
基本方剂	越婢汤		越婢加半夏汤、越婢加白术汤、麻杏甘石汤
类变方剂		1 银翘散	桑菊饮、银翘散去豆豉加生地丹皮大青叶倍玄参方、银翘散加生地丹皮赤芍麦冬方、翘荷汤
		2 麻黄连翘赤小豆汤	文蛤汤、麻杏薏甘汤、宣痹汤
		3 柴葛解肌汤	升麻葛根汤
		4 防风通圣散	
		5 清燥救肺汤	桑杏汤

图6　凉泄法的基本方、类变方和加减方

【备考原文】

伤寒脉浮,自汗出,小便数,心烦,微恶寒,脚挛急,反与桂枝欲攻其表,此误也。得之便厥,咽中干,烦躁,吐逆者,作甘草干姜汤与之,以复其阳;若厥愈足温者,更

作芍药甘草汤与之,其脚即伸;若胃气不和,谵语者,少与调胃承气汤;若重发汗,复加烧针者,四逆汤主之。(29)

甘草干姜汤方:

甘草四两,炙 干姜二两

上二味,以水三升,煮取一升五合,去滓,分温再服。

芍药甘草汤方:

白芍药 甘草炙,各四两

上二味,以水三升,煮取一升五合,去滓,分温再服。

调胃承气汤方:

大黄四两,去皮,清酒洗 甘草二两,炙 芒硝半升

上三味,以水三升,煮取一升,去滓,内芒硝,更上火微煮令沸,少少温服之。

四逆汤方:

甘草二两,炙 干姜一两半 附子一枚,生用,去皮,破八片

上三味,以水三升,煮取一升二合,去滓,分温再服。强人可大附子一枚、干姜三两。

问曰:证象阳旦,按法治之而增剧,厥逆,咽中干,两胫拘急而谵语。师曰:言夜半手足当温,两脚即伸,后如师言,何以知此?答曰:寸口脉浮而大,浮为风,大为虚,风则生微热,虚则两胫挛,病形象桂枝,因加附子参其间,增桂令汗出,附子温经,亡阳故也。厥逆咽中干,烦躁,阳明内结,谵语烦乱,更饮甘草干姜汤,夜半阳气还,两足当热,胫尚微拘急,重与芍药甘草汤,尔乃胫伸,以承气汤微溏,则止其谵语,故知病可愈。(30)

发汗,病不解,反恶寒者,虚故也,芍药甘草附子汤主之。(68)

芍药 甘草炙,各三两 附子一枚,炮,去皮,破八片

上三味,以水五升,煮取一升五合,去滓,分温三服。

太阳病,先下而不愈,因复发汗,以此表里俱虚,其人因致冒,冒家汗出自愈。所以然者,汗出表和故也。里未和,然后复下之。(93)

伤寒,腹满谵语,寸口脉浮而紧,此肝乘脾也,名曰纵,刺期门。(108)

伤寒,发热,啬啬恶寒,大渴欲饮水,其腹必满,自汗出,小便利,其病欲解,此肝乘肺也,名曰横,刺期门。(109)

太阳病,二日反躁,凡熨其背,而大汗出,大热入胃,胃中水竭,躁烦必发谵语。十余日振栗自下利者,此为欲解也。故其汗从腰以下不得汗,欲小便不得,反呕,欲失溲,足下恶风,大便硬,小便当数,而反不数,及不多,大便已,头卓然而痛,其人足心必热,谷气下流故也。(110)

太阳病中风,以火劫发汗,邪风被火热,血气流溢,失其常度。两阳相熏灼,其身发黄。阳盛则欲衄,阴虚小便难。阴阳俱虚竭,身体则枯燥,但头汗出,剂颈而

还,腹满微喘,口干咽烂,或不大便,久则谵语,甚者至哕,手足躁扰,捻衣摸床。小便利者,其人可治。(111)

形作伤寒,其脉不弦紧而弱。弱者必渴,被火必谵语。弱者发热脉浮,解之当汗出愈。(113)

微数之脉,慎不可灸,因火为邪,则为烦逆,追虚逐实,血散脉中,火气虽微,内攻有力,焦骨伤筋,血难复也。脉浮,宜以汗解,用火灸之,邪无从出,因火而盛,病从腰以下必重而痹,名火逆也。欲自解者,必当先烦,烦乃有汗而解。何以知之?脉浮故知汗出解。(116)

太阳病,当恶寒发热,今自汗出,反不恶寒发热,关上脉细数者,以医吐之过也,一二日吐之者,腹中饥,口不能食;三四日吐之者,不喜糜粥,欲食冷食,朝食暮吐。以医吐之过也,此为小逆。(120)

太阳病吐之,但太阳病当恶寒,今反不恶寒,不欲近衣,此为吐之内烦也。(121)

按: 原文中有些描述提示的症情很严重,有烦躁、谵语、出血、身黄、腹满而喘、吐逆、小便难、口渴、汗出、厥逆、眩冒等。有些是感染以后机体的中毒症状,应该并不限于一种疾病,临床上具有普遍性,现在我们有了一定的疾病鉴别诊断的方法,在古代还不可能,所以仅从症状上是难以区分的,这样会增加我们判断问题的难度。所以原文中的有些具体叙述,不排除伤寒以外的其他病证的可能。但是整体上和伤寒病联系密切的地方不少,稍加注意,如小便的问题,原文提到小便利者,其人可治,为欲解,我们从出血热临床的少尿期、多尿期来理解,也许容易搞懂。

关于原文的表述,一般方证俱全者容易理解和把握,因为叙证和出方,多少前后之间互相有个限定,可以给人认识问题以一定的依据。而仅叙证不出方,或者只出方不叙证的,在理解上留下的余地就大,让人可以作更大的发挥,从临床的角度考虑,就可能存在着多种可能性。

【结语】

太阳病居六经病证之首,为人体感受外邪以后,邪正交争于机体的浅表而导致,为外感热病的初期(也可看作发热的前驱期)。临床主要表现为"脉浮,头项强痛而恶寒。"表提示临证所见以体表症状为主,太阳强调膀胱经络的体表走向,寒提示病人表现出来的寒象,色白、恶寒、收引、清冷、疼痛等,也提示疾病发生的气候背景(气温低下或病人受寒),风表示发病的急遽,症状偏上,同时病情的进展变化各种可能性都很大。

太阳列在首位,提示伤寒发病的一般规律,这种现象临床多见。但不能绝对化,即不能排除一开始不走这一步的可能性,特别是对象有所转换时(疾病不同),更加应该注意,这也成了后世寒温之争的焦点之一。

太阳病的证治以麻桂剂为代表。外邪有偏于风与偏于寒的区别,风性散漫而易化热,寒性凝滞而难移,风开泄而寒收引。临证可以把有汗与否,疼痛严重与否,脉象或缓或紧等作为区别的要点。这样做的主要目的,是为了在治法上把握住发汗该用峻剂还是轻剂,一般以麻桂同用为发汗峻剂,归属在麻黄汤类方中。而桂枝汤(不用麻黄)的发汗力较轻,以桂枝汤类方归纳较合适。然后有诸如麻桂各半汤、桂二麻一汤、桂二越一汤等,虽然也是麻桂同用,但用量相对都比较轻,发汗力量较弱,用以应对太阳表郁不解的轻证。

发汗的轻剂似乎应该以越婢汤的麻黄、石膏同用为代表,提示的是辛凉开泄的方法,也有直接将此看作寒凉剂用法的。从这个角度来看,很难说仲景没有辛凉剂,只不过在伤寒这个病的治疗中要以温散为主,而凉泄退居其次而已。

太阳病的治则为辛温发汗解表,这紧扣着前面讲的表寒二字。太阳的典型证治应该分为三端:伤寒以麻黄汤发汗,中风以桂枝汤解肌,另外有小发其汗的桂麻各半汤、桂二麻一汤、桂二越一汤可供选择。过去有三纲鼎立的说法,提出麻黄汤、桂枝汤和大青龙汤的治法,其实将越婢汤置换大青龙汤比较合适。太阳病的处理至少有三个选择,或温散,或凉泄,或者调和营卫,都可以视为发汗解表,因为服药后都可能汗出而症状轻缓。

太阳病外邪由表入里,习惯上有以太阳腑证相称者,经常提到的是:一为蓄水,一为蓄血。其临床表现有一定的特征,水蓄膀胱为小便不利,血蓄下焦则腹痛下血,二者又均与发热等太阳表证相关联,也许在疾病的初期就多见。治疗上或通阳化气,或泄热逐瘀。

如果严格限定太阳只是表证,六经病证不是独立病证的概念。那么,蓄水和蓄血二者作为太阳病的变证亦未尝不可。太阳病中的变证特别多见,变证是从太阳病开始,而临床所见已经偏离了太阳病的主要表现,所以各有较为特殊的命名,如懊憹、结胸、痞证、类痞、热入血室、风湿、腹痛等,这些内容杂乱,其实已经进入了杂病证治的范围。另外,要注意放在太阳病篇议论的内容不要和太阳病等同,所以太阳病里证的说法也可以打上一个问号。

太阳阶段出现各种变化的可能性最大,因而也最容易导致医者的误治,这直接和伤寒病(疾病)的复杂性相关。误治的原因,有因为识病不真,用药不确者;也有疾病本身就如此进展,与误治与否关联并不大者。从误治后的坏病及兼变证来看,基本上都已经超出了太阳病的范畴,而进入到六经其他病证中了,所以阳明、少阳、少阴等主要的用方都早早出现在太阳病篇中了。这也说明了临床治疗没有特效的对抗病因的办法,只能辨证论治,仍然应该遵循六经证治的规律。太阳的误治及变证最多,所谓六经病中也有杂病,于此可以体会。

太阳病篇的原文占《伤寒论》内容的三分之一强,这是由伤寒病的复杂性所决定的。太阳病的原文中,误治的内容占据相当篇幅。误治以后有病尚在表者,也有病即入里者,一般正气都有所损伤。临证有化热明显者,也有寒象更重者,当然也不乏寒热错杂者。这些变化了的病情,可以伸展到后面的阳明、少阳甚至太阴、少阴等处,同时也有许多表现不典型者,这些在太阳病篇中都给出了相应的证治方药。所以误治以后的处理一言难尽,只能是"观其脉证,知犯何逆,随证治之。"

二、阳 明 病

【必读原文】

问曰:病有太阳阳明,有正阳阳明,有少阳阳明,何谓也? 答曰:太阳阳明者,脾约是也;正阳阳明者,胃家实是也;少阳阳明者,发汗、利小便已,胃中燥、烦、实,大便难是也。(179)

阳明之为病,胃家实是也。(180)

问曰:何缘得阳明病? 答曰:太阳病,若发汗,若下,若利小便,此亡津液,胃中干燥,因转属阳明也。不更衣,内实,大便难者,此名阳明也。(181)

问曰:阳明病外证云何? 答曰:身热,汗自出,不恶寒,反恶热也。(182)

问曰:病有得之一日,不发热而恶寒者,何也? 答曰:虽得之一日,恶寒将自罢,即自汗出而恶热也。(183)

本太阳,初得病时,发其汗,汗先出不彻,因转属阳明也。伤寒发热无汗,呕不能食,而反汗出濈濈然者,是转属阳明也。(185)

伤寒三日,阳明脉大。(186)

伤寒脉浮而缓,手足自温者,是为系在太阴。太阴者,身当发黄,若小便自利者,不能发黄。至七八日大便硬者,为阳明病也。(187)

伤寒转系阳明者,其人濈然微汗出也。(188)

伤寒呕多,虽有阳明证,不可攻之。(204)

阳明病,心下硬满者,不可攻之。攻之利遂不止者死,利止者愈。(205)

阳明病,面合色赤,不可攻之。必发热,色黄者,小便不利也。(206)

夫实则谵语,虚则郑声。郑声者,重语也。直视,谵语,喘满者死,下利者亦死。(210)

发汗多,若重发汗者,亡其阳,谵语。脉短者死,脉自和者不死。(211)

按:对于阳明病原文提纲所谓的胃家实,理解上可宽可窄。从实热证的角度,可以说是无形的邪热弥漫全身,也可以说是有形的热结停滞于局部。所以阳明病的应对方法,并非只有承气的攻下,用白虎的辛寒清热、用山栀芩连的苦寒泻热,都在阳明证治的范围中。

原文中有正阳阳明、太阳阳明、少阳阳明的提法,从临床上去想,可能意义更大。从发病传变的角度,阳明病证可以在伤寒一发病时就直接出现,这在温病中间就直接用由里及外的伏气来表述了,发病一开始就是高烧。阳明病证也可以由太阳、少阳传变过来,也可以和太阳、少阳互相兼夹,而出现合并病的错综复杂的情况。

根据原文的整体叙述,阳明病由太阳转属者多,亦即在阳明高热之前,或长或短可以有太阳(或少阳)的过程,这是一般,并非绝对。也有经过治疗以后,进入阳明的,这样往往容易造成误解,以为是误治了。

原文也有冠以伤寒二字的,对于伤寒阶段性的变化之一阳明病,必须明白有什么特征及注意事项。原文很明确,强调到了阳明病这个阶段,汗多,不恶寒,但恶热。

原文中也有提到阳明的寒证,阳明有用温药,甚至有麻黄汤、桂枝汤的运用,原文的记载如此,不可否认。但是今天我们是否可以做出整理,即六经证治中该归哪的归哪,这样我们在理解和运用上会更加方便些。

阳明病证的治疗要用攻法,不失时机地攻下,使病情发生转机,所谓效如桴鼓。但是一旦攻下误用,其弊害亦大,所以在哪些情况不能够用攻下的也必须明白,这也成为把握阳明证治的基础之一。

【备考原文】

二阳并病,太阳初得病时,发其汗,汗先出不彻,因转属阳明,续自微汗出,不恶寒。若太阳病证不罢者,不可下,下之为逆,如此可小发汗。设面色缘缘正赤者,阳气怫郁在表,当解之、熏之。若发汗不彻不足言,阳气怫郁不得越,当汗不汗,其人躁烦,不知痛处,乍在腹中,乍在四肢,按之不可得,其人短气,但坐以汗出不彻故也,更发汗则愈。何以知汗出不彻?以脉涩故也。(48)

问曰:恶寒何故自罢?答曰:阳明居中,主土也,万物所归,无所复传,始虽恶寒,二日自止,此为阳明病也。(184)

阳明中风,口苦咽干,腹满微喘,发热恶寒,脉浮而紧。若下之,则腹满小便难也。(189)

阳明病,若能食,名中风;不能食,名中寒。(190)

阳明病,初欲食,小便反不利,大便自调,其人骨节疼,翕翕如有热状,奄然发狂,濈然汗出而解者,此水不胜谷气,与汗共并,脉紧则愈。(192)

阳明病欲解时,从申至戌上。(193)

阳明病,法多汗,反无汗,其身如虫行皮中状者,此以久虚故也。(196)

阳明病,反无汗,而小便利,二三日呕而咳,手足厥者,必苦头痛。若不咳不呕,手足不厥者,头不痛。一云冬阳明。(197)

阳明病,但头眩,不恶寒,故能食而咳,其人咽必痛。若不咳者,咽不痛。一云冬

阳明。(198)

阳明病,脉浮而紧者,必潮热,发作有时。但浮者,必盗汗出。(201)

阳明病,本自汗出,医更重发汗,病已差,尚微烦不了了,此必大便硬故也。以亡津液,胃中干燥,故令大便硬。当问其小便日几行,若小便日三四行,今日再行,故知大便不久出。今为小便数少,以津液当还入胃中,故知不久必大便也。(203)

三阳合病,腹满身重,难以转侧,口不仁,面垢又作枯,一云向经,谵语,遗尿。发汗则谵语;下之则额上生汗,手足逆冷。若自汗出者,白虎汤主之。(219)

脉阳微而汗出少者,为自和也;汗出多者,为太过。阳脉实,因发其汗,出多者,亦为太过。太过者,为阳绝于里,亡津液,大便因硬也。(245)

脉浮而芤,浮为阳,芤为阴,浮芤相搏,胃气生热,其阳则绝。(246)

阳明少阳合病,必下利。其脉不负者,为顺也。负者,失也,互相克贼,名为负也。脉滑而数者,有宿食也,当下之,宜大承气汤。(256)

按:阳明居中主土,万物所归,无所复传。这样的讲法,能够自圆,于理不错。其实,临床上也是在阳明高烧以后,疾病向愈者多,而很少有从阳明再到太阳或少阳的,当然也不能完全排除由阳明直接跌落到三阴病证者。《伤寒论》三阳病的编排顺序是太阳、阳明、少阳,我们一般讲传变也可以顺着这么说,但是切忌刻板,把它作为一个固定不变的格式。临床上疾病千变万化,比如一开始不是典型的三阳病证,而是以二阳或三阳并病合病的表现方式,或者以阴阳合病的形式出现都有可能。这部分内容我们也可以参看后世某些温病学家的补充,以及现代临床的相关报道。

阳明病证中,原文的议论的不大便和小便的关系,也是很有意思。临床直接的观察,前因后果,有一定的道理,但是并不绝对。

【必读原文】

白虎汤:

伤寒脉浮滑,此以表有热,里有寒,白虎汤主之。(176)

知母六两　石膏一斤,碎　甘草二两,炙　粳米六合

上四味,以水一斗,煮米熟汤成,去滓,温服一升,日三服。

臣亿等谨按:前篇云:热结在里,表里俱热者,白虎汤主之。又云:其表不解,不可与白虎汤。此云脉浮滑,表有热里有寒者,必表里字差矣。又阳明一证云:脉浮迟,表热里寒,四逆汤主之。又少阴一证云:里寒外热,通脉四逆汤主之。以此表里自差明矣。《千金翼》云白通汤,非也。

三阳合病,腹满身重,难以转侧,口不仁,面垢又作枯,一云向经,谵语,遗尿。发汗则谵语;下之则额上生汗,手足逆冷。若自汗出者,白虎汤主之。(219)

伤寒脉滑而厥者,里有热,白虎汤主之。(350)

按：白虎汤由知母、石膏、炙甘草、粳米四味药物组成。知母苦寒，石膏辛寒，二药同用则清热的力量明显增强，炙甘草、粳米益气和中，并可避免寒凉伤胃的弊端。《伤寒论》中指出表证未解者不可用白虎汤，恐表邪被凉遏不能外解而内陷生变。吴鞠通在《温病条辨》中提出白虎汤的禁忌证还包括有里虚、里热不甚等情况，以避免峻剂攻邪伤正，或过于寒凉抑遏阳气。

白虎汤证的主要临床表现为发热、汗出、口渴、舌红、苔黄，脉滑或滑数。病情较重者可出现烦躁、谵语、遗尿、胸腹部灼热而四肢厥冷等。本方证属里热亢盛，正气抗邪，邪正斗争激烈的里实热证，在卫气营血辨证中的属气分证阶段，习惯上也称阳明气分大热。白虎汤证的特点是无形邪热充斥全身，以阳明经为主要病变部位，由于里热亢盛，邪正斗争激烈，故见发热，不恶寒，汗出热不退等里热亢盛之症，若邪热扰乱心神，可见烦躁，谵语，甚则膀胱失约而遗尿，若热盛，气机郁滞不达，阳气不得宣通，则可见四肢厥冷，然本证虽见肢厥，但胸腹部仍然灼热。后来的温病学中把本方作为辛寒清气的代表方。

作为白虎汤的延伸和扩展，后世有《症因脉治》的二母石膏汤、石膏泻白散、桂枝石膏汤、《三因极一病证方论》的人参竹叶汤、《杂病源流犀烛》的人参白虎汤、苍术白虎汤、《温病条辨》的三石汤、《证治准绳》的三黄石膏汤、《景岳全书》的玉女煎、《圣济总录》的石膏汤、《疡医大全》的石膏汤、《普济方》的石膏汤、《张氏医通》的白虎化斑汤、《通俗伤寒论》的白虎承气汤、新加白虎汤、凉膈白虎汤、清咽白虎汤、犀羚白虎汤、《疫疹一得》的清瘟败毒饮、《医学衷中参西录》的镇逆白虎汤、阿司匹林石膏汤、清疹汤等，真是不胜枚举，这也说明了白虎汤方在热病治疗的重要性，它的位置不可动摇，它的临证应用却又是灵动多变的。

承气汤

伤寒脉浮，自汗出，小便数，心烦，微恶寒，脚挛急，反与桂枝欲攻其表，此误也。得之便厥，咽中干，烦躁，吐逆者，作甘草干姜汤与之，以复其阳；若厥愈足温者，更作芍药甘草汤与之，其脚即伸；若胃气不和，谵语者，少与调胃承气汤；若重发汗，复加烧针者，四逆汤主之。（29）

发汗后恶寒者，虚故也。不恶寒，但热者，实也，当和胃气，与调胃承气汤。（70）

太阳病未解，脉阴阳俱停一作微，必先战栗汗出而解。但阳脉微者，先汗出而解；先阴脉微者，下之而解。若欲下之，宜调胃承气汤。（94）

伤寒十三日，过经谵语者，以有热也，当以汤下之。若小便利者，大便当硬，而反下利，脉调和者，知医以丸药下之，非其治也。若自下利者，脉当微厥，今反和者，此为内实也，调胃承气汤主之。（105）

太阳病，过经十余日，心下温温欲吐，而胸中痛，大便反溏，腹微满，郁郁微烦，先此时自极吐下者,与调胃承气汤。若不尔者,不可与。但欲呕,胸中痛,微溏者,此非柴胡汤证,以呕故知极吐下也。调胃承气汤。(123)

阳明病,不吐不下,心烦者,可与调胃承气汤。(207)

甘草二两,炙芒硝半升,大黄四两,清酒洗

上三味,切,以水三升,煮二物至一升,去滓,内芒硝,更上微火一两沸,温顿服之,以调胃气。

阳明病,脉迟,虽汗出不恶寒者,其身必重,短气,腹满而喘,有潮热者,此外欲解,可攻里也。手足濈然汗出者,此大便已硬也,大承气汤主之;若汗多,微发热恶寒者,外未解也一法与桂枝汤,其热不潮,未可与承气汤;若腹大满不通者,可与小承气汤,微和胃气,勿令至大泄下。(208)

大承气汤方:

大黄四两,酒洗 厚朴半斤,炙,去皮 枳实五枚,炙 芒硝三合

上四味,以水一斗,先煮二物,取五升,去滓,内大黄,更煮取二升,内芒硝,更上微火一两沸,分温再服,得下余勿服。

阳明病,潮热,大便微硬者,可与大承气汤,不硬者不可与之。若不大便六七日,恐有燥屎,欲知之法,少与小承气汤,汤入腹中,转失气者,此有燥屎也,乃可攻之。若不转失气者,此但初头硬,后必溏,不可攻之,攻之必腹满不能食也。欲饮水者,与水则哕。其后发热者,必大便复硬而少也,以小承气汤和之。不转失气者,慎不可攻也。(209)

小承气汤方:

大黄四两 厚朴二两,炙,去皮 枳实三枚,大者,炙

上三味,以水四升,煮取一升二合,去滓,分温二服。初服汤当更衣,不尔者尽饮之,若更衣者,勿服之。

伤寒若吐若下后不解,不大便五六日,上至十余日,日晡所发潮热,不恶寒,独语如见鬼状。若剧者,发则不识人,循衣摸床,惕而不安一云顺衣妄撮,怵惕不安,微喘直视,脉弦者生,涩者死。微者,但发热,谵语者,大承气汤主之。若一服利,则止后服。(212)

阳明病,其人多汗,以津液外出,胃中燥,大便必硬,硬则谵语,小承气汤主之。若一服谵语止者,更莫后服。(213)

阳明病,谵语发潮热,脉滑而疾者,小承气汤主之。因与承气汤一升,腹中转气者,更服一升,若不转气者,勿更与之。明日又不大便,脉反微涩者,里虚也,为难治,不可更与承气汤也。(214)

阳明病,谵语有潮热,反不能食者,胃中必有燥屎五六枚也;若能食者,但硬耳。

宜大承气汤下之。(215)

汗出一作卧出谵语者,以有燥屎在胃中,此为风也。须下之,过经乃可下之。下之过早,语言必乱,以表虚里实故也。下之愈,宜大承气汤。(217)

伤寒四五日,脉沉而喘满,沉为在里,而反发其汗,津液越出,大便为难,表虚里实,久则谵语。(218)

二阳并病,太阳经罢,但发潮热,手足漐漐汗出,大便难而谵语者,下之则愈,宜大承气汤。(220)

阳明病,下之,心中懊憹而烦。胃中有燥屎者,可攻。腹微满,初头硬,后必溏,不可攻之。若有燥屎者,宜大承气汤。(238)

病人不大便五六日,绕脐痛,烦躁,发作有时者,此有燥屎,故使不大便也。(239)

病人烦热,汗出则解,又如疟状,日晡所发热者,属阳明也。脉实者,宜下之;脉浮虚者,宜发汗。下之与大承气汤,发汗宜桂枝汤。(240)

大下后,六七日不大便,烦不解,腹满痛者,此有燥屎也。所以然者,本有宿食故也,宜大承气汤。(241)

病人小便不利,大便乍难乍易,时有微热,喘冒不能卧也,有燥屎也,宜大承气汤。(242)

太阳病三日,发汗不解,蒸蒸发热者,属胃也,调胃承气汤主之。(248)

伤寒吐后,腹胀满者,与调胃承气汤。(249)

太阳病,若吐若下若发汗后,微烦,小便数,大便因硬者,与小承气汤和之愈。(250)

得病二三日,脉弱,无太阳、柴胡证,烦躁,心下硬。至四五日,虽能食,以小承气汤少少与微和之,令小安。至六日,与承气汤一升。若不大便六七日,小便少者,虽不受食一云不大便,但初头硬,后必溏,未定成硬,攻之必溏;须小便利,屎定硬,乃可攻之,宜大承气汤。(251)

伤寒六七日,目中不了了,睛不和,无表里证,大便难,身微热者,此为实也,急下之,宜大承气汤。(252)

阳明病,发热,汗多者,急下之,宜大承气汤。(253)

发汗不解,腹满痛者,急下之,宜大承气汤。(254)

腹满不减,减不足言,当下之,宜大承气汤。(255)

阳明少阳合病,必下利。其脉不负者,为顺也。负者,失也,互相克贼,名为负也。脉滑而数者,有宿食也,当下之,宜大承气汤。(256)

少阴病,得之二三日,口燥咽干者,急下之,宜大承气汤。(320)

少阴病,自利清水,色纯青,心下必痛,口干燥者,可下之,宜大承气汤一法用大柴胡汤。(321)

少阴病,六七日,腹胀不大便者,急下之,宜大承气汤。(322)

下利谵语者,有燥屎也,宜小承气汤。(374)

按：三承气汤和白虎汤一起,处在阳明病治法方药的位置上,体现的是寒泻法。白虎汤辛寒清热泻热,承气汤苦寒攻下泻热,清法和下法成为阳明证治的基本。

大承气汤破气消滞,清热通便,是苦寒泄热、攻下通便的代表方,主要用于阳明腑实证的治疗,本方证主要见于外感热病邪正斗争的最为激烈和重笃的阶段,如《伤寒论》的阳明病证(包括少阴三急下证)、《金匮要略》的痉病、宿食、产后胃实发热等。

大承气汤证主要见有日晡潮热,汗出,心烦或谵语,腹胀满痛,不大便,脉沉实,或热结旁流。日晡是阳明经经气旺盛之时,实热之邪炽盛,经气旺盛,则日晡潮热,是阳明腑实证的辨证要点；里热炽盛,迫津外泄则汗出；热扰神明则心烦,甚则谵语,实热之邪结聚于肠,腑气阻滞,则腹胀满痛,腑气不通,则不大便；里热炽盛,正气抗邪,则脉沉实；既有实热结聚,又有肠道传化失司,则表现为热结旁流。原文强调的阳明急下之证为：目中不了了,睛不和,大便难,身微热；阳明病,发热汗多；发汗不解,腹满痛,阳明三急下证的病机为热邪炽盛,伤阴严重。少阴急下之证为：少阴病,得之二三日,口燥咽干；少阴病,自利清水,色纯青,心下痛,口干燥；少阴病,六七日,腹胀,不大便,少阴三急下证的病机为正气不足,又有热邪炽盛,阴液耗损。大承气汤由大黄、厚朴、枳实、芒硝四味药物组成。方中大黄泻热通便,荡涤肠胃为主药；芒硝助大黄泻热通便,并能软坚润燥,二药配伍,增强清热通便之力；厚朴、枳实破气消滞,散结除满,助大黄、芒硝泻热通便,两者配伍相辅相成,共奏破气消滞,清热通便之功效。

大承气汤为峻下之剂,适用于典型的阳明腑实证。用于急下证是灵活应用,取其清热通便之力,急下热邪,同时也保存了人体的阴液。刘完素的《宣明论方》将大承气汤、小承气汤、调胃承气汤的药物合在一起,作为通治方,名三一承气汤。吴又可在《温疫论》中提出："承气本为逐邪而设,非专为结粪而设"。只要热邪伤阴严重,不论大便是否闭结,均可急下。但大承气汤毕竟是峻下剂,易伤正气。若兼有表邪,或正气不足等当慎用。吴鞠通的《温病条辨》在三承气汤的基础上,又创制了新加黄龙汤、宣白承气汤、导赤承气汤、牛黄承气汤、增液承气汤等方,提示了承气如何应变,扩展了承气汤的临床应用。

寒泻法临床对应最为典型的应该是白虎汤证和承气汤证,属于邪热亢盛、实热内结的状态,为典型的里实热证。症见面色潮红,面部易发疹,口内易溃疡,口苦口渴,消谷善饥,大便闭结,腹满胀痛,或见高热不恶寒,但恶热,汗出,谵语,神昏,痉挛、抽搐。患者身体大多比较壮实,舌红苔黄腻干燥,脉洪大有力,或沉迟有力。在热病中的邪热亢盛期多见,在慢性病中也可理解为一种体质类型或状态,病人仅仅感觉口气重,苔黄腻,或者一般情况可,但是检查数值已经出现异常。

寒泻法以石膏、知母的辛苦寒清热,或大黄、芒硝的泻下通腑为基础,另外如栀子、黄芩、黄连等苦寒燥湿坚阴之品也为临证常用,必要时加入甘遂等峻下攻逐。热结在里,热在全身,更多地考虑引热下行,所以通利二便、行气除满的药物也常常不可缺少,如枳实、厚朴、茵陈、滑石、猪苓、泽泻等,也有用丹皮、桃仁、赤芍等凉血活血之品。后来温病的证治中投用开窍、息风之品以缓解急迫。应该注意的是,运用寒泻,并不绝对排斥温药,适当加入些许温药,时有四两拨动千斤之妙。

苦以泄,寒以清,苦以降,寒以下,苦以燥,寒以敛,苦寒直折炎上之热。众所周知,清法和下法在伤寒六经病中以阳明病的白虎汤和承气汤的证治最为典型。阳明病为实热证的典型,邪热炽盛,莫此为甚,能否转危为安,如何治疗十分关键。作为清热,不同的阶段与层次,应当选择不同的药物,包括针对不同的病证,也有不同选择,后世温病医家添出了不少清热的方剂。

苦寒清热泻火,苦寒清热燥湿,仲景以大黄黄连泻心汤、白头翁汤见称,清热力量最强者在此,因为清热必须苦寒泄下。其实黄连解毒汤、清瘟败毒饮等也是代表方剂,气分大热、气营两燔者亦非此不能平息。对于一般机体能够耐受的人,可以放胆用苦寒攻下,不必有太多的顾虑。但因为是极端的治法,临证见效即应有所收敛。过用苦寒的弊端为抑遏阳气,所谓苦寒败胃,所谓凉遏、寒凝、冰伏。苦寒过用,可以直接败伤中气,见症或呕或利或痞,病情也转为错杂。邪热炽盛,津液必有亏耗,但一般不必过虑,而应急急撤热为主,若阴虚端倪已见,则养阴生津之品亦宜及时投用。所以苦寒泻热法临证时也往往是数法合用者多,清热和攻下,清热和升散、清热和生津养阴相配,危重时清热和开窍、息风必须同用。

急下存阴,指用苦寒清热攻下之剂,迅速泄热通便,祛除胃肠燥结,以保存津液,防止痉厥神昏变证的方法。阳明三急下是在阳明病里热亢盛,较快出现伤阴动风之象,如发热,汗多,腹满痛,大便难,目中不了了(视物不清)、睛不和(眼珠转动不灵活)等,同时有肠胃热结,但未出现明显的腹胀满痛和大便闭的情况下,急用大承气汤下之,使邪去不再伤阴,从而护住胃阴。少阴三急下是在少阴病病邪化热,热盛伤阴,同时又有阳明腑实的情况下,出现如口咽干燥,胃脘或全腹胀痛,自利纯青水,不大便等,迅速采用大承气汤攻下里实泄热,釜底抽薪,以留存肾阴。此法现多用于各种急性感染性疾病出现高热,伴有里实热证及神昏、惊厥的病证,临床收效明显,往往可缩短疗程,减少各种并发症,降低死亡率和手术率。

临证或清或下,必要时二者并举,相得益彰,疗效叠加。从栀子的苦寒泻火,到知母、石膏的辛苦寒泻,到黄芩、黄连、芍药的苦寒泻火燥湿坚阴,到大黄、黄连、黄芩的苦寒直折,到茵陈蒿、山栀、大黄的清利,到白头翁、秦皮、黄连、黄柏的清热凉血止痢。经方中清热的方药,屈指数来,不能说不丰富。阳明为成温之数,后世温病的清热方基本都可以说是从这里出发的。下法用承气,但下法又有变通,血蓄下腹,有攻下与逐瘀同步;结胸腹痛,有大黄与甘遂并投;当然也有单独用甘遂以解决水饮停滞胸腹的。阳明之下,除了三承气外,又有厚朴大黄汤、厚朴三物汤等,仲景示人以变,后世温病学家的承气五变,亦可谓曲尽了下法之妙用。

后世用于热病的清热方药,以苦寒为基础,银翘、栀子、石膏、知母、芩连,甚或大黄、芒硝等。治疗斑疹瘟疫的清瘟败毒饮要用生地、玄参、赤芍、丹皮等凉血;治疗大头天行的普济消毒饮须投升麻、柴胡、僵蚕、马勃、牛蒡、板蓝根等透邪;化湿通利的甘露消毒丹则有茵陈、滑石、木通、菖蒲等的通利;热盛昏厥,紧随其后的便是开窍和息风,临证与清热兼用并投者多(图7)。

寒　泻	基本方剂	类变方剂	加　减　方　剂
基本方剂	白虎汤		白虎加人参汤、白虎加桂枝汤、白虎加苍术汤、化斑汤
	承气汤		调胃承气汤、小承气汤、厚朴三物汤、厚朴大黄汤、大黄甘草汤、厚朴七物汤、麻子仁丸、承气养荣汤、黄龙汤、新加黄龙汤、护胃承气汤、增液承气汤、承气合小陷胸汤、槟榔顺气汤、宣白承气汤、导赤承气汤、牛黄承气汤、凉膈散
类变方剂		1 栀子豉汤	栀子生姜豉汤、栀子甘草豉汤、栀子干姜汤、栀子厚朴汤、枳实栀子豉汤、栀子柏皮汤、栀子大黄汤、黄芩汤、葛根芩连汤、黄连解毒汤、芍药汤、白头翁汤、白头翁加甘草阿胶汤、加味白头翁汤、龙胆泻肝汤、当归龙荟丸
		2 大黄黄连泻心汤	附子泻心汤、安宫牛黄丸、紫雪丹、至宝丹、羚羊钩藤汤、钩藤饮、风引汤
		3 大陷胸汤	大陷胸丸、十枣汤、甘遂半夏汤、大黄甘遂汤、甘遂通结汤、葶苈大枣泻肺汤、牡蛎泽泻散、抵当汤丸、下瘀血汤、桃核承气汤、桃仁承气汤
		4 清瘟败毒饮	升麻鳖甲汤、犀角地黄汤、清营汤、清宫汤、神犀丹、犀角散、犀角丸、犀角玄参汤、犀地清络饮、凉营清气汤
		5 茵陈蒿汤	茵陈五苓散、茵陈四逆汤、猪苓汤、三石汤、甘露消毒丹、四妙丸
		6 大黄牡丹汤	千金苇茎汤、仙方活命饮、四妙勇安汤、五味消毒饮、小蓟饮子、八正散、萆薢分清饮、清心莲子饮

图 7　寒泻法的基本方、类变方和加减方

寒泻大法,细细分析,也有各种程度的不同,和温补相对待,临证的变化亦多,方药的内容也杂。具体有轻清宣泄的栀子豉汤;辛寒清气的白虎汤;苦寒清热燥湿的黄芩汤;苦寒清热泻火的大黄黄连泻心汤;清热利水化湿的猪苓汤、茵陈蒿汤;清热解毒,活血排脓的千金苇茎汤、大黄牡丹汤;清热散瘀消斑的升麻鳖甲汤;清热攻下的大承气汤;峻下逐水,泻热破结的大陷胸汤;泄热破血逐瘀的抵当汤;清热开窍的安宫牛黄丸;清热息风的羚角钩藤汤等。

【备考原文】

趺阳脉浮而涩,浮则胃气强,涩则小便数,浮涩相搏,大便则硬,其脾为约,麻子仁丸主之。(247)

麻子仁二升　芍药半斤　枳实半斤,炙　大黄一斤,去皮　厚朴一尺,炙,去皮　杏仁一升,去皮尖,熬,别作脂

上六味,蜜和丸如梧桐子大,饮服十丸,日三服,渐加,以知为度。

阳明病,自汗出,若发汗,小便自利者,此为津液内竭,虽硬不可攻之,当须自欲大便,宜蜜煎导而通之。若土瓜根及大猪胆汁,皆可为导。(233)

蜜煎方:

食蜜七合

上一味,于铜器内,微火煎,当须凝如饴状,搅之勿令焦著,欲可丸,并手捻作挺,令头锐,大如指,长二寸许。当热时急作,冷则硬。以内谷道中,以手急抱,欲大便时乃去之。疑非仲景意,已试甚良。

又大猪胆一枚,泻汁,和少许法醋,以灌谷道内,如一食顷,当大便出宿食恶物,甚效。

按:阳明胃家实,不大便,除了考虑用承气汤之类的方药寒泻,原文还提供了其他的一些具体方法,如麻子仁丸的缓下,蜜煎导及猪胆汁的灌肠,在临床上对缓解症状都有一定的效果。人体消化管道的问题最为常见,大便闭结的处理,有时必须优先于其他的各种见症,哪怕是在今天的门诊病人中仍然如此,何况在原文所说的热病过程中间。

在疾病的治疗过程中,辨证论治无疑是基础,但是并不能够完全排斥对症的处理,所以如何及时缓解相关的症状,在仔细辨证的基础上,应该考虑还能够做些什么? 解决问题的方法总是储备得越多越好,这也是医者临床必须的工夫。

【结语】

按照六经传变一般的规律,太阳病(表寒证)不愈,接着进一步会传变到阳明病(里实热证)。其实原文叙述中提到了进入阳明病的其他各种途径,提示了由太阳到阳明并非唯一的途径,由阳明直接发病或从少阳到阳明的转化都有可能。阳明胃经主里,且多气多血,以阳明命名,强调病邪入里,邪虽入里,而气血尚旺盛,机体的抵抗亢盛而未有衰减之势。

阳明实热,作为伤寒(外感热病)的极期,或曰邪热亢盛期。阳明病的提纲原文

仅"胃家实"几个字,强调了病机特点。阳明病是全身性的实热证,其表现为高热、汗出、恶热、烦躁,脉洪大有力,其病位在胃肠(燥屎内结或攻下后热退),这些反映了邪热亢盛,机体的反应和抵抗亦不弱,故治疗只考虑祛邪,用清法和下法,简称寒泻,代表方如白虎汤和承气汤。

　　阳明病的主要证治脉络很清楚,以经证、腑证分出白虎汤和承气汤二途。阳明经证以无形邪热弥漫为主,但亦有较为局限者,如栀子豉汤的邪热留扰胸膈,猪苓汤的邪热停滞于下。阳明腑证根据攻下力量的轻重再分出三承气汤证,部位和见症大体相当。阳明腑证在一般情况下须分出轻重缓急,后人虽有下不厌迟之说,但这只是一般的情况,并不否定临证有必须急下者。阳明病的治法宜清、宜下,所投药物以苦寒降下者为多。阳明的证治告诉我们寒凉药的运用方法,苦寒之剂清热泻下,观察服药以后的情况,直接的理解是祛邪,间接的理解是保津,阳明里热必须投用苦寒,但也有辛寒、甘寒的补充,临床上的具体用法很有讲究,后世在这方面的发挥较多,应该充分注意。

　　阳明病的主要表现,从整体上归纳,如发热、不恶寒、反恶热、汗出、脉实等为外在易见之证。具体证治根据有无腹部症状等亦分出二端,所谓阳明经证和阳明腑证。经证为无形邪热弥漫于经,有热无结,偏于热,用白虎汤为主。而腑证为有形燥实集聚于腑,有热有结,近乎燥,用承气汤为主。二者也可以用表里分,即阳明经证热在表,出现身大热,汗出,不恶寒反恶热,烦渴不解,脉洪大等;阳明腑证热结在里,潮热、谵语,腹满硬痛,或绕脐疼痛,大便硬结,手足濈然汗出,脉沉实有力,苔黄燥或焦裂起刺。

　　阳明的清下二法,以后成为温热病中的主要的治法,后世医家在此基础上延伸,不断创制出新的有效方剂,并引申出清热凉血的概念,且有相应的方药,将清热药的应用扩展到热病的早中晚各期,又明确提出热入营血的概念,丰富了阳明病治法方药在临床上的变化。阳明病的清下二法,能够直接扭转病情,转危为安,这是最关键的地方。清热方药的变化,其实,栀子豉汤、抵当汤(丸)、桃核承气汤、大小陷胸汤(丸)、茵陈蒿汤等都体现了这一点,所以将清热攻下相关内容集中到阳明病中来看,包括后世特别是温病学中的主要治法方药,也许临证治疗的脉络更加清楚,容易理解和把握。

　　在外感热病的治疗中,对阳明病的认识和把握是个关键。阳明病亦不乏变证,此可视为不典型的阳明病表现,也可以直接归入杂病的证治中去,如懊侬、发黄、蓄血、热入血室等,治疗的大法还是守在清热与攻下之处,但多少又已经有了变化,特别是黄疸的治疗。作为变证,大便硬有脾约麻子仁丸与蜜煎导,兼表证有桂枝汤和麻黄汤,蓄血有抵当汤,发黄有茵陈蒿汤等。变证多少已经有些偏离阳明,但还是关联密切,如大便的秘结,腹部的胀满甚或疼痛,高热、神昏、谵语等。至于阳明病用麻桂一类的辛温解表剂,并非常规用法,尤其应当密切注意证情的变化,而随时变换治法。阳明热盛的二个重要变证,一是蓄血,一是发黄。邪热迫血妄行,热入血分,热瘀互结,治疗以清热与逐瘀剂共用;热与湿合,湿热蕴于中而蒸于外,治疗又以清热与利湿剂共用。

阳明病是实热证,但也有提出阳明有寒证,所占比例不大。原文中也论及寒证,如表寒用辛温,中寒用吴茱萸汤,寒湿发黄有温中化湿的运用等。这也许是为了表示六经病证的相对独立性,六经病证既相对独立又有相互重叠处,其实这些内容还是从六经证治的整体考虑,归在别处(太阳、太阴或少阴)也未尝不可,这样更加有利于理解和把握具体证治,不容易造成混乱。

三、少 阳 病

【必读原文】

少阳之为病,口苦,咽干,目眩也。(263)

若已吐下发汗温针,谵语,柴胡汤证罢,此为坏病,知犯何逆,以法治之。(267)

伤寒三日,三阳为尽,三阴当受邪,其人反能食而不呕,此为三阴不受邪也。(270)

【备考原文】

少阳中风,两耳无所闻,目赤,胸中满而烦者,不可吐下,吐下则悸而惊。(264)

伤寒,脉弦细,头痛发热者,属少阳。少阳不可发汗,发汗则谵语,此属胃。胃和则愈,胃不和,烦而悸一云躁。(265)

三阳合病,脉浮大,上关上,但欲眠睡,目合则汗。(268)

伤寒六七日,无大热,其人躁烦者,此为阳去入阴故也。(269)

伤寒三日,少阳脉小者,欲已也。(271)

少阳病欲解时,从寅至辰上。(272)

按:少阳病证的原文提纲,强调邪热在上,突出了口苦、咽干、目眩的症状。但是,临床上仅凭这样的三个症状来判定少阳病,可能有一定的难度,因为它缺乏相对的特异性,尽管我们能够从少阳病证的角度作出解释。所以一般习惯上参考小柴胡汤证的表述,即把寒热往来,胸胁苦满,嘿嘿不欲饮食,心烦喜呕,移作少阳病证的典型表现,这样也许就容易把握了。其实还可以补充,如原文提到的胸满而烦,头痛发热等。少阳脉弦细,少阳脉小,是相对阳明脉大的叙述。要注意少阳病在三阳中的位置,少阳病的热型特殊,往来起伏不定,而不是阳明病持续的高烧,也不是太阳的恶寒发热,头痛身痛等,仅有体表症状。

即便如上对提纲原文做了补充,少阳病证仍然有着相当的不确定性。所以临床上不妨可以采用排除法,即如果不是典型的太阳和阳明病证,那么基本上就可以考虑少阳病,从少阳病证治的角度谋求治法方药了。

少阳病证的治疗不可轻易使用汗吐下的方法,也是出于少阳病证所处位置的特殊,症情错杂,如果用汗吐下等极端的方法取快于一时,则容易顾此失彼,所以要用兼顾的方法,要有足够的有耐心。后世吴又可针对温疫所设立的达原饮,也是出于这方面的考虑,使用少阳证治的方法,使病邪出表或入里,然后或汗或下以取效,即用分两步走的方法来解决问题。从这个角度考虑少阳的证治,有时是否也可以看作是在整个疾病过程中间走出的一步缓棋。

【必读原文】

小柴胡汤

伤寒五六日中风,往来寒热,胸胁苦满,嘿嘿不欲饮食,心烦喜呕,或胸中烦而不呕,或渴,或腹中痛,或胁下痞硬,或心下悸、小便不利,或不渴、身有微热,或咳者,小柴胡汤主之。(96)

柴胡半斤　黄芩三两　人参三两　半夏半升,洗　甘草炙　生姜切,各三两　大枣十二枚,擘

上七味,以水一斗二升,煮取六升,去滓,再煎取三升,温服一升,日三服。若胸中烦而不呕者,去半夏、人参,加栝蒌实一枚;若渴,去半夏,加人参合前成四两半、栝蒌根四两;若腹中痛者,去黄芩,加芍药三两;若胁下痞硬,去大枣,加牡蛎四两;若心下悸、小便不利者,去黄芩,加茯苓四两;若不渴、外有微热者,去人参,加桂枝三两,温覆微汗愈;若咳者,去人参、大枣、生姜,加五味子半升、干姜二两。

血弱气尽,腠理开,邪气因入,与正气相搏,结于胁下。正邪分争,往来寒热,休作有时,嘿嘿不欲饮食。脏腑相连,其痛必下,邪高痛下,故使呕也,小柴胡汤主之。服柴胡汤已,渴者,属阳明,以法治之。(97)

伤寒四五日,身热恶风,颈项强,胁下满,手足温而渴者,小柴胡汤主之。(99)

伤寒,阳脉涩,阴脉弦,法当腹中急痛,先与小建中汤。不差者,小柴胡汤主之。(100)

伤寒中风,有柴胡汤证,但见一证便是,不必悉具。凡柴胡汤病证而下之,若柴胡证不罢者,复与柴胡汤,必蒸蒸而振,却复发热汗出而解。(101)

伤寒五六日,头汗出,微恶寒,手足冷,心下满,口不欲食,大便硬,脉细者,此为阳微结,必有表,复有里也。脉沉,亦在里也,汗出为阳微。假令纯阴结,不得复有外证,悉入在里。此为半在里半在外也。脉虽沉紧,不得为少阴病,所以然者,阴不得有汗。今头汗出,故知非少阴也,可与小柴胡汤。设不了了者,得屎而解。(148)

阳明病,发潮热,大便溏,小便自可,胸胁满不去者,与小柴胡汤。(229)

阳明病,胁下硬满,不大便而呕,舌上白胎者,可与小柴胡汤。上焦得通,津液得下,胃气因和,身濈然汗出而解。(230)

阳明中风,脉弦浮大而短气,腹都满,胁下及心痛,久按之气不通、鼻干,不得汗,嗜卧,一身及目悉黄,小便难,有潮热,时时哕,耳前后肿,刺之小差。外不解,病过十日,脉续浮者,与小柴胡汤。(231)

脉但浮,无余证者,与麻黄汤。若不尿,腹满加哕者,不治。(232)

本太阳病不解,转入少阳者,胁下硬满,干呕不能食,往来寒热,尚未吐下,脉沉紧者,与小柴胡汤。(266)

呕而发热者,小柴胡汤主之。(379)

伤寒差以后,更发热,小柴胡汤主之。脉浮者,以汗解之;脉沉实一作紧者,以下解之。(394)

按:小柴胡汤扶正达邪,和解少阳邪热,主要针对表里、寒热、虚实错杂的症情,属于典型的和解治法。少阳如枢,小柴胡汤的证治,在六经九分法中上下左右正好居中,所以用"调升降"来表述,其实作为和解兼顾的面很多。

小柴胡汤证的主要表现有往来寒热,胸胁苦满,心烦,干呕或呕吐,神疲懒言,不欲饮食,舌红苔薄白或薄黄,脉沉紧或弦细。临证还可见黄疸,小便短赤。本方证的基本病机是邪热侵犯少阳,正气略有不足,正邪分争,后世将小柴胡汤作为和解法的代表,本方的和解,所谓清热祛邪而不伤正,益气扶正而不碍邪,方中配伍有相辅相成,更有相反相成,以纠正邪正分争,难以速解的僵持局面。本方由柴胡、黄芩、半夏、生姜、人参、甘草、大枣七味药组成,方中柴胡配黄芩共除少阳邪热,柴胡升散,黄芩降泄,起清里达外作用。半夏配生姜,降逆止呕,两药辛温,与柴胡、黄芩清热药同用,可防寒凉太过伤及阳气。人参、甘草、大枣甘平益气,扶助正气,以增强祛邪之力,而祛除邪气可保正气。黄芩、半夏相配辛开苦降,合柴胡疏理肝气作用,以恢复肝胆、脾胃气机正常的升降出入。

小柴胡汤证属邪热侵犯胆经,以胆胃为主的里热证,后世有将此称为半表半里证,对本方证可以从两方面理解:一是小柴胡汤证的热邪不盛,相比阳明里热要轻,且不积聚于肠胃,有外散之势;二是正气略有不足,正邪抗争不似阳明里实热证那样激烈,而呈正邪分争状态。由于热势不盛,正气略有不足,正邪分争不得速解而见往来寒热。邪热侵犯,胆胃不和,故见呕逆,不欲食,肝胆相为表里络属,肝胆失于疏泄,易发黄疸。本证的典型脉是弦细,沉紧脉多见于发热前恶寒时。与本方相关的条文在《伤寒论》中有17条之多。分布于太阳病、阳明病、少阳病、厥阴病、瘥后劳复病等篇中。小柴胡汤证的证候表现以《伤寒论》原文96条为主,而101条又说:"伤寒中风,有柴胡证,但见一证便是,不必悉具。"因此,本方应用时以病机相符为重,而不必拘泥原文所述见症的必备。同时也可以窥见本方证的不典型和不确定性,所以本方临证中适应面亦广。本方之所以应用广泛,和它在六经证治框架中所处的位置直接相关。

以少阳病的提纲描述以及小柴胡汤证为典型表现,一般病程较迁延,病情有反复,患者的体力已有下降,病情在表里、寒热、虚实之间摆动,或属于湿热胶着的缠绵状态。病机也呈现出一种错综复杂的情况,临床表现为不典型的表里寒热虚实夹杂之证。症见口苦,目眩,咽干。寒热往来,胸胁苦满,嘿嘿不欲饮食,心烦喜呕。或胸脘痞闷,食欲不振,身热不扬,肢体困重,排便不爽,脉弦细或无力,苔腻或黄或白,滑润而不干燥。此种症情临床上多见于病毒感染,或某些特殊病原的感染,或见于体虚感染转为慢性化,仅考虑用抗生素消炎已经难以取效。在慢性疾患中,排除了典型的太阴虚寒和阳明实热,排除了明显的太阳表证和少阴里证,大致上应该属于这个范围。

以柴胡、黄芩的寒凉与半夏、生姜的温热相配为基础,再加上人参、大枣、甘草的甘补相助成为常规。必要时或加重苦寒降下之力,可以酌用黄连、芍药、山栀、知母等,或选用更加轻清苦泄、宣散行气的灵动之品,如选择青蒿、升麻、薄荷、豆豉等,或加强温燥的力量,可以加入草果、砂仁、蔻仁、苏叶、藿梗等。湿浊阻滞明显者,甘补之品恐助湿留邪,应该暂缓。治中焦如衡,临证选药,权衡寒热虚实的偏重,把握住温燥和寒凉的比例,使药物的相配恰到好处,实在是临证的关键。

辛苦相配,辛以通,苦以燥,苦入心,苦以泄,辛入肺,辛以宣,辛温升散,苦寒降下,辛开苦降。小柴胡汤在六经的九分法中位居正中,这是一种清法、温法和补法的合用,苦寒、辛温和甘补的相配。这里以常用的"扶正达邪"来表述,也有换用"和解"二字来表述的,和解与调和,有相近处,即处理必须顾及两端,而不可能单向用力,取得速效。

小柴胡汤用来治疗寒热往来,邪正相争于表里之间的少阳病。半夏泻心汤用来治疗寒热互结于中的痞证,辛苦的力度有所加强。后世的达原饮及湿热病证的治法都可以看作是在此基础上的变化延伸。少阳为枢,少阳位置特殊,少阳处在太阴、阳明之间,处在太阳、少阴之间,换言之,少阳在表里、寒热和虚实之间,热病证治以小柴胡汤为代表,小柴胡汤证相对偏在里、热、实。《伤寒论》230条所述的"上焦得通,津液得下,胃气因和,身濈然汗出而解。"较好地描述了小柴胡汤服用后的具体反应,这应该看作是这一治法的实际效果,即三焦气机的通利。后来的医家对用药有简化,即略去了甘补,而仅用温燥和苦寒,此以达原饮为典型,以后又有医家嫌苦寒过重有抑遏阳气之弊,而改用宣透膜原法,产生出相应的系列方药。在杂病中,对湿热病证的治法也总是在辛苦之间移动,向上是宣,向下是利,向左是温,向右是凉,根据病证的具体表现,最后作出方药的选择,调整好具体的药物。

小柴胡汤居中,居中者四通八达,和解最具代表者在此,因为小柴胡汤上下左右表里移动最为方便(图8、图9)。方中柴胡黄芩清热,参枣草补中,半夏生姜和胃降逆,用药寒温相配,虚实兼顾,升降有序。柴胡桂枝汤偏向太阳,小柴胡加大黄汤偏向阳明。若以芩连清热,半夏干姜和胃,则成半夏泻心汤的配伍。同样居中,柴胡偏表实热,泻心偏里虚寒,柴胡治外感,泻心疗内伤。黄连汤减苦寒而增辛温,旋覆代赭汤则加强了和胃降逆的力量。

调升降	基本方剂	类变方剂	加 减 方 剂
基本方剂	小柴胡汤		柴胡桂枝汤、柴胡加龙骨牡蛎汤、柴胡桂枝干姜汤、柴胡加芒硝汤、大柴胡汤、柴胡陷胸汤、加减小柴胡汤
类变方剂		1 蒿芩清胆汤	柴胡枳桔汤、柴平汤、柴胡饮子、柴苓汤、柴芩清膈饮、柴胡四物汤、柴胡清肝饮、柴胡建中汤
		2 达原饮	雷氏宣透膜原法、俞氏柴胡达原饮、新定达原饮、叶氏分消走泄法、刘松峰膜原分治法、薛氏仿吴氏达原饮法、厚朴草果汤、清脾饮、截疟七宝饮、常山饮、何人饮、休疟饮
		3 霍朴夏苓汤	温胆汤、三仁汤、连朴饮、枳实导滞丸
		4 半夏泻心汤	生姜泻心汤、甘草泻心汤、人参泻心汤、加味泻心汤、黄连汤、旋覆代赭汤
		5 大黄附子汤	白散(桔梗白散)、三物备急丸、温脾汤、济川煎
		6 四逆散	柴胡疏肝散、奔豚汤
		7 当归芍药散	逍遥散、当归散

图8 调整升降法的基本方、类变方和加减方

辛开苦降是指用辛温之品与苦寒药物合用,交通气机,开结散痞,调和寒热,化痰泄热,治疗由气机失调、寒热错杂、痰热互结而致的胸胁脘腹胀闷,或疼痛,呕吐,腹胀,肠鸣下利等证。辛开苦降法首先在张仲景《伤寒论》半夏泻心汤中有所体现。方用黄连、黄芩苦寒降泄除热,用干姜、半夏辛温开结散其寒并演化生姜泻心汤、甘草泻心汤、黄连汤等,除痞和胃。

苦温相合,苦入心,苦以清热护阴,温以助阳运湿,苦以坚以降,温以散以升。苦温行气燥湿,仲景的橘枳姜汤、橘皮汤、枳术汤、枳实薤白桂枝汤等均在此列。苦辛法也为吴鞠通所常用,共有66方(约占《温病条辨》方剂总数的1/3弱)。但追源溯流,还是张仲景开创在先,以半夏泻心汤类为典型,他如半夏厚朴汤等。苦寒与辛温同用,虚实兼顾,寒温并调,用以应对症情错杂者,后世多以和法归纳之。具体药物的相配如:枳实与厚朴、黄连与半夏、黄连与干姜、黄连与吴萸、半夏与厚朴、栀子与生姜、桂枝与枳实、枳实与薤白等。

必须提及的是宣透膜原的达原饮,槟榔、草果、厚朴与芍药、黄芩、知母,温燥对苦寒,三比三,形成一个基础,供临证变化。宣透膜原法为明末医家吴又可创立,在《温疫论》中记载了邪入膜原的主症以及主方达原饮的治疗适应证,邪入膜原证可见寒热如疟,寒多热少,胸闷恶呕,头痛,烦躁,舌质绛红,苔白腻而如积粉之证。其憎寒发热、舌苔白腻如积粉为辨证要点,临床上肠伤寒、疟疾,以及腹痛、胃脘痛多见本证,用辛温化湿,行气透达之品配清热药治疗。《内经》有"邪气内薄五脏,横连膜原"的说法,薛生白认为:"膜原者,外通肌肉,内近胃腑,即三焦之门户,实一身之半表半里也。"后世医家嫌苦寒太重,于是用一些轻清流动之品来置换寒药,恐寒凉太过而抑遏了阳气,也是煞费苦心。以温胆汤的半夏、陈皮、茯苓、枳壳、竹茹,化痰和

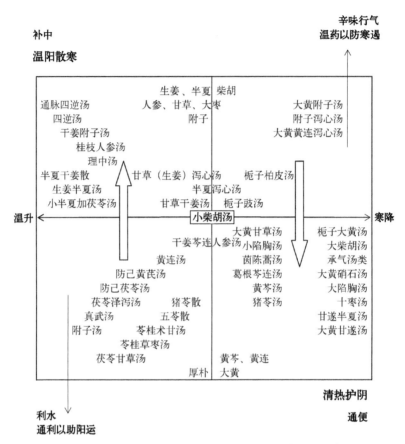

图 9　调整升降小柴胡汤(半夏泻心汤)的加减变化示意

胃泄热,加上青蒿、黄芩、碧玉散,一变而为蒿芩清胆汤。清代医家雷丰在《时病论》中根据此方演绎,有雷氏宣透膜原法,俞根初在《通俗伤寒论》中用柴胡达原饮燥湿化痰、透达膜原,化裁了吴又可的达原饮方,都可以视为治疗邪入膜原的基本方。

　　对于分消走泄法,也应该特别予以注意。叶天士在《温热论》中提出用小陷胸、泻心汤辛开苦降以治痞结证,王孟英认为温病挟湿"轻者可用橘、叩、蒿、蕹,重者枳实、连、夏,皆可用之。"王氏连朴饮中以川连、山栀苦降,厚朴、半夏、菖蒲辛开,治疗湿热互结中焦痞塞之证。本法适用于邪热与寒、痰、湿等互结于中焦,以致脾升胃降失调,肝胆疏泄功能减弱而出现肠胃、脾胃、肝胃不和。分消走泄是宣展气机,泄化三焦邪热及痰湿的一种治法,可归于和解法的范畴。主治邪热与痰湿阻滞三焦而气化失司的病证。叶天士在《温热论》中所说:"再论气病有不传血分,而邪留三焦,亦如伤寒中之少阳病也。彼则和解表里之半,此则分消上下之势,随证变法,如近时杏、朴、苓等类,或如温胆汤之走泄。"

　　三焦为气机升降出入及水液运行的通道,病在气分,温邪留于三焦,邪阻三焦往往致气机不畅,继而水液运行障碍停留成痰湿,终成邪热与痰湿阻滞三焦。多表现为寒热起伏,胸痞腹胀,溲短,苔腻等,治疗当宣畅三焦气机并化痰热,以宣畅气机,化湿利水,分消上下之势。该法重在宣展气机,分消痰湿,三焦气机通畅,正气振奋,鼓邪外出,或随汗而解,如叶天士说:"因其仍在气分,犹可望其战汗之门户,转疟之机括"。

【备考原文】

伤寒十三日不解,胸胁满而呕,日晡所发潮热,已而微利,此本柴胡证,下之以不得利,今反利者,知医以丸药下之,此非其治也。潮热者,实也,先宜服小柴胡汤以解外,后以柴胡加芒硝汤主之。(104)

柴胡二两十六铢　黄芩一两　人参一两　甘草一两,炙　生姜一两,切　半夏二十铢,本云五枚,洗　大枣四枚,擘　芒硝二两

上八味,以水四升,煮取二升,去滓,内芒硝,更煮微沸,分温再服。不解,更作。臣亿等谨按:《金匮玉函》方中无芒硝,别一方云,以水七升,下芒硝二合,大黄四两,桑螵蛸五枚,煮取一升半,服五合,微下即愈。本云,柴胡再服,以解其外,余二升加芒硝、大黄、桑螵蛸也。

伤寒六七日,发热微恶寒,支节烦疼,微呕,心下支结,外证未去者,柴胡桂枝汤主之。(146)

桂枝一两半,去皮　黄芩一两半　人参一两半　甘草一两,炙　半夏二合半,洗　芍药一两半　大枣六枚,擘　生姜一两半,切　柴胡四两

上九味,以水七升,煮取三升,去滓,温服一升,本云人参汤,作如桂枝法,加半夏、柴胡、黄芩,复如柴胡法。今用人参作半剂。

按:以上提示小柴胡汤的加减变化,加芒硝通利则偏于阳明,与桂枝汤合用则偏于太阳,其实还不止于此,像大柴胡汤、柴胡加龙骨牡蛎汤等都是,扩展开来看后世温病中间的变化就更多了,在具体用药上有很多讲究,但是如果将纷繁复杂的内容收起来,基础还是在小柴胡汤。

【结语】

少阳病从三阳的角度看,无疑也是热证、实证,但热相对比较局限和轻缓,部位在胸胁、在头面部的咽、口、目,不像阳明病那样热势弥漫、亢盛,或结聚于胃肠而牴张于全身。少阳病偏于实热证,但实中已带虚,所以可以看作是一个较轻、较为局限的实热证,在处理上又有靠向太阳表、阳明里的不同,故作为治疗,有时又必须数法并用。

少阳是一个邪正相持不下的阶段,不是那么典型的表证或里证,游移在虚实之间,出入于寒热之中,不是那么简单地用汗下就可以轻易快捷取效,在用药上讲究

平衡,扶正祛邪兼顾,同时也不排除必要的对症处理,各方面都要顾及。

少阳病的主症,提纲原文的表述是"口苦,咽干,目眩"。一般将寒热往来,胸胁苦满,嘿嘿不欲饮食,心烦喜呕,脉弦细,苔薄白等亦视为少阳病的典型的基本的证候。少阳病仍在三阳病的范围中,说明机体仍能抵抗,但力量已经有所下降。对于少阳的位置,有半表半里说,即病邪既不在太阳之表,又不在阳明之里。凡表证已罢,病邪入里化热,而尚未到阳明病那样热邪炽盛反应剧烈者,或者说当邪正相持不下时,都可以作为少阳病来对待。

这样看来,少阳病证的确定可以用排除法,即在疾病初起发热的阶段,除外太阳和阳明,即可视为少阳。如此,少阳治法可以应对的范围就相当宽泛了,原文中有"柴胡证,但见一证便是,不必悉具",在临证时有重要意义,即在整个外感热病的过程中,凡感受风寒而发热,见证比较模糊而不典型者,不妨可以用少阳病证的治法方药来暂时加以处理。

少阳病的治则,以和解为主,小柴胡汤为其代表方,而汗、吐、下三法均在禁例,亦即不可贸然用辛温发汗麻桂剂,也不可轻易投用清热攻下的白虎、承气剂。再进一步理解,少阳病的证治没有速决战,有时必须分几步走。少阳证治的做法也可以理解为一步缓棋,接下来须看病情的变化,或汗或下,这样也就容易理解吴又可达原饮的治法与九传的说法。

少阳病外邻太阳,内近阳明或太阴,症情有兼夹,时可兼太阳表证,也可兼阳明里证。此时,又不必过于局限于汗、吐、下之禁,和解之中仍可兼用汗、下,总以驱邪外出为目的。少阳病是处在邪正相持的阶段,属于既不可单纯用汗,也不可单纯用下的证情,陷于攻补两难的境地,故小柴胡汤所代表的治法方药就十分合适,在治疗上开出一条门径。

少阳病的临证治疗变化,也是以小柴胡汤为基础加减,一者为柴胡桂枝汤,一者为大柴胡汤(或柴胡加芒硝汤)。从少阳病中后世演变出的治法方药亦多。如从小柴胡变化而出的有蒿芩清胆汤(《通俗伤寒论》)、加减小柴胡汤(《温病条辨》)等。吴又可从邪伏膜原的角度立论,有达原饮之用。此后的医家循此加减变化出不少宣透而清热祛邪的方剂,在外感热病的治疗中别开生面,其作用不可低估。

少阳是个错杂区域,故回旋的余地很大。所谓错杂,即表里、寒热、虚实不那么典型了,不像太阳表寒、阳明里热,一望便知。尽管原文的篇幅不大,但是在临证中是个很宽泛的区域。证候表现的不典型,也决定了小柴胡汤运用的广泛,所以有"但见一证便是"的讲法,小柴胡汤后面也跟有很多或有证。少阳的治法方药是个缓冲地带,是一着缓棋,走一步看看动静再说。于此也可以理解吴又可达原饮的做法,所谓膜原,应该和少阳相当,用辛开苦降法转动局面,然后再考虑或汗或下。

四、太阴病

【必读原文】

太阴之为病,腹满而吐,食不下,自利益甚,时腹自痛。若下之,必胸下结硬。(273)

自利不渴者,属太阴,以其藏有寒故也,当温之,宜服四逆辈。(277)

伤寒脉浮而缓,手足自温者,系在太阴;太阴当发身黄,若小便自利者,不能发黄;至七八日,虽暴烦下利日十余行,必自止,以脾家实,腐秽当去故也。(278)

太阴为病,脉弱,其人续自便利,设当行大黄、芍药者,宜减之,以其人胃气弱,易动故也。下利者,先煎芍药二沸。(280)

按:太阴病的原文提纲,强调了太阴病的临床主要表现,腹满时痛而吐利。太阴脾和阳明胃同处中焦,相对立而统一,一实一虚,一寒一热,一湿一燥,一升一降。脾胃在功能上不可分,在证治上不可混。原文讲的脏有寒,是指太阴脾土的虚寒、寒湿,当用温补或温燥。宜四逆辈,只是指明大概的方向,具体用理中汤,或用附子理中汤,或用四逆汤。

同样是虚寒,太阴手足尚温,少阴则四肢厥冷。太阴脉尚浮缓,少阴则脉象微细。据此可以说,少阴病乃全身性虚寒,预后差,太阴病只是局部虚寒,暂时不会危及全身,所以尽管下利日十余行,由于脾家实,下利会自行停止。但是在运用苦寒或泻下之品时,仍然要注意留有余地,毕竟其人胃气已经虚弱,不耐攻伐。

太阴也有身黄,因为太阴属脾属湿,脾色必黄,湿郁身黄,湿偏盛者有茵陈五苓散。湿热发黄,原文强调小便不利,若小便自利,不能发黄。小便利否与身黄为什么关系密切?是否也有伤寒病这个特定的前提,并非临床上所有的黄疸都会小便不利,不能把原文所述作任意扩大,但是这并不妨碍将这样的临床思维或做法移用到其他疾病的治疗中,哪怕黄疸病人没有见到小便不利,用清热通利二便的方法将有利于病情的缓解。

【备考原文】

伤寒脉浮而缓,手足自温者,是为系在太阴。太阴者,身当发黄,若小便自利者,不能发黄。至七八日大便硬者,为阳明病也。(187)

阳明病,若中寒者,不能食,小便不利,手足濈然汗出,此欲作固瘕,必大便初硬后溏。所以然者,以胃中冷,水谷不别故也。(191)

阳明病,不能食,攻其热必哕,所以然者,胃中虚冷故也。以其人本虚,攻其热必哕。(194)

伤寒呕多,虽有阳明证,不可攻之。(204)

若胃中虚冷,不能食者,饮水则哕。(226)

太阴中风,四肢烦疼,阳微阴涩而长者,为欲愈。(274)

太阴病,欲解时,从亥至丑上。(275)

按:阳明病属于实热,原文中提到阳明病,有中寒、胃中冷、胃中虚冷等,表现为不能食,呕吐,下利。这些内容从临证的角度,不妨移到太阴病中来理解更好。太阴和阳明同处中焦,其实你中有我,我中有你,互相之间会有移动转化。实则阳明,虚则太阴,阳明燥热,太阴寒湿,心中设定这样一个基准,看问题比较方便。如果太阴和阳明混杂,则可以看作是寒热错杂之证,属于居中的半夏泻心汤证了,治疗要用辛开苦降的方法了。

【必读原文】

理中丸:

霍乱,头痛发热,身疼痛,热多欲饮水者,五苓散主之;寒多不用水者,理中丸主之。(386)

五苓散方:

猪苓去皮　白术　茯苓各十八铢　桂枝半两,去皮　泽泻一两六铢

上五味,为散,更治之,白饮和服方寸匕,日三服,多饮暖水,汗出愈。

理中丸方下有作汤,加减法

人参　干姜　甘草炙　白术各三两

上四味,捣筛,蜜和为丸,如鸡子黄许大。以沸汤数合,和一丸,研碎,温服之,日三四,夜二服。腹中未热,益至三四丸,然不及汤。汤法:以四物依两数切,用水八升,煮取三升,去滓,温服一升,日三服。若脐上筑者,肾气动也,去术,加桂四两;吐多者,去术,加生姜三两;下多者,还用术;悸者,加茯苓二两;渴欲得水者,加术,足前成四两半;腹中痛者,加人参,足前成四两半;寒者,加干姜,足前成四两半;腹满者,去术,加附子一枚。服汤后如食顷,饮热粥一升许,微自温,勿发揭衣被。

大病差后,喜唾,久不了了,胸上有寒,当以丸药温之,宜理中丸。(396)

按:理中汤也称人参汤,是温补法的基本方。理中汤虽然在太阴病的原文中没有直接出来,但是我们习惯上还是把它作为太阴病的代表方,属于温补的方法。理中汤由人参、干姜、甘草、白术四味药物组成,方中人参、甘草健脾益气;干姜温中散寒;白术健脾燥湿。脾阳健运,阳气振奋,寒湿得去。本方证病机为脾气虚弱,寒湿内阻,故治疗当用温补之法。本方健脾益气,散寒祛湿,适用于霍乱偏于脾虚寒湿内阻者,或脾虚失运,固摄功能减弱所致的多唾涎水,或胸痹偏于中焦阳气虚衰者,也多用于虚寒性的下利。

以太阴病的提纲描述为典型,发病或急或缓,体质虚弱,但见症多限于中焦,以消化道的症状为主。主要病机为中焦虚寒、脾运失健。症见面白欠华,身体羸瘦,

或白胖无力,腹部胀满或疼痛,食欲不振,大便不成形,排便次数多,饮食生冷或吹了冷风后更加明显,或食入即泻。或肢肿午后明显,或晨起颜面虚浮,但四肢尚温,苔白腻而润,舌淡胖或伴见齿痕,脉缓尚有力。临床上最为典型的表现是急性胃肠炎,但更多的往往是作为一种体质类型出现,并且和诸多慢性疾患相关。

以人参、白术的益气健脾与干姜、甘草的甘温复气相配为基础,必要时加入黄芪、附子、肉桂、蜀椒、吴萸等温阳散寒之品,同时应该注意与化湿、祛痰、利水等温通之品的配合。从理中出发,有茯苓、桂枝的通阳化气布津,有防己、黄芪的益气利水,有枳实、白术的行气消痞,有半夏、生姜的和胃化饮,有半夏、厚朴的燥湿化痰,有瓜蒌、薤白的宽胸行气,化裁扩展开来,都是基本的路径。后世的四君子汤、补中益气汤、藿香正气散等也是十分必要的补充。大黄、附子、细辛的相配,有些另类,但也不失为临证的妙招,由此温下、温通又有方药的扩充和延伸,如后世的温脾汤类。

甘温补中,温燥寒湿。甘入脾,甘守中,甘以缓急,温以助阳,甘温建运中气,温补中焦、温中补虚、温中健脾、温中散寒,温助中焦脾阳,补虚以散内寒。药物走中者,多选用干姜、人参等,在六经中针对的是太阴病证。当然,《伤寒论》中还用治霍乱病,《金匮要略》中治疗腹满病温补也有半壁江山。治病重视中焦,是中医临床的基点之一,古今一贯,概莫能外。今天换个角度看问题,也许可以说是出于无奈。其实,尽管现代科技发达神奇,几乎可以为所欲为。但是,一个能够自行饮食的人,和必须靠输液或鼻饲而存活的人,精气神应该完全两样。

中焦有脾胃,温补针对脾运,不管是什么疾病,只要出现中焦虚寒,即消化功能低下,则理中先行应该成为一个原则。阳虚内寒湿滞,寒湿的治疗就在这一块。湿阻气滞,甘补稍嫌壅滞,此时用温燥行气即为补,所谓脾以升则健。温补温燥,久用过用,阴液容易耗伤,这又是在临证中必须随时加以注意的。

甘温建中,甘温扶阳,亦为仲景调治虚劳常用。甘温以恢复阳气,甘温以健脾益气,如甘草干姜汤、桂枝甘草汤、大小建中汤等可作为代表方。广而言之,如薯蓣丸、肾气丸等也都可以视为用例。补益一般是以脾为抓手,要达到一定的目的首先要使中焦的运化健旺。

用甘温之品健运中焦脾胃的方法,适用于脾胃虚弱、中气不足的病证,诸如虚劳、腹痛等病证。此法源于张仲景的小建中汤证。后世根据小建中汤的方名和组成药物,将其治法功效定为甘温建中。东垣于此发挥、建树亦多,以补中益气汤著名,人参、黄芪、当归益气养血,白术、陈皮行气燥湿,升麻、柴胡清透邪热。风药燥湿,也是特点之一,辛温升散之品,也能作用于内,升提脾气。东垣在此基础上扩展出清暑益气汤,升阳益胃汤等方,这些方剂又多被温病学家用治脾胃中气素虚,湿热内蕴的暑湿病证,也有将此法用于温病的后期调理。叶天士也善用此法治疗各种内科杂病,所谓"理阳气当推建中。"脾胃位居中洲,既为气血生化之源,又是精华和糟粕的转输之处。中气不足则气血阴阳俱损,升运化失司,故表现为气血不足,虚实、寒热错杂。对这类病证,往往只要注意健运中气,则气血阴阳自调,五脏虚劳也容易向愈。

干姜、肉桂温中,人参、大枣甘补,吴萸是温,蜀椒是温,附子也是常用。太阴病原文有"宜四逆辈"之说,早用附子,先安未受邪之地,于理并无乖碍。理中汤益气健脾温中,太阴脾运不健则泻。理中汤加桂,理中汤加附,都是加重温的力量。吴萸暖肝温胃,半夏和胃降逆,针对的是呕。苓桂剂则另立一个系列,用药也有些微不同。这里集中的一些方药,或燥湿,或甘补,或辛散,或通利,各有所到,同中有异,异中有同,示人以变通的方法。后世的健脾燥湿、散寒化湿、温阳燥湿益气等方药,都从这里化出。

如果将温中补虚的理中汤为基础进一步展开,将后世的相关方剂也一起归入,则有益气健脾的四君子汤,有补中益气的补中益气汤,有燥湿行气化痰的半夏厚朴汤,有行气散寒化饮的栝蒌薤白半夏汤,有和胃降逆止呕的小半夏汤,有行气健脾消痞的枳术汤,有益气化湿利水的防己黄芪汤,有通阳化气利水的五苓散,有温下寒实的大黄附子汤,有散寒化湿、疏表和胃藿香正气散,有益气解表、和胃化痰参苏饮等,这部分的内容丰富多彩,临证讲究也多,形成了一个较为完整的证治体系(图10)。

温 补	基本方剂	类变方剂	加 减 方 剂
基本方剂	理中汤		桂枝人参汤、附子粳米汤、大建中汤、附子理中丸、枳实理中丸、连理汤、理苓汤、理中化痰丸、理中安蛔丸、四君子汤、异功散、温胃饮、治中汤、补中汤、厚朴温中汤
类变方剂		半夏厚朴汤	小半夏汤、小半夏加茯苓汤、生姜半夏汤、干姜半夏散、干姜半夏人参丸、大半夏汤、吴茱萸汤、橘皮汤、橘皮竹茹汤、竹皮大丸、二陈汤、六安煎、导痰汤、涤痰汤、平胃散、六磨汤、止嗽散、胃苓汤
		栝蒌薤白白酒汤	栝蒌薤白半夏汤、枳实薤白桂枝汤、橘枳姜汤、茯苓杏仁甘草汤、枳术汤、外台茯苓饮、薏苡附子散、乌头赤石脂丸、赤丸
		五苓散	苓桂术甘汤、苓桂草枣汤、茯苓甘草汤、甘姜苓术汤、苓桂味甘汤、苓姜术桂汤、茯苓泽泻汤、四苓散、葵子茯苓散、猪苓散、泽泻汤、防己黄芪汤、防己茯苓汤、木防己汤、加减木防己汤
		补中益气汤	升阳顺气汤、调中益气汤、升阳益胃汤、益气聪明汤、玉屏风散、东垣清暑益气汤、举元煎、升陷汤、却暑调元汤、黄土汤、柏叶汤
		藿香正气散	五加减正气散、香薷饮、不换金正气散、加味香苏散、午时茶、参苏饮、十味香薷饮
		参苓白术散	资生丸
		越鞠丸	暖肝煎

图 10 温补法的基本方、类变方和加减方

【备考原文】

本太阳病,医反下之,因尔腹满时痛者,属太阴也,桂枝加芍药汤主之;大实痛者,桂枝加大黄汤主之。(279)

桂枝加芍药汤方:

桂枝三两,去皮　芍药六两　甘草二两,炙　大枣十二枚,擘　生姜三两,切

上五味,以水七升,煮取三升,去滓,温分三服。本云,桂枝汤,今加芍药。

桂枝加大黄汤方:

桂枝三两,去皮　大黄二两　芍药六两　生姜三两,切　甘草二两,炙　大枣十二枚,擘

上六味,以水七升,煮取三升,去滓,温服一升,日三服。

【结语】

在六经病证中,太阴病属里证,属虚证,属寒证。但在三阴病中,太阴病又属虚寒较轻浅者,即虚寒相对局限,以中焦为主。因此经过适当的治疗亦容易恢复,所以太阴病在六经病证中所占的篇幅最小。太阴病证情再重些就涉及少阴病,若阳气来复则返回阳明病,或出太阳而愈。同样病变都在中焦,阳明对应于胃,太阴对应于脾,"实则阳明,虚则太阴。"这一句话是从主症、病机到治法的最为简约的表述和把握。

太阴病可由外邪直中,如中阳不足之人,外感风寒或内伤生冷,可直接出现太阴病的表现。临床上有伤寒病开始就表现为太阴病的,也可由太阳病等传变过来的,或者表证误用下法,或阳明病清下太过,损伤脾阳而表现为太阴病者。湿为阴邪,阴邪凝滞,临证见到湿盛所致的舌苔白腻、胸脘痞闷胀满、纳呆泛恶、便溏尿少、身体困重等,阴寒湿气明显,当属太阴的范围。

太阴的虚寒,相对于阳明的实热。实热耗阴,津液不足则燥生;虚寒碍阳,阳运不及则湿滞。所以胃为燥金,脾属湿土,这样的说法可以成立。强调一下寒湿,是给治法方药开出一条道路,即太阴除了理中用人参干姜的温补之外,还有五苓用苓桂的温通,还有用半夏厚朴的温燥等。

太阴病的发生与素体亏虚有关,与误用下法伤及脾胃阳气有关。原文中有"脏有寒"、"当温之"等表述,是最好的概括。作为代表方剂,一般提理中汤丸,但是该方出在霍乱病篇,似乎也提示太阴病证和霍乱的关联。而原文强调用四逆辈,似也含有早用姜附,防其进一步陷入少阴病的意思。

在治疗上脉浮,有表证者,可用桂枝汤,腹满时痛者用桂枝加芍药汤(甚者桂枝加大黄汤)。这里可以看出桂枝汤的用法既有发表解肌的作用,也有补虚建中的效果,在具体用法上偏于太阳表证用原方,偏于阳明里实者桂枝汤加大黄。温燥的做法也许要看后世的做法,临床常用的藿香正气散、平胃散、二陈汤偏于温燥的治法

方药,应该是在太阴的位置上。

太阴病的主症为腹满时痛,吐利不食等,属中焦脾脏虚寒的表现。治疗原则是当用温法,具体地说就是温中健脾,散寒燥湿。中焦虚弱者要补,寒湿停滞者要燥,总的离不开温。温燥方面,后世补充较多,针对有些太阳太阴合病者充实了不少治法方药。

太阴脾虚,中焦虚寒,所出的方治强调温阳,后世又有偏于散寒除湿的变化,如藿香正气散类方,以藿香、陈皮、茯苓、厚朴等芳香辛温发散药为主,对胃肠型感冒有相当疗效。太阴病的证治有一部分的内容应当参看太阳误治的变证,中阳受损以后用桂枝新加汤、厚朴生姜半夏甘草人参汤、桂枝人参汤等,都可以从太阴病的角度加以认识。另外还应当和后面的霍乱病篇互参。霍乱病尽管在表现上与太阴病相近,但仲景另立篇章是有一定的用意的,临证要注意鉴别。在治法上二者大体相当,用方既有理中丸、五苓散,又有桂枝汤、四逆汤等,温阳贯穿始终。

太阴病篇在六经病证中所占的内容最少,原文仅8条,有被一笔带过的感觉。太阴病作为一个单独的病证,几乎可以忽略,它的相关内容完全可以被阳明病或少阴病所包容。因为如果说阳明病也有寒湿内停的话,就和太阴重叠了,而太阴病的治疗用四逆辈,说明在治疗方药上与少阴病没有根本的差别。据此可以说,太阴病是属于虚寒轻证,说轻主要是仅仅局限于脾胃,表现出胃肠道的症状,以腹满吐利为主症,治疗亦以温中补虚散寒为主,实际上应该首选理中类方,而一般不应该马上用四逆汤。

五、少阴病

【必读原文】

少阴之为病,脉微细,但欲寐也。(281)

少阴病,欲吐不吐,心烦,但欲寐。五六日自利而渴者,属少阴也,虚故饮水自救。若小便色白者,少阴病形悉具。小便白者,以下焦虚有寒,不能制水,故令色白也。(282)

少阴病,脉细沉数,病为在里,不可发汗。(285)

少阴病,脉微,不可发汗,亡阳故也;阳已虚,尺脉弱涩者,复不可下之。(286)

少阴病,下利,若利自止,恶寒而踡卧,手足温者,可治。(288)

少阴病,恶寒而踡,时自烦,欲去衣被者,可治。(289)

少阴病,恶寒身踡而利,手足逆冷者,不治。(295)

少阴病,吐利躁烦,四逆者死。(296)

少阴病,下利止而头眩,时时自冒者死。(297)

少阴病,四逆恶寒而身踡,脉不至,不烦而躁者死。(298)

少阴病,六七日,息高者死。(299)

按:在整个伤寒病的过程中,少阴病和阳明病一样,也是处在了一个关键的时刻,但寒热虚实则完全相反。提纲的原文表述简洁明了,十分到位,脉微细,但欲寐,从心肾阳虚的角度认识也行,提示的是全身状态的低下,而且必须急救回阳,稍缓则有生命危险,这一点显然与太阴病大不相同。

下焦虚寒,不能制水,小便不提自利或不利,强调了一个色白。阳明里热,小便色赤,色白与此对应。色白与小便清长,所指应该不同。从少阴虚寒的角度更多见到的应该是小便不利,即少尿。

少阴病的治疗禁忌,不能汗下,因为脉象微细欲绝,提示全身有效循环血量的不足,病人也会引水自救,因为是全身性的阳气衰亡,所以必须急温之。少阴病的预后,阳气回复,肢体转温者,脉象有力者向愈,而肢冷依旧,吐利不止者,烦躁眩冒者,呼吸困难者,必须随时加以注意,此为病情重笃,预后极差。

我们现在一般将少阴病分为寒化与热化二端,少阴病的主要证治为什么偏重在寒?这和伤寒病直接相关,而少阴热化的证治则留给后世温病证治去发挥补充了。

【备考原文】

病人脉阴阳俱紧,反汗出者,亡阳也,此属少阴,法当咽痛而复吐利。(283)

少阴病,咳而下利,谵语者,被火气劫故也,小便必难,以强责少阴汗也。(284)

少阴病,脉紧,至七八日,自下利,脉暴微,手足反温,脉紧反去者,为欲解也,虽烦下利,必自愈。(287)

少阴中风,脉阳微阴浮者,为欲愈。(290)

少阴病欲解时,从子至寅上。(291)

少阴病,吐利,手足不逆冷,反发热者,不死。脉不至者,灸少阴七壮。(292)

少阴病,但厥无汗,而强发之,必动其血,未知从何道出,或从口鼻,或从目出者,是名下厥上竭,为难治。(294)

少阴病,脉微细沉,但欲卧,汗出不烦,自欲吐,至五六日自利,复烦躁不得卧寐者死。(300)

诸四逆厥者,不可下之,虚家亦然。(330)

伤寒六七日,脉微,手足厥冷,烦躁,灸厥阴,厥不还者,死。(343)

伤寒脉促,手足厥逆,可灸之。促,一作纵。(349)

按:以上原文的叙述比较杂乱,汗出亡阳,咽痛吐利,火劫谵语,小便必难,手足温而反发热等,或者与误汗有关,或许无关。原文继续议论预后的问题,联系厥冷和脉象等。少阴的原文在整个三阴病中间相对较多,也能够体会在伤寒病的过程中,少阴病的证治确实是一个相当重要的阶段。

太阳病有出血,阳明病有出血,到了少阴病阶段,仍然存在着出血的可能性,原文提醒的是辛温发汗剂有可能动其血,或从口鼻,甚或眼睛也会出血。"未知从何道出",说明临床上有时简直难以预测,也是提示了全身各处广泛出血的可能性,这里需要联系《伤寒论》全部原文的叙述来思考,不妨也参考一下现代编写的《流行性出血热诊疗学》。

【必读原文】

四逆汤:

下之后,复发汗,必振寒,脉微细。所以然者,以内外俱虚故也。(60)

伤寒,医下之,续得下利清谷不止,身疼痛者,急当救里;后身疼痛,清便自调者,急当救表。救里宜四逆汤,救表宜桂枝汤。(91)

病发热头痛,脉反沉,若不差,身体疼痛,当救其里。四逆汤方。(92)

甘草二两,炙　干姜一两半　附子一枚,生用,去皮,破八片

上三味,以水三升,煮取一升二合,去滓,分温再服。强人可大附子一枚,干姜三两。

脉浮而迟,表热里寒,下利清谷者,四逆汤主之。(225)

少阴病,脉沉者,急温之,宜四逆汤。(323)

少阴病,饮食入口则吐,心中温温欲吐,复不能吐。始得之,手足寒,脉弦迟者,此胸中实,不可下也,当吐之。若膈上有寒饮,干呕者,不可吐也,当温之,宜四逆汤。(324)

少阴病,下利,脉微涩,呕而汗出,必数更衣,反少者,当温其上,灸之。《脉经》云,灸厥阴可五十壮。(325)

大汗出,热不去,内拘急,四肢疼,又下利厥逆而恶寒者,四逆汤主之。(353)

大汗,若大下利,而厥冷者,四逆汤主之。(354)

呕而脉弱,小便复利,身有微热,见厥者难治,四逆汤主之。(377)

吐利汗出,发热恶寒,四肢拘急,手足厥冷者,四逆汤主之。(388)

既吐且利,小便复利,而大汗出,下利清谷,内寒外热,脉微欲绝者,四逆汤主之。(389)

按:四逆汤回阳,是少阴寒化证的代表方,临证救急,用于挽回欲脱之阳气,属于回阳救逆法,扩大一点则成为助阳散寒的基本方治,成为后来扶阳学派用药的根基。四逆汤回阳救逆,药由附子、干姜、甘草三味组成,方中附子大辛大热,生用力猛,有回阳救逆,助阳散寒之功,附子药性刚燥,走而不守,上助心阳以通脉,中温脾阳以健运,下补肾阳以益火,配干姜以增强药效。

四逆汤证属于心肾阳衰为主的全身的急性阳气虚衰病证,由于阳衰无力抗邪,又阳衰则阴寒内盛,故多不发热而但恶寒,或仅有低热,或因阴盛格阳而虚阳外越而见假热。因心阳虚,鼓动无力,气血流行受阻,致阴阳气不相顺接而见肢厥。因脾肾阳虚故可见呕吐、下利清谷。阳不敛阴而见冷汗出。本方证脉象见沉而弱,甚或微细欲绝,这往往较早出现,当予以高度重视。《伤寒论》中有关本方的条文有 12 条,在太阳病、阳明病、少阳病、厥阴病、霍乱病等篇中均可见到。四逆汤在临床上可用于各种原因所致的休克,或血压的低下。症见四肢厥冷,脉浮大无力而散,或微细欲绝。本方有明显的强心升压作用,并能有效改善机体的血液循环。

少阴寒化证为肾阳虚衰,阴寒内盛,症见面色苍白,脉微细欲绝,四肢厥冷,甚者意识朦胧。患者畏寒怕风明显,神倦,体乏,懒言,少动,身冷,骨疼,或慢性腹泻,面浮肢肿,舌淡胖有齿痕,苔腻灰白。在杂病中多见于年老体弱患者,全身情况较差,病程较长。也有见到突然发生,属于阳气虚脱,必须急救回阳。

回阳救逆以附子、干姜的辛热助阳散寒相配为基础,必要时也可加入人参,甚至也可用麻黄、桂枝、黄芪、当归、麦冬、熟地、五味子、山茱萸等。救急另有还魂汤(麻黄汤),后来有独参汤、生脉饮等的用法。回阳救逆的应急处理,在临床上是一个极端。此外,温阳利水用真武汤、温阳收敛固涩用桃花汤,后世有阳和汤用于阴证,温阳透托的方法在临床上也是须臾不可或缺(图 11)。

回　阳	基本方剂	类变方剂	加　减　方　剂
基本方剂	四逆汤		通脉四逆汤、干姜附子汤、茯苓四逆汤、白通汤、回阳救急汤、四味回阳饮、六味回阳饮、急救回阳汤、回阳返本汤、正阳散、参附龙牡汤、独参汤
类变方剂		1 真武汤 2 桃花汤 3 阳和汤	附子汤、苏子降气汤 赤石脂禹余粮汤、诃梨勒散、天雄散、四神丸、养脏汤、缩泉丸 透脓散、冲和汤、托里消毒散

图 11　回阳法的基本方、类变方和加减方

温法走到最下最深的一层,《伤寒论》中有少阴急温,属回阳救逆,用四逆汤,附子、干姜,甚或甘草都不用,力挽狂澜,回阳救逆针对的是极端情况。少阴应该温肾,肾阳为诸阳之本。温阳可以利水,可以化饮,所以痰饮、水气病中以温药的运用为治本大法。温阳力量最强者在此。

回阳救逆是运用辛热、甘温之品来挽救衰微的阳气,以破除体内的阴寒,来摄纳上浮的虚阳。临证用于亡阳之证,阳衰阴盛,或阴盛格阳。具体症状可见四肢厥冷,身疼痛,恶寒倦卧,但欲寐,下利清谷,口不渴或口渴喜热饮,甚或冷汗淋漓,面色苍白,脉微细欲绝,或伴见烦躁,面红如妆等。四逆汤以姜附的辛热,来挽回将欲外脱的阳气,少阴虚寒,见到肢冷脉绝,则非四逆汤莫属。通脉四逆汤和白通汤,或加上猪胆汁,都是此法的变通,有葱白的升清,有猪胆汁的清降,所针对的证情又各有不同。扩大一点还有四逆加人参汤,有茯苓四逆汤(即四逆汤加人参、茯苓)。然后有温阳利水,温阳通痹,以附子配上茯苓、白术和白芍。当归四逆汤则有四逆之名,而无应用姜附之实,药用当归、芍药、桂枝、细辛,再加通草和姜枣,内有久寒者加入吴茱萸和生姜,此为温通又立出一条用药途径。

在《伤寒论》和《金匮要略》中多处运用了四逆汤及其类方。如《伤寒论》中的太阳病重发汗;外感发热恶寒,脉沉者;伤寒误下,表里同病,下利,身疼痛者;阳明病攻下损伤阳气,见下利清谷者;少阴病脉沉,干呕,脉微弱的少阴寒化者、厥阴病中寒厥见大汗,下利,四肢厥冷者;以及呕吐、下利、霍乱病证中见到手足厥冷,恶寒而脉微弱者,都应该使用回阳之法。《金匮要略》在呕吐下利病中亦多有涉及,条文与《伤寒论》相同。

后世温病学家在运用回阳救逆法时多在四逆汤类方的基础上加入益气养阴、收敛阳气之品,代表方剂如参附龙牡汤,或冯楚瞻《冯氏锦囊秘录》中的全真一气汤。俞根初在《通俗伤寒论》中认为因误用辛温发散,大汗外泄,或攻下太过,阴液骤夺,见舌红短,面青,目合口开,手不握固,音嘶气促,甚则冷汗淋漓,手足逆冷,二便自遗,气息俱微,是龙雷暴动之脱症;若兼有虚寒者,面色唇色多淡白无华而不红润,甚则青暗,亦有四肢清冷,而两颧独红,是为虚火戴阳之症,非温补不可。后世救逆,在人参、附子、干姜的基础上,或兼用开窍的麝香、皂角,如正阳散、回阳救急汤;或加用熟地、当归、麦冬、五味子养阴敛阳,如回阳返本汤、六味回阳饮。现今,收敛固脱的参附龙牡汤成为临证的常用,另外,独参汤简便易行,使用得当亦立竿见影。

黄连阿胶汤:

少阴病,得之二三日以上,心中烦,不得卧,黄连阿胶汤主之。(303)

黄连四两　黄芩二两　芍药二两　鸡子黄二枚　阿胶三两一云三挺

上五味,以水六升,先煮三物,取二升,去滓,内胶烊尽,小冷,内鸡子黄,搅令相得,温服七合,日三服。

按:黄连阿胶汤的清热养阴,属于少阴热化的证治,它的救阴与回阳对立,在六经九分法中也占有一席之地。热病中特别是到了后期,清热生津救阴不可或缺,这在后世温病的临证中有了充分的展开和补充。伤寒少阴病的证治中为什么温阳多而养阴少,而在温病证治中又为什么反过来了呢?这完全是由于临床疾病的特殊性所决定的,今天从临床实际出发也许才能深刻理解。

黄连阿胶汤的用药特点是苦寒与咸寒并投,苦寒之品的用量还不轻,说明本方证还不是一个单纯的阴虚内热证,与后世热病后期的甘寒、咸寒同用的症情还不完全相同。本方用芩连苦寒清热,患者舌苔可能黄腻,用阿胶鸡子黄滋阴,患者的舌质可能红绛。原文强调是心中烦,不得卧,主要是烦。以方测证,黄连、黄芩苦寒清热泻火,芍药、阿胶、鸡子黄滋阴血,清热而滋阴,或曰泻心火之亢,滋肾水之亏,心肾相交,则心烦可止。尤在泾解释本方证时已经提出"热入于血"的概念,吴鞠通认为本证"阴既虚而实邪正盛","以黄芩从黄连,外泻壮火而内坚真阴,芍药从阿胶,内护真阴而外抑亢阳。"并且指出邪少虚多者不得使用本方。本方的特点是苦寒药和养阴药的并用,和后世以大队养阴清热药共用不同,现在临床上如果针对阴虚内热的治疗,应该减轻苦寒的力量。

少阴热化黄连阿胶汤证可以作为参照,病机属于余热未尽,阴液亏耗,临证以阴液、阴血、阴精的严重亏耗为特点。症见消瘦,羸弱,面红,心烦,不寐,身热夜甚,大便干结,肌肤干皱而少润泽,咽干口渴,知饥而不欲食,舌红绛而瘦瘪,苔少甚者如镜面,脉细数。此证以热病后期(恢复期)的所见为典型,在慢性病中也可表现为一种体质类型,严重的接近于恶液质。

以黄芩、黄连、芍药的苦寒清热与阿胶、鸡子黄的滋养阴液相配为基础,养阴生津和安神重镇之品亦为常用,后世治疗的变化注重于减苦寒而加重甘寒或咸寒。热病后期,多见余邪和体虚并存,用养阴清热是一举两得。而气阴两亏时,过用清热养阴容易抑遏阳气,特别是中焦脾胃之气,中气不振,则气血生化乏源,所以救阴养阴仍然必须时时不忘阳气的主导作用,处处注意顾护阳气,在阴柔滋腻药中适当加入陈皮、砂仁、当归、川芎等,甚至可以加点肉桂,所谓交通阴阳,听起来有点抽象,其实是一种临证取效的技巧。

咸入肾,咸以滋润,寒以清降,咸寒养阴清虚热。养阴清热,用甘寒、咸寒、苦寒相合,寒凉不变,但苦寒少用,而甘咸滋补之品多加,用在热病的晚期(恢复期),有时在热病的初期、极期也必须添加甘寒生津之品,以补热邪耗伤之阴液。肺胃津伤,肝肾阴虚,阴虚的本质一致,而程度有所不同,治疗大体上分出甘寒和咸寒。临床对阴虚分出轻重缓急的不同,也是临床经验的可贵之处,有生津、养阴、填精的不同处理,用药也迥然有异。阴药滋腻,阴药碍阳,所以投用时也必须考虑病人能否接受,必要时应该适当配合益气行气或有助运化的药物。

咸寒清热滋阴,咸寒与甘寒不同之处在于咸味入肾,咸味以动物类药居多,所谓血肉有情之品,用以填精生髓,某些介类沉潜之品,同时可以重镇。滋养和清热联手,整体靠在了救阴之上。芩连芍为苦寒清热泻实火,阿胶鸡子黄养阴。百合地黄汤清热养阴,地黄用鲜,凉血清热。麦门冬汤养阴清热利咽,加上竹叶石膏,清热力量增强。猪苓汤利水为主,阿胶养阴亦止血。

邪热耗阴,阴伤在热病后期特别是恢复期上升为主要矛盾,毫无疑问,这一部分的内容,后世温病学家的补充也多(图12)。从临床的角度看,轻者以果蔬补充,五汁饮、七鲜育饮汤即属此类。方以增液汤为典型,甘寒之品为主,少用或不用苦寒。即便余热未尽,也考虑青蒿鳖甲之类了。此时脉象虚软或扎大,则又有生脉散、复脉汤之用,用人参体现阳气的主导,只要气机一息尚存,阴液自能再继,但又忌过温,所以有从炙甘草汤到加减复脉汤的变化。肝肾阴亏,与肺胃津伤不同,用药强调咸寒,血肉有情之品,但忌操之过急,以虚能受补、脾胃能够运化为度。

救　阴	基本方剂	类变方剂	加　减　方　剂
基本方剂	黄连阿胶汤		酸枣仁汤、交泰丸
类变方剂		1 百合地黄汤	百合知母(鸡子)汤、增液汤、沙参麦冬汤、生脉散、玉液汤、一贯煎、天王补心丹、甘麦大枣汤
		2 竹叶石膏汤	麦门冬汤、青蒿鳖甲汤、王氏清暑益气汤、当归六黄汤
		3 加减复脉汤	救逆汤、三甲复脉汤、天麻钩藤饮、镇肝熄风汤

图 12　救阴法的基本方、类变方和加减方

【备考原文】

下之后,复发汗,昼日烦躁不得眠,夜而安静,不呕,不渴,无表证,脉沉微,身无大热者,干姜附子汤主之。(61)

干姜一两　附子一枚,生用,去皮,切八片

上二味,以水三升,煮取一升,去滓,顿服。

发汗,若下之,病仍不解,烦躁者,茯苓四逆汤主之。(69)

茯苓四两　人参一两　附子一枚,生用,去皮,破八片　甘草二两,炙　干姜一两半

上五味,以水五升,煮取三升,去滓,温服七合,日二服。

太阳病发汗,汗出不解,其人仍发热,心下悸,头眩,身瞤动,振振欲擗地者,真武汤主之。(82)

茯苓　芍药　生姜切,各三两　白术二两　附子一枚,炮,去皮,破八片

上五味,以水八升,煮取三升,去滓,温服七合,日三服。

少阴病,始得之,反发热,脉沉者,麻黄细辛附子汤主之。(301)

麻黄二两,去节　细辛二两　附子一枚,炮,去皮,破八片

上三味,以水一斗,先煮麻黄,减二升,去上沫,内诸药,煮取三升,去滓,温服一升,日三服。

少阴病,得之二三日,麻黄附子甘草汤微发汗。以二三日无证,故微发汗也。(302)

麻黄二两,去节　甘草二两,炙　附子一枚,炮,去皮,破八片

上三味,以水七升,先煮麻黄一两沸,去上沫,内诸药,煮取三升,去滓,温服一升,日三服。

少阴病,得之一二日,口中和,其背恶寒者,当灸之,附子汤主之。(304)

附子二枚,炮,去皮,破八片　茯苓三两　人参二两　白术四两　芍药三两

上五味,以水八升,煮取三升,去滓,温服一升,日三服。

少阴病,身体痛,手足寒,骨节痛,脉沉者,附子汤主之。(305)

少阴病,下利,白通汤主之。(314)

葱白四茎　干姜一两　附子一枚,生,去皮,破八片

上三味,以水三升,煮取一升,去滓,分温再服。

少阴病,下利脉微者,与白通汤。利不止,厥逆无脉,干呕烦者,白通加猪胆汁汤主之。服汤脉暴出者死,微续者生。(315)

白通加猪胆汁汤方

葱白四茎　干姜一两　附子一枚,生,去皮,破八片　人尿五合　猪胆汁一合

上五味,以水三升,煮取一升,去滓,内胆汁、人尿,和令相得,分温再服。若无胆,亦可用。

少阴病,二三日不已,至四五日,腹痛,小便不利,四肢沉重疼痛,自下利者,此为有水气。其人或咳,或小便利,或下利,或呕者,真武汤主之。(316)

茯苓三两　芍药三两　白术二两　生姜三两,切　附子一枚,炮,去皮,破八片

上五味,以水八升,煮取三升,去滓,温服七合,日三服。若咳者,加五味子半升、细辛一两、干姜一两;若小便利者,去茯苓;若下利者,去芍药,加干姜二两;若呕者,去附子,加生姜,足前为半斤。

少阴病,下利清谷,里寒外热,手足厥逆,脉微欲绝,身反不恶寒,其人面色赤,或腹痛,或干呕,或咽痛,或利止脉不出者,通脉四逆汤主之。(317)

甘草二两,炙　附子大者一枚,生用,去皮,破八片　干姜三两,强人可四两

上三味,以水三升,煮取一升二合,去滓,分温再服,其脉即出者愈。面色赤者,加葱九茎;腹中痛者,去葱,加芍药二两;呕者,加生姜二两;咽痛者,去芍药,加桔梗一两;利止脉不出者,去桔梗,加人参二两。病皆与方相应者,乃服之。

少阴病,四逆,其人或咳,或悸,或小便不利,或腹中痛,或泄利下重者,四逆散主之。(318)

甘草　炙　枳实　破,水渍,炙干　柴胡　芍药

上四味,各十分,捣筛,白饮和服方寸匕,日三服。咳者,加五味子、干姜各五分,并主下利;悸者,加桂枝五分;小便不利者,加茯苓五分;腹中痛者,加附子一枚,炮令坼;泄利下重者,先以水五升,煮薤白三升,煮取三升,去滓,以散三方寸匕内汤中,煮取一升半,分温再服。

手足厥寒,脉细欲绝者,当归四逆汤主之。(351)

当归三两　桂枝三两,去皮　芍药三两　细辛三两　甘草二两,炙　通草二两　大枣二十五枚,擘(一法,十二枚)

上七味,以水八升,煮取三升,去滓,温服一升,日三服。

若其人内有久寒者,宜当归四逆加吴茱萸生姜汤。(352)

当归三两　芍药三两　甘草二两,炙　通草二两　桂枝三两,去皮　细辛三两　生姜半斤,切　吴茱萸二升　大枣二十五枚,擘

上九味,以水六升,清酒六升和,煮取五升,去滓,温服五服。一方,水酒各四升。

下利清谷,里寒外热,汗出而厥者,通脉四逆汤主之。(370)

按:少阴的具体方治不少,基本都和回阳救逆的四逆汤相关,或者说都和姜附剂以及附子的使用相关。少阴寒化证,属于阳气虚衰,阴寒内盛,不用姜附剂恐怕难以挽回局面。但是情况仍然有轻重缓急的不同,所以在四逆汤的基础上还必须作相应的变化,如身痛者有附子汤,心悸、头眩欲倒地者有真武汤,烦躁者有茯苓四逆汤,吐利肢冷严重者有通脉四逆汤、白通或白通加猪胆汁汤等。附子与麻黄同用是另外一个方向,提示须表里兼顾。四逆散作为鉴别处理亦可,作为厥逆的轻症看待亦可,清热行气,着眼于气机的流通,临证也有加入附子同用的,据说对血压下降者有防止休克发生的效应。

【结语】

少阴病的主症可见脉微细,但欲寐,无热恶寒,身踡,呕利,肢冷,小便清长,舌淡苔白等,原文提纲强调了脉微细,但欲寐,也是点到了关键之处。少阴若病情化热,则可见心烦不得眠,舌红脉细数等,阴阳寒热也算平衡。为什么在具体证治上阳虚内寒重于阴虚内热,这和太阳表寒为重的道理一样,是由伤寒病的特殊性所决定的。

在六经病证中,少阴病属阳虚寒盛的严重阶段。病至少阴,提示机体的抗病能力明显低下衰弱。这时所见到的虚寒证候也必定是全身性的了。少阴病的发生,可由外邪直入所致,亦可由他经传变而来。"实则太阳,虚则少阴。"反映了机体正气盛衰与发病后六经病证表现的关系。在外感热病中,如果正气尚且旺盛者,外邪可以被阻挡在太阳,而素体亏虚者,外邪就可能直中少阴,但在伤寒病证中,一开始

就表现出四逆汤证者毕竟很少。

少阴病的治则以回阳救逆为主,代表方为四逆汤。若少阴病出现热化之证则当清热养阴,代表方为黄连阿胶汤。本篇中温阳散寒剂多,仲景曲尽其变,而养阴清热剂的变化则后人多有补充。作为极端的用法,少阴亦有汗下,汗法有麻黄附子细辛汤的温经发表,而下法有大承气汤的急下存阴。感触寒邪,最易伤阳,邪热鸱张,伤阴耗气,机体的抵抗,以阳用为急,所以少阴病的预后取决于阳气的存亡。

少阴病为外感热病后期出现心肾虚衰表现的阶段,脉微细、但欲寐,提示了全身机能的低下。少阴病与太阴病同属虚寒,但证情为重为急,预后亦差,必须及时救治。所以,少阴病的主要证治体现在寒化证的用方变化上,以四逆汤为基础,一路演化出通脉四逆、白通汤、白通加猪胆汁汤等方剂,治法以温为主,且强调"急",即不失时机,当机立断的意思。关键症状为脉微细欲绝,手足冷,神志淡漠或烦躁,这些从现在认识毫无疑问是休克或急性心衰的表现。

少阴以寒化证为主,阳虚而阴寒内盛,情况有轻重缓急的不同,回阳救逆体现一个急字,温阳利水、温经散寒等针对的症情相对和缓一些。阳虚水湿容易停滞,或泛溢于体表,或停留于局部,总的要用温药,或温通,或温补,或温散,或温燥,温字贯穿始终。很多方药在这里可以打通,五苓散较轻,真武汤较重,附子汤、桂枝去芍药加麻黄附子细辛汤等都在考虑的范围中。

少阴病的热化证为阴虚而邪热尚存,较典型者如黄连阿胶汤证,心中烦,不得卧,苦寒药与滋阴药同用。另外如滋阴清热利水的猪苓汤,疏肝清热解郁的四逆散等,均可视为同类。少阴病阴虚而邪实内结,与寒化证的急温相对,又有急下存阴之举,用大承气汤。急温以回阳,急下以存阴,皆体现出在少阴病中对人体正气的顾护,刻不容缓。少阴有以局部咽痛为主者,也有里虚而皆有表证者,篇中都有相应的证治,如猪肤汤、甘草汤、桔梗汤、苦酒汤、半夏散及汤等。

与太阴病同样,少阴病也可以见到吐利,但少阴病的吐利是全身虚寒所造成,治疗以纠正全身虚寒为主,此为求本之治,无须直接止呕止利。若吐利甚而必须及时处理者,则有吴茱萸汤和桃花汤的应用。全身虚寒所造成的水肿或身痛,则有真武汤和附子汤的应用。太少两感的有麻黄细辛附子汤、麻黄附子甘草汤等的运用。少阴病的预后判断也主要偏重在寒化证,关键在于阳气的存亡,以手足的温暖与否、脉象的恢复与否等作为观察指标。

六、厥 阴 病

【必读原文】

厥阴之为病,消渴,气上撞心,心中疼热,饥而不欲食,食则吐蛔,下之利不止。

(326)

【备考原文】

厥阴中风,脉微浮为欲愈,不浮为未愈。(327)

厥阴病欲解时,从丑至卯上。(328)

伤寒,先厥后发热而利者,必自止,见厥复利。(331)

伤寒,始发热六日,厥反九日而利。凡厥利者,当不能食,今反能食者,恐为除中一云消中,食以索饼,不发热者,知胃气尚在,必愈,恐暴热来出而复去也。后日脉之,其热续在者,期之旦日夜半愈。所以然者,本发热六日,厥反九日,复发热三日,并前六日,亦为九日,与厥相应,故期之旦日夜半愈,后三日脉之,而脉数,其热不罢者,此为热气有余,必发痈脓也。(332)

伤寒,脉迟六七日,而反与黄芩汤彻其热。脉迟为寒,今与黄芩汤,复除其热,腹中应冷,当不能食,今反能食,此名除中,必死。(333)

伤寒,一二日至四五日,厥者必发热,前热者后必厥,厥深者热亦深,厥微者热亦微。厥应下之,而反发汗者,必口伤烂赤。(335)

伤寒,病厥五日,热亦五日,设六日当复厥,不厥者自愈。厥终不过五日,以热五日,故知自愈。(336)

凡厥者,阴阳气不相顺接,便为厥。厥者,手足逆冷是也。(337)

病者手足厥冷,言我不结胸,小腹满,按之痛者,此冷结在膀胱关元也。(340)

伤寒,厥四日,热反三日,复厥五日,其病为进。寒多热少,阳气退,故为进也。(342)

伤寒,六七日不利,便发热而利,其人汗出不止者,死。有阴无阳故也。(346)

按:和六经病证的其他提纲一样,厥阴病也有这样的一条原文表述。因为是提纲,不是一般可有可无、无足轻重的原文,于是必须深刻理解。这样势必过多在文字上下功夫,而容易忽略临床上的真实情况。文字已经有所偏离,而不能反映临证的实际,我们仍旧墨守文字的叙述,问题就来了,所以厥阴病有"千古疑案"之称。

提纲原文所描述的症状,不管从哪个角度认识,好像不足以反映伤寒病的最后阶段的问题。也许想要真正讲清楚厥阴病证,就不能受原文的拘束。厥阴二字,后世从肝木风火的角度理解发挥较多,热盛动风,清热息风,这是温病临证的强调。伤寒原文中比较注重厥的问题,四肢厥冷、厥逆,厥和热的关联,厥热的多少等。

厥阴仍然是一个邪正相争进退的关头,临证的表现,寒热虚实错杂,用药或清或温或寒温并投,不一而足。厥阴比少阴复杂,即寒热虚实有时瞬息就变,所谓厥热胜复,热甚者当清热,厥甚者须回阳,此为一般规律。也有阳亡阴竭者,则又应该益气养阴,阴阳兼顾。厥阴为热病的最后阶段,厥为肢冷,当回阳救逆,热为邪盛,当清热祛邪。

临床上这种情况多见于休克、心衰、大出血、重度脱水、电解质紊乱、严重中枢神经系统功能障碍时,一般多称为厥脱证。在如此危重阶段,治疗也各有所偏,如:亡阳厥脱者用参附龙牡汤;亡阴虚脱者用生脉散;气随血脱者用独参汤;内闭外脱者用参附麦味或加三宝、承气等。这样的危重症情显然是难以用乌梅丸来敷衍应对的,必须结合后世医家的实践经验,甚至结合一些现代医学的认识,作出补充才能全面。

厥阴在六经框架内居中,位于错杂的区域,但实际处理上是要向两头靠的,即必须从左右两侧找方法,尤其是热病的危重时期,或回阳,或救阴,或二者兼施,当随证治之。对此清代医家尤在泾已经提到:"厥阴有热虑其伤阴必以法清之,厥阴有寒虑其伤阳必以法温之,一如少阴之例也。"

【必读原文】

乌梅丸:

伤寒,脉微而厥,至七八日肤冷,其人躁无暂安时者,此为藏厥,非蛔厥也。蛔厥者,其人当吐蛔。令病者静,而复时烦者,此为藏寒,蛔上入其膈,故烦,须臾复止,得食而呕,又烦者,蛔闻食臭出,其人常自吐蛔。蛔厥者,乌梅丸主之。又主久利。(338)

乌梅三百枚　细辛六两　干姜十两　黄连十六两　当归四两　附子六两,炮,去皮　蜀椒四两,出汗　桂枝六两,去皮　人参六两　黄蘗六两

上十味,异捣筛,合治之,以苦酒渍乌梅一宿,去核,蒸之五斗米下,饭熟捣成泥,和药令相得,内白中,与蜜杵二千下,丸如梧桐子大,先食饮服十九,日三服,稍加至二十九。禁生冷、滑物、臭食等。

伤寒六七日,大下后,寸脉沉而迟,手足厥逆,下部脉不至,喉咽不利,唾脓血,泄利不止者,为难治,麻黄升麻汤主之。(357)

麻黄二两半,去节　升麻一两一分　当归一两一分　知母十八铢　黄芩十八铢　葳蕤十八铢,一作菖蒲　芍药六铢　天门冬六铢,去心　桂枝六铢,去皮　茯苓六铢　甘草六铢,炙　石膏六铢,碎,绵裹　白术六铢　干姜六铢

上十四味,以水一斗,先煎麻黄一两沸,去上沫,内诸药,煮取三升,去滓,分温三服。相去如炊三斗米顷令尽,汗出愈。

伤寒本自寒下,医复吐下之,寒格,更逆吐下。若食入口即吐,干姜黄芩黄连人参汤主之。(359)

干姜　黄芩　黄连　人参各三两

上四味,以水六升,煮取二升,去滓,分温再服。

按:乌梅丸处在六经中厥阴的位置,体现了针对寒热虚实错杂的证治,而且走到了最下面的层次。乌梅丸在本质上也可以看作是和解的方法,它的上面有小柴胡汤、半夏泻心汤,再往上就是桂枝汤。不管乌梅丸在热病后期的应用如何,它所

代表的治法用药,在六经证治中不可或缺,也是基本方法之一。在六经九分法中用"顾寒热"表述,其实也含有兼顾虚实的意思。

乌梅丸散寒清热,温阳益气养血。用于蛔厥证,能安蛔止痛。乌梅丸由乌梅、黄连、黄柏、附子、蜀椒、细辛、干姜、人参、当归、桂枝、苦酒等 11 味药组成,方中乌梅、苦酒(即醋)等药味酸,能使蛔虫得静;蜀椒、细辛等味辛,蛔虫得辛则伏;黄连、黄柏等味苦,蛔虫得苦则下,酸、辛、苦合可以安蛔止痛,蛔虫得安则气机通畅,阳气通达,则肢冷厥逆能除;用人参、当归补气养血;附子、桂枝、干姜温阳通阳,正气得益,气血流行畅达亦有助于厥逆状态的改善。同时苦寒药清热,辛温药散寒,本方具有寒温并用,虚实兼顾的特点。作为蛔厥证,临床主要见症有腹痛阵作,发作时伴见烦躁,呕吐,手足厥冷。有时进食可诱发腹痛,病人常有吐蛔史。亦可表现为下利日久,呕逆,腹痛,饥而不欲食。本方证的基本病机是寒热交错,虚实夹杂,气机逆乱。蛔厥证多为肝胃实热,脾肾虚寒,久利证多为肠胃实热,脾肾虚寒。换个角度看,本方的药物中,黄连、黄柏苦寒清热,人参、当归补益气血,附子、蜀椒、细辛、干姜、桂枝这些温药助阳散寒止痛。

本方也可以和乌头赤石脂丸对看,乌梅丸的用药显然要复杂得多,兼顾的面广,所以放在厥阴的位置上是十分合适的。临证时补肾和化瘀药物常常同用,同时兼顾祛邪。用药时考虑的面较广,相对少阳症情更加趋于重笃,同样用药应当注意寒凉温燥的平衡,临证取效较慢,有时可以适当加重用药的力度,但基本上已经不可能有速效。

厥阴病提纲的描述只能作为参考,但乌梅丸的治法方药配伍倒是值得重视和效法(图 13)。当病机明显出现寒热虚实的错杂,并且肝肾有所亏虚,全身情况低下时,大致进入此范围,在慢性疾患中夹有瘀血者多见。症见面色或两目暗黑,肌肤甲错,腰膝酸软,不耐久立,耳鸣,目眩,发落,记忆力下降。下腹部症状较明显,如妇女的盆腔炎症,男性的前列腺肥大,慢性炎症难愈,慢性疼痛难除。病情时轻时重,不容易彻底治愈。

乌梅丸本来用以治疗蛔厥,但在临床上治疗某些慢性疾病也有神效,如慢性痢疾或泄泻等。同样用来应对慢性病证,同样属于辛开苦降,半夏泻心汤走在少阳的框架中,尚属局部的问题为主,而乌梅丸证则处于厥阴的位置上,说明全身的状况有低下,故温补温升的力量须加强。

在厥阴的位置上应该注意麻黄升麻汤,该方由麻黄、桂枝、知母、石膏、升麻、当归、芍药、天冬、玉竹、茯苓、白术、姜、草组成,看上去有点杂乱,有点像《备急千金要方》中的大复方,用以应对慢性的复杂情况。干姜黄芩黄连人参汤作为辛开苦降,比较半夏泻心汤则要简练得多,取了半夏泻心汤中的精华。同样是错杂的病情,处在厥阴的位置,比上面的少阳要难治,因为病程已久,或症情重笃,热病中间特别在后期出现所谓的"厥热胜复",治疗上或用温或用凉,要看得准,拿得稳,出手快而下药狠,才能挽狂澜于即倒(图 14)。

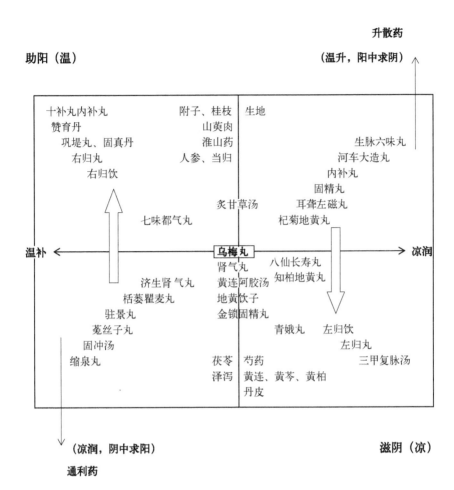

图 13 兼顾寒热虚实乌梅丸(肾气丸)的加减变化示意

顾寒热	基本方剂	类变方剂	加 减 方 剂
基本方剂	乌梅丸		薏苡附子败酱散、椒梅汤、减味乌梅汤
类变方剂		1 麻黄升麻汤 2 二仙汤 3 肾气丸	干姜芩连人参汤、外台黄芩汤、竹叶汤、泽漆汤、鳖甲煎丸、大黄䗪虫丸、化癥回生丹、旋覆花汤、硝石矾石散、桂枝茯苓丸、温经汤、血府逐瘀汤龟鹿二仙膏 栝蒌瞿麦丸、杞菊地黄丸、知柏地黄丸、济生肾气丸、都气丸、十补丸、耳聋左磁丸、右归丸、左归丸、地黄饮子

图 14 兼顾寒热法的基本方、类变方和加减方

【结语】

厥阴病篇的原文中,明确提厥阴者仅有四条。若以提纲的原文叙述为主,则厥阴病主要指寒热错杂证,主要见有"消渴,气上撞心,心中疼热,饥而不欲食,食则吐蛔,下之利不止"等症,从病机上提示的是寒热错杂,治疗当寒温并用,以乌梅丸为代表方剂。厥阴病作为六经病证的最后阶段,大多由他经传来,既可由太阴病、少阴病而来,也可由三阳经病直接陷入,厥阴病的预后要看厥热胜复的结果如何。

如果说厥阴病以寒热错杂证作为主要表现,以厥热胜复作为主要矛盾的话,那么有关寒热错杂的证治如乌梅丸证、干姜黄连黄芩人参汤证、麻黄升麻汤证等可以视为厥阴病的典型证治,其次有关厥热胜复的辨治内容与疾病的预后相关。厥阴病照理说是六经之末,外感热病的末期应当是最严重,最多死证。但《伤寒论》中的重笃之证却主要出现在少阴病,少阴寒化证成为危急之证,而厥阴病竟多寒热错杂或尚须辨析的疑难之证。

在不同的看法中,以主热说更胜一筹。如提出厥阴病的本质是热厥,其热可以由虚热,也可以由实热,由此可以理解邪热闭郁,热盛阴竭,热极生风等证。厥阴之上,风气主之,厥阴肝禀风木而寄相火,厥阴上接心火为母子相应,中见少阳火化,火热伤阴,动风耗血,从而出现"热深厥深"的证情,是外感热病的最后阶段和危重阶段。所谓"厥深者热亦深,厥微者,热亦微,厥应下之。"阳明是热盛之期,热极生风,即涉厥阴,病到少阴,亦是极点,亦易涉厥阴,少阴是寒厥,厥阴是热厥,寒热之间又是可以转化的。从现代医学来认识,有认为热厥类似于高动力型暖休克,寒厥类似于低动力型冷休克,认为厥阴病的厥、热、利、呕,类似于中毒型菌痢、感染性休克出现高热神昏、痉厥、瘛疭时的证情,此时热毒甚,以清热、熄风、开窍为正治。这些内容在后世温病证治中多有反映。

若从外感热病的临床实际情况看,少阴病与厥阴病都是晚期,少阴病强调阳气的亡失或虚衰,重点用回阳之剂,预后亦直接与阳回与否相关,从这个意义上来看厥热胜复也可以。而厥阴经脉为肝、为心包,热盛阴亏,热极而肝风内动,邪盛则直入心包等,似应该属厥阴病中的主要内容。但动风之证,仲景另立有痉湿暍专篇,热盛神昏谵语的内容在阳明中也多见,而阴虚热扰心烦之证又出在少阴热化证中,以至于目前见到的厥阴病原文有杂乱凑合之感。这一缺损空间的填补,留给了后世的温病学家,即养阴清热,熄风开窍等诸多治法方药,实在可以补仲景之不逮。

篇中有相当的内容涉及厥、呕、利、哕的证治。这些已经很难看作厥阴病的范围了,更多是为了临证时的鉴别诊断。厥阴病篇的原文,明言厥阴病者仅 4 条,而大部分内容是在辨厥、呕、哕、利,故厥阴病在六经病证中是疑问最多之处,甚至有认为厥阴病篇的内容是从《金匮要略》的相关篇章中移入者。

《内经》提到厥阴病的见证有"烦满而囊缩"、"甚者舌卷卵上缩而终矣。"少阳与厥阴俱病"耳聋囊缩而厥,水浆不入,不知人,六日死。"《内经》强调了昏和痉。以这样的认识为基础,显然,目前厥阴提纲所述就不合适了。但是《伤寒论》中的原文多少对此也有涉及,如 6、111、212 条的描述。以后宋代朱肱《伤寒活人书》也是轻伤寒厥阴病提纲,而重《内经》所强调的昏或痉。以后温病医家从临证角度的补充也不少,我们可以参考《温病条辨》中归纳的相关方药。

附:关于六经辨治的九分治法与方药

六经九分法是对六经证治的一种比较简单明了的理解和表达方式,更加倾向于临证的方便实用,它有坚实的理论基础,但是重点不在于理论上的阐释,而在乎治法方药上的归纳。这样的一种方法,不是我的刻意追求到的,而是在长期的工作实践中自然形成的。当然开始萌生的时候是无意识的,以后则会有意识地加以思考,不断雕琢,使之逐渐趋向完善。

要理解六经九分法,必须先理解历史上的热病(疫病),理解汉末魏晋的伤寒,理解其中的六经病证为什么必要,六经证治起到了什么作用,理解六经病证的曲线表示和九宫格的证治框架。可以说,理解了六经病证也就理解了中医临床证治的原理(规律),理解了后来温病中的卫气营血及三焦辨证,理解了中医(也包括西医)临床治疗的长处和短处。

六经九分法是对《伤寒论》的入而复出,是从文字记载的临床证治中高度拔萃出来的。它源于伤寒六经证治,但是已经高于伤寒的六经证治了,是从宏观上归纳整理的结果,不是仅仅着眼于细部推敲而能够体悟出来的(当然,作为研究,宏观、微观都是必要的)。

把基本的治法方药定位,治法根据药物的性味,可以简化为寒凉剂、温热剂和寒温并用剂,可以把汗吐下以及消法、补法另立,不要像八法那样混杂一起。这样在纷繁复杂的治法方药中可以概括出最为简单的线条和脉络,以此为基础临证时还可以进一步扩展补充。六经九分法只是辨证论治的基础,其中的基本方是核心,类变方和加减方是扩张以应变,以六经九分的方法,可以执简驭繁。

请先注意图 1 的六经曲线表示,在这根曲线的基础上,下面有几个插图(图 15～图 19)对六经病证适当展开,然后再进入到六经九分法(图 20～图 38)的表达。

用一根曲线六个点可以简单表达六经病证的主要意思。在这个基础上,把六经的点扩张成圆,这样的图示,也许有助于思考和理解。

按:伤寒六经病证的传变(图 15),过去有祝味菊的五段说,通俗易懂。《内经》的一日传一经说,在《伤寒论》原文中留有痕迹。以后对传经的认识趋繁,循经传、越经传、直中、两感等等,也是因为临证时变化太多,规律性的东西实在难以捉摸,这就暴露了循经传变的缺陷,用一个固定的程序,来规范那么多不同的疾病,当然就有问题。所以应该说,六经传变的顺序只是一个参考。

按:如图 16 所示六经病证的正治是常,是框架,合并病、传变、兼变证是变,是

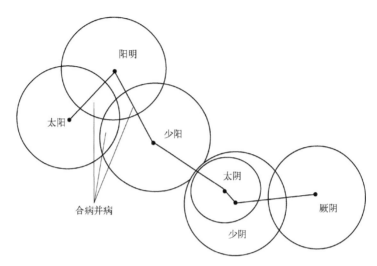

图 15　六经病证一般传变走向的示意

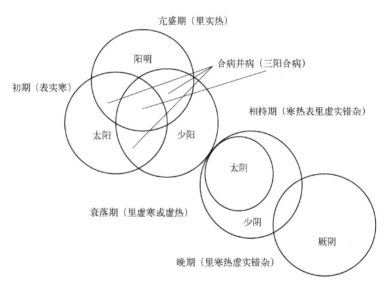

图 16　六经病证的相互关联的示意

延伸或重叠。六经分看各成一个格局,合看又反映了某些病证的规律。三阳的重合处是合并病,太阴、少阴的重合是程度和范围的表示,少阴、厥阴的重合表达了二者均为最后的极期,三阴厥阴有厥热胜复的问题。受图表局限,三阳和三阴间的关联未能充分显示。

　　按:六经病证中主要的治法方剂大体上都能够找到自己相应的位置(图17),这个位置其实就是疾病的阶段层次和表里寒热虚实等的综合表述。在外感热病的治疗过程中,如果对这样的一个布局了然在胸,临证时就能进退自如了。

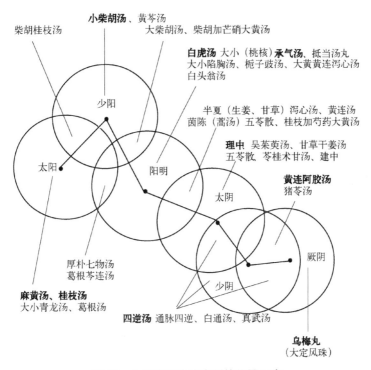

图 17　六经病证治法方剂的位置示意

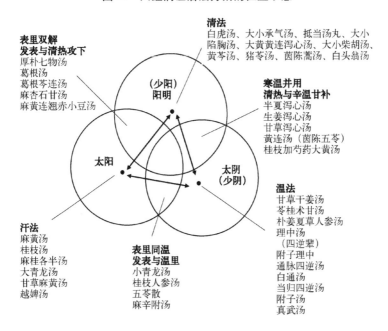

图 18　六经证治的主要治法方剂位置示意

按： 图 18 的太阳、阳明(少阳)、太阴(少阴)三者，尽管只是举例，但是大体已经能够反映出六经病证之间的相互关联，特别是从典型的治法来看，汗下和温清，分别由太阳、阳明和太阴代表，各自都有扩展延伸，重叠之处又是一个天地，用合并病来认识也可以。少阳可以看作是清法，但从用药的配伍特点，又可以看作是和法。太阴和少阴在一个位置，都是虚寒，都要温补，但是用药的力度有所不同。

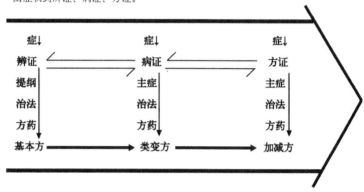

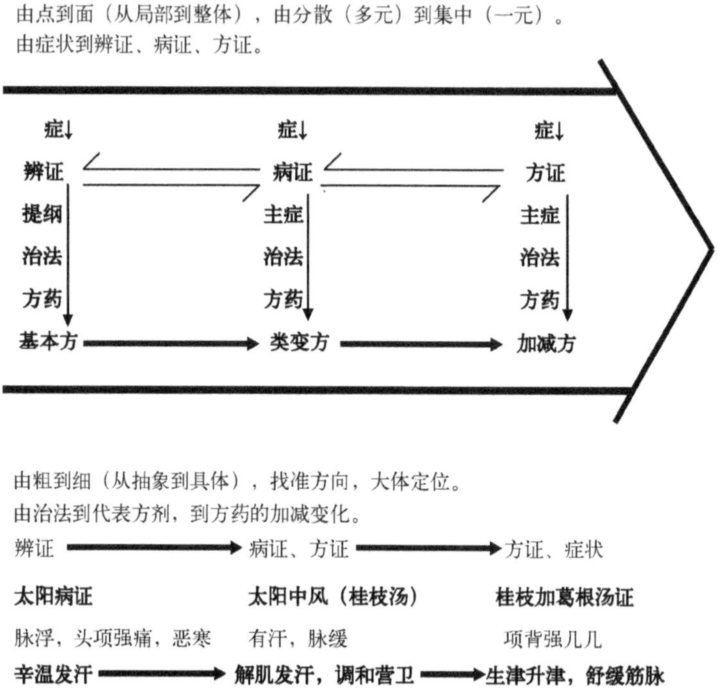

图 19　由基本方到类变方及加减方的示意

1 太阳(寒) 温散 麻黄汤	2 太阳 和营卫 桂枝汤	3 太阳(热) 凉泄 越婢汤
4 太阴(寒) 温补 理中汤	5 少阳 调升降 小柴胡汤、半夏泻心汤	6 阳明(热) 寒泻 白虎汤、承气汤
7 少阴(寒) 回阳 四逆汤	8 厥阴 顾寒热 乌梅丸	9 少阴(热) 救阴 黄连阿胶汤

图 20　六经九分法的基本治法方剂示意

太阳(表寒)	太阳(营卫不和)	太阳(表热)
温散(甘温) 麻黄汤 麻黄、桂枝； 甘草、干姜；	调和营卫、通达气血 桂枝汤 桂枝、芍药； 生姜、大枣、甘草；	凉泄(甘寒) 越婢汤 麻黄、石膏； 百合、地黄；
太阴(寒湿)	少阳(邪正相持)	阳明(燥热)
温补(温燥、温通) 理中汤 人参、干姜； 白术、厚朴、干姜； 桂枝、茯苓、白术；	辛开苦降、扶正达邪 小柴胡汤、 半夏泻心汤 柴胡、黄芩；半夏、生姜； 人参、大枣、甘草；	寒泻(苦燥、凉润) 白虎汤、承气汤 石膏、知母； 山栀、黄连、黄芩； 大黄、芒硝；
少阴(虚寒)	厥阴(厥热胜复)	少阴(虚热)
回阳(散寒) 四逆汤 附子、干姜、甘草；	虚实并调、寒热兼顾 乌梅丸 黄连、黄柏；人参、当归； 附子、细辛、干姜、蜀椒；	救阴(清热) 黄连阿胶汤 黄连、芍药、鸡子黄；

图 21　六经九分法的病机、治法与方药的表述

温散(太阳寒)	和营卫(太阳)	凉泄(太阳热)
风寒束表,肺卫被袭;寒凝经脉。	心肺(宗气)司呼吸,贯心脉。肺主气(宣肃),心主血(藏神),心肺朝百脉而调水道。	风热犯表;痰滞胸咽,热毒壅肺
面白、怕风、恶寒、无汗、头痛、关节疼痛、咳痰稀白、舌淡苔薄白腻、脉浮紧。	初病在肺在气,调达气血,治上如羽,但可向中下借力,忌过用伤正。	面红、发热、恶风、有汗、口干、咽喉疼痛、咳痰稠黄、舌红苔薄黄、脉浮数
温补(太阴虚)	**调升降(少阳)**	**寒泻(阳明实)**
寒湿内侵或内盛,湿困水停;中气不运,水湿凌心射肺。	脾主运化、胃主受纳;脾升则健,胃降则和,脾喜温燥,胃喜凉润。胆为枢机,肝主疏泄。胆腑中正,肝主气机。	燥热内盛或邪热亢盛,津液被耗;腑气不行,邪热熏蒸心包。
面黄无华、面白虚浮、倦乏无力、肢体困重、胸脘痞闷、食欲不振、大便溏泄或便秘、斑疹青紫、出血暗红、舌淡胖(齿痕)、苔白厚腻而滑、脉濡细或沉细。	中期在脾胃,调整升降,难病调脾(胃、肝胆),治中如衡,随时可走边锋,忌犹豫不决,忌寒热偏执。	面红有力,高热汗出、口干渴、欲冷饮、烦躁易怒甚至谵妄、肢体多动、腹部胀闷疼痛、大便秘结、斑疹或出血鲜红量多、舌红苔黄厚腻而燥、脉洪大或沉迟有力。
回阳(少阴寒)	**顾寒热(厥阴)**	**救阴(少阴热)**
肾阳虚衰,水湿泛溢全身;阴寒内盛,元阳虚脱。	肾藏精,肝藏血,肝肾同源,主封藏。肾主生殖、生长发育,肾主水,司二便。肾的阴阳为诸脏阴阳的根本。	肾阴不足,全身阴液亏耗;禀赋薄弱,先天不足。
形寒嗜睡、身冷骨疼、咳喘痰多气短、纳呆腹胀便溏、夜尿频仍、舌淡胖(齿痕舌)、脉沉迟无力。	晚期在肝肾,久病及肾必瘀,久病顾肾,治下力权,多叠加治上治中之法,忌病重药轻,忌求效心切。	五心烦热、骨蒸烘热、夜间口燥明显、不寐、记忆力减退、腰酸耳鸣、舌红绛(镜面舌)少苔、脉细数。

图 22 六经九分法的基本辨证定位

温散(温升)	调和营卫(表里)	凉泄(凉降)
麻黄、桂枝； 羌活、防风； 川芎、白芷； 麻黄、附子、细辛； 荆芥、防风； 配合：石膏、芍药、黄芩、杏仁；人参、当归；	桂枝、芍药、姜枣草； 桂枝、芍药、黄芪； 桂枝、芍药、大黄； 桂枝、芍药、附子； 桂枝、芍药、人参、阿胶； 桂枝、芍药、龙骨、牡蛎；	麻黄、石膏； 麻黄、连翘、赤小豆； 柴胡、葛根；升麻、葛根； 银花、连翘；桑叶、菊花； 石膏、竹叶； 配合：大黄、芒硝、羌活、防风；黄连、黄芩；
温补(温燥)	调整升降(虚实)	寒泻(寒润)
人参、干姜；人参、白术； 半夏、丁姜；苍术、厚朴； 瓜蒌、薤白、半夏； 桂枝、茯苓、白术； 人参、黄芪、当归； 半夏、茯苓、厚朴； 参、苓、术、橘、枳、姜； 苍术、川芎、香附； 干姜、肉桂、砂仁； 苏子、白芥子；	柴芩、姜夏、参枣草； 柴芩、姜夏、芍大黄、枳实； 芩连、姜夏、参枣草； 柴芍、枳实、川芎、香附； 归、芍、芎、苓、术、泻； 朴、草果、槟、芩、芍、知； 藿、朴、夏、苓； 杏、砂、蔻、薏苡仁； 大黄、人参、姜、附、细辛；	栀子、豆豉；黄芩、芍药； 石膏、知母、人参； 芩、连、柏、栀、大黄； 茵陈、栀子、大黄； 石膏、知母、芩连、黄硝； 犀角、生地、丹皮； 大黄、芒硝、厚朴、枳实； 甘遂、葶苈； 牡蛎、羚羊角、珍珠母； 公英、地丁、板蓝、贯众；
回阳(助阳)	调补阴阳(寒热)	救阴(滋阴)
附子、干姜；人参、当归； 姜附、苓术、人参； 参姜、当归、熟地、吴萸； 麻黄、肉桂、熟地；	薏苡、附子、败酱； 乌梅、参归、连柏、姜附辛； 二仙、知柏、当归、巴戟天； 地黄山萸山药、茯苓丹泽泻；	黄连、阿胶；黄连、肉桂； 百合、知母；生地、麦冬； 竹叶、石膏、麦冬； 生地、芍药、阿胶、牡蛎；

图 23 六经九分法的用药配伍举例

温散(温升)	调和营卫(表里)	凉泄(凉降)
1 麻黄汤(葛根汤)	1 桂枝汤(归脾汤)	1 越婢汤(麻杏甘石汤)
2 大小青龙汤	2 黄芪桂枝五物汤(十全大补)	2 麻黄连翘赤小豆汤
3 大小续命汤	3 桂枝加大黄汤	3 柴葛解肌汤(升麻葛根汤)
4 麻黄附子细辛汤	4 桂枝加附子汤	4 防风通圣散
5 人参败毒散(九味羌活汤)	5 小建中汤(炙甘草汤)	5 银翘散(桑菊饮)
6 川芎茶调散(羌活胜湿汤)	6 桂枝加龙骨牡蛎汤	6 清燥救肺汤
温补(温燥)	**调整升降(虚实)**	**寒泻(寒润)**
1 理中汤(四君子汤)	1 小大柴胡汤	1 栀豉汤(黄芩汤)
2 半夏厚朴汤(苏子降气汤)	2 蒿芩清胆汤	2 白虎汤(玉女煎)
3 枳实薤白桂枝汤	3 半夏泻心汤(黄连汤)	3 泻心汤(黄连解毒汤)
4 五苓散(苓桂剂)	4 四逆散(柴胡疏肝散)	4 茵陈蒿汤(甘露消毒丹)
5 补中益气汤(升阳益胃汤)	5 当归芍药散(逍遥散)	5 清瘟败毒饮(普济消毒饮)
6 藿香正气散(平陈、六安)	6 达原饮(宣透膜原法)	6 犀角地黄汤(清营汤)
7 资生丸(参苓白术散)	7 藿朴夏苓汤(三仁汤)	7 大承气汤(凉膈散)
8 越鞠丸(暖肝煎)	8 大黄附子汤(温脾汤)	8 大陷胸汤(十枣汤)
回阳(助阳)	**调补阴阳(寒热)**	**救阴(滋阴)**
1 四逆汤(六味回阳饮)	1 乌梅丸(薏苡附子败酱散)	1 黄连阿胶汤(交泰丸)
2 真武汤(实脾饮)	2 麻黄升麻汤(温经汤)	2 百合地黄汤(增液汤)
3 桃花汤(养脏汤、四神丸)	3 二仙汤(龟鹿二仙膏)	3 竹叶石膏汤(百合固金汤)
4 阳和汤(透脓汤散)	4 肾气丸(六味、左右归丸)	4 加减复脉汤(镇肝熄风汤)

图 24 六经九分法的基本用方布局

① 太阳(寒)	14	② 太阳	15	③ 太阳(热)
16	(10)	17	(11)	18
④ 太阴(寒)	19	⑤ 少阳	20	⑥ 阳明(热)
21	(12)	22	(13)	23
⑦ 少阴(寒)	24	⑧ 厥阴	25	⑨ 少阴(热)

图 25　六经九分法的方药扩展参考

☆(10)表里寒虚：

备选药物：麻黄、桂枝、人参、生姜、白术、半夏、柴胡、黄芩、白芍、甘草、大枣；

参考方剂：桂枝加桂汤、桂枝加附子汤、桂枝加黄芪汤，人参败毒散；

☆(11)表里热实：

备选药物：麻黄、桂枝、生姜、半夏、甘草、大枣、石膏、知母、柴胡、黄芩、黄连、大黄、芒硝；

参考方剂：桂枝加芍汤、桂枝加黄芩汤、桂枝加大黄汤；

☆(12)里虚寒表：

备选药物：干姜、附子、人参、甘草、柴胡、黄芩、半夏、黄连、黄柏、蜀椒、细辛、当归、肉桂；

参考方剂：麻黄附子汤、麻黄细辛附子汤；

☆(13)里虚寒实：

备选药物：人参、当归、干姜、甘草、柴胡、黄芩、黄连、半夏、蜀椒、附子、细辛、阿胶、鸡子黄、大黄、芒硝；

参考方剂：大黄附子汤；

14 表寒轻：

备选药物：麻黄、桂枝、芍药、杏仁、生姜、大枣、甘草；

参考方剂：麻桂各半汤、桂二麻一汤、大青龙汤、葛根汤；

15 表热轻：

备选药物：麻黄、桂枝、石膏、芍药、生姜、大枣、甘草；

参考方剂：桂二越一汤、栝蒌桂枝汤、桂枝加葛根汤；

16 表里寒：

备选药物：麻黄、桂枝、人参、生姜、白术；

参考方剂：桂枝人参汤、小青龙汤, 藿香正气散；

17 半表半里轻：

备选药物：柴胡、黄芩、干姜、半夏、人参、大枣、甘草、桂枝、白芍

参考方剂：柴胡桂枝汤、达原饮、升降散；

18 表里热：

备选药物：麻黄、石膏、知母、芩连、大黄、芒硝；

参考方剂：厚朴七物汤, 防风通圣散；

19 虚寒轻：

备选药物：人参、干姜、白术、柴胡、黄芩、半夏、甘草、大枣；

参考方剂：黄连汤、小建中汤、补中益气汤；

20 实热轻：

备选药物：柴胡、黄芩、半夏、枳实、厚朴、大黄、芒硝、人参、大枣、甘草；

参考方剂：柴胡加芒硝汤、大柴胡汤；

21 里虚寒：

备选药物：人参、干姜、白术、附子；

参考方剂：四逆加参汤、茯苓四逆汤、真武汤、附子汤；

22 半表半里重：

备选药物：干姜、半夏、黄芩、黄连、人参大枣、甘草、麻黄、升麻；

参考方剂：半夏泻心汤、干姜芩连人参汤；

23 里虚热：

备选药物：黄芩、黄连、大黄、芒硝、芍药、阿胶、鸡子黄；

参考方剂：麻子仁丸、增液承气汤、新加黄龙汤；

24 阳虚轻：

备选药物：干姜、附子、芍药、猪胆汁；

参考方剂：白通加猪胆汁汤, 金匮肾气丸, 右归丸；

25 阴虚轻：

备选药物：人参、当归、桂枝、生姜、阿胶、麻仁、麦冬；

参考方剂：炙甘草汤, 知柏地黄丸、左归丸；

按：最初, 图 25 作为六经合并病的表达, 将六经九分的单线换成双线, 将九个区域缩小, 可以体会到六经证治的典型与不典型表述, 即临床上遇到更多的是模糊不清的问题, 如何认识和处理, 其中必然也有一些可以遵循的规律。为了方便理解, 在图 25 中填入一定的数字序号, 图下列出相应的可以参考的方剂, 在阅读中注意相互对应关联。注意提出的方药仅供参考, 不要拘泥, 不要过于绝对化。(10)～(13) 的序号加上了星号, 是为了显示这几个位置的特殊与重要。

① 太阳(寒) 温散 麻黄汤	14 各半汤二一汤 大青龙汤葛根汤	② 太阳 和营卫 桂枝汤	15 栝蒌桂枝汤 桂枝加葛根汤	③ 太阳(热) 凉泄 越婢汤
16 桂枝人参汤 小青龙汤 藿香正气散	(10) 桂枝加桂、附汤 桂枝加黄芪汤 人参败毒散	17 柴胡桂枝汤 达原饮 升降散	(11) 桂枝加芍汤 桂枝加黄芩汤 桂枝加大黄汤	18 厚朴七物汤 防风通圣散
④ 太阴 温补 理中汤五苓散	19 黄连汤小建中汤 补中益气汤	⑤ 少阳 调升降 小柴胡汤	20 小柴胡加芒硝汤 大柴胡汤	⑥ 阳明 寒泻 承气汤白虎汤
21 四逆加参汤 茯苓四逆汤 真武汤附子汤	(12) 麻黄附子汤 麻黄细辛附子汤	22 半夏泻心汤 干姜芩连人参汤	(13) 大黄附子汤	23 麻子仁丸 增液承气汤 新加黄龙汤
⑦ 少阴(寒) 回阳 四逆汤	24 白通加猪胆汁汤 金匮肾气丸 右归丸	⑧ 厥阴 顾寒热 乌梅丸 麻黄升麻汤	25 炙甘草汤 知柏地黄丸 左归丸	⑨ 少阴(热) 救阴 黄连阿胶汤

图26 六经九分治法方药细化的示意

按:不作任何强调,平视六经九分法的进一步的细化,则如图26所示。在图中,把方剂直接填入数字序号的位置,也许阅读更加方便。填入的方剂,尽量选用经方(伤寒方),如果可能,后面跟出一二张时方。这样的一个方剂选择不一定十分合适,或者意思基本到了,具体药物仍然还有进一步斟酌选择的余地,所以只要理解了基本的意图,还可以作进一步的联想和发挥。

这是换了一种方法来看六经九分法,突出基本方,而把类变和加减方剂放入交互的通道上,强调了六经的边缘重叠区域,凸显了六经证治的坐标,模糊了六经的边界,有利于事物的不断细化。

① 太阳（寒） 温 散 麻黄汤	14 各半汤二一汤 大青龙汤葛根汤	② 太阳 和营卫 桂枝汤	15 栝蒌桂枝汤 桂枝加葛根汤	③ 太阳（热） 凉泄 越婢汤
16 桂枝人参汤 小青龙汤 藿香正气散	（10） 桂枝加桂、附汤 桂枝加黄芪汤 人参败毒散	17 柴胡桂枝汤 达原饮 升降散	（11） 桂枝加芍汤 桂枝加黄芩汤 桂枝加大黄汤	18 厚朴七物汤 防风通 圣散
④ 太阴 温补 理中汤五苓散	19 黄连汤小建中汤 补中益气汤	⑤ 少阳 调升降 小柴胡汤	20 小柴胡加芒硝汤 大柴胡汤	⑥ 阳明 寒泻 承气汤白虎汤
21 四逆加参汤 茯苓四逆汤 真武汤附子汤	（12） 麻黄附子汤 麻黄细辛附子汤	22 半夏泻心汤 干姜芩连人参汤	（13） 大黄附子汤	23 麻子仁丸 增液承气汤 新加黄龙汤
⑦ 少阴（寒） 回阳 四逆汤	24 白通加猪胆汁汤 金匮肾气丸 右归丸	⑧ 厥阴 顾寒热 乌梅丸 麻黄升麻汤	25 炙甘草汤 知柏地黄丸 左归丸	⑨ 少阴（热） 救阴 黄连阿胶汤

图 27　六经九分法的中心与扩展

按：核心位置是少阳，是小柴胡汤。由小柴胡汤向上下左右移动，不直接跨入六经证治的其他区域，可以形成一个周边的变化区域。然后，再以此为核心展开，进入到六经证治的其他部分。这样的图示（图 27），层层扩展，注意支撑其中的六经证治的九个点，是承受重量的。

医学的临床，今天因为有了更为便捷的方法，所以中医的方法未免让人有"英雄无用武之地"的感触。尽管如此，我们还是要记住，并非过去的方法完全无效，只是更多的时候已经没有了必要，事物都是相比较而存在的，东方不亮西方亮，黑了南方有北方。尽管在热病中很多方药已经少用或不用，但在杂病证治中却仍然不可偏废。作为整个中医临证的方法体系决不是支离破碎的，它是基本完备的，这一点必须有所觉悟。

①**太阳（寒）** **温 散** **麻黄汤**	14 各半汤二一汤 大青龙汤葛根汤	②**太阳** **和营卫** **桂枝汤**	15 栝蒌桂枝汤 桂枝加葛根汤	③**太阳（热）** **凉泄** **越婢汤**
16 桂枝人参汤 小青龙汤 藿香正气散	（10） 桂枝加桂、附汤 桂枝加黄芪汤 人参败毒散	17 柴胡桂枝汤 达原饮 升降散	（11） 桂枝加芍汤 桂枝加黄芩汤 桂枝加大黄汤	18 厚朴七物汤 防风通 圣散
④**太阴** **温补** **理中汤五苓散**	19 黄连汤小建中汤 补中益气汤	⑤**少阳** **调升降** **小柴胡汤**	20 小柴胡加芒硝汤 大柴胡汤	⑥**阳明** **寒泻** **承气汤白虎汤**
21 四逆加参汤 茯苓四逆汤 真武汤附子汤	（12） 麻黄附子汤 麻黄细辛附子汤	22 半夏泻心汤 干姜芩连人参汤	（13） 大黄附子汤	23 麻子仁丸 增液承气汤 新加黄龙汤
⑦**少阴（寒）** **回阳** **四逆汤**	24 白通加猪胆汁汤 金匮肾气丸 右归丸	⑧**厥阴** **顾寒热** **乌梅丸** **麻黄升麻汤**	25 炙甘草汤 知柏地黄丸 左归丸	⑨**少阴（热）** **救阴** **黄连阿胶汤**

图 28 六经九分法的中间通道与四角

按：图 28 用黑线作如上的勾画，中间和周围也能够一目了然。把四个角落局限，留下了古代热病证治的明显痕迹。也可以清楚，这四个角在过去中医热病的临床证治中，是十分常用而且非常重要的方法，不可或缺。

用黑线划出上下左右交叉的通道，很明显少阳居中，起到了沟通的作用。少阳如枢，从少阳可以直接通达上下左右（当然也可以斜行），这样就容易理解六经证治与表里寒热虚实的关系，也便于看清六经九分法的主要骨架。这可以和六经证治的十字图示相互参照。

① 太阳（寒） 温 散 **麻黄汤**	14 各半汤二一汤 大青龙汤葛根汤	② 太阳 和营卫 **桂枝汤**	15 栝蒌桂枝汤 桂枝加葛根汤	③ 太阳（热） 凉泄 **越婢汤**
16 桂枝人参汤 小青龙汤 藿香正气散	（10） 桂枝加桂、附汤 桂枝加黄芪汤 人参败毒散	17 柴胡桂枝汤 达原饮 升降散	（11） 桂枝加芍汤 桂枝加黄芩汤 桂枝加大黄汤	18 厚朴七物汤 防风通 圣散
④ 太阴 温补 **理中汤五苓散**	19 黄连汤小建中汤 补中益气汤	⑤ 少阳 调升降 **小柴胡汤**	20 小柴胡加芒硝汤 大柴胡汤	⑥ 阳明 寒泻 **承气汤白虎汤**
21 四逆加参汤 茯苓四逆汤 真武汤附子汤	（12） 麻黄附子汤 麻黄细辛附子汤	22 半夏泻心汤 干姜芩连人参汤	（13） 大黄附子汤	23 麻子仁丸 增液承气汤 新加黄龙汤
⑦ 少阴（寒） 回阳 **四逆汤**	24 白通加猪胆汁汤 金匮肾气丸 右归丸	⑧ 厥阴 顾寒热 **乌梅丸** **麻黄升麻汤**	25 炙甘草汤 知柏地黄丸 左归丸	⑨ 少阴（热） 救阴 **黄连阿胶汤**

图 29 六经九分法的周围融通

　　按：图 29 要表达的是，少阳居中，呈放射状，上下左右，还有斜行四个角。还是六经九分法，将中间的线条去除，少阳的内容得到了张扬。从少阳扩散、放射出去，视觉中有了内圈、外圈的感受，有了紧贴少阳的层面和离开少阳的层面，然后可以体会在遣方用药上的不同，这也是由中心到周边的层次区分，由此可以作进一步的细致变化。

　　由少阳展开，如上图黑框显示，用六经证治的表述，任何方向都有三。以少阳为中心，围在四周是八，整体上是九。以此为核心进一步作临床证治的扩展，又有无限的变化。变化再多，六经证治的定位，六经证治的基础，不能模糊。

①太阳（寒） 温 散 **麻黄汤**	14 各半汤二一汤 大青龙汤葛根汤	②太阳 和营卫 **桂枝汤**	15 栝蒌桂枝汤 桂枝加葛根汤	③太阳（热） 凉泄 **越婢汤**
16 桂枝人参汤 小青龙汤 藿香正气散	（10） 桂枝加桂、附汤 桂枝加黄芪汤 人参败毒散	17 柴胡桂枝汤 达原饮 升降散	（11） 桂枝加芍汤 桂枝加黄芩汤 桂枝加大黄汤	18 厚朴七物汤 防风通 圣散
④太阴 温 补 **理中汤五苓散**	19 黄连汤小建中汤 补中益气汤	⑤少阳 调升降 **小柴胡汤**	20 小柴胡加芒硝汤 大柴胡汤	⑥阳明 寒泻 **承气汤白虎汤**
21 四逆加参汤 茯苓四逆汤 真武汤附子汤	（12） 麻黄附子汤 麻黄细辛附子汤	22 半夏泻心汤 干姜芩连人参汤	（13） 大黄附子汤	23 麻子仁丸 增液承气汤 新加黄龙汤
⑦少阴（寒） 回阳 **四逆汤**	24 白通加猪胆汁汤 金匮肾气丸 右归丸	⑧厥阴 顾寒热 **乌梅丸** **麻黄升麻汤**	25 炙甘草汤 知柏地黄丸 左归丸	⑨少阴（热） 救阴 **黄连阿胶汤**

图30 六经九分治法方药的斜向关联示意

按：图 30 中比较醒目的是九个区域可以紧缩成小方格,犹如建筑物的地下桩基,扎实深入,牢固而不可动摇。桩基之间的互联构造,也是基础性的东西,但是比较桩基也许相对次要一些,在这个基础上然后才有延伸。用这样的眼光看问题,后世的方药变化容易找到源头。同时,我们也容易在经方的基础上作出自己的理解和发挥,提高自己的应变能力。

注意上图中仅次于九的四个方位,处于九个区域的分割交汇之处。交叉汇通之处的结构也不一般,更多的在于互联和变通。这四个位置相对特殊,必须看重,充分理解。因为从局部看,以此四点为中心,它又可以独自构成一个九宫格。换了一个方式看问题,也许有助于对问题的理解。

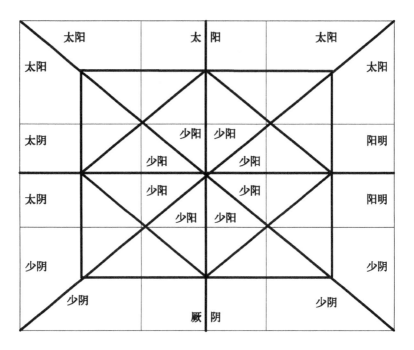

图 31　六经九分治法方药的相互沟通移动变化示意

按：在图 31 六经九分法中，少阳居中，九个区域，如果相互沟通，可以用黑线作如上表示。九个区域是面，黑线沟通以后，除了黑线本身的交叉，还有黑线和九个区域的交叉，每个交叉点都有相对合适的方药，合计 25 点。我们可以把框图中的方治内容分为三类，最为基本的是六经九分的代表方，第二类是四个区域交汇处的方药，第三类是二个区域交汇点上的方。

上图要表达的是方药的移动、沟通。为了便于归纳、记忆，我们可以把它固定，但是要理解在实际运用中可以而且应该灵活变通。注意中轴线对九个区域的切割，上下左右，东西南北，以少阳为枢，产生了动感。如果将方框换成圆形，换成阴阳图示，那么阳升阴降，阴阳互动，升中有降，降中有升，升降相对，和谐平衡。只是人为干预之时，找到的发力点不同而已，所谓"给我一个支点，我可以撬动整个地球"，也是这个意思。这是哲理层面的思维，临证需要落到实处，需要方证相对，需要在实践中积累经验。这个图示可以和二旦四神六合八方的治法方药图结合起来看。

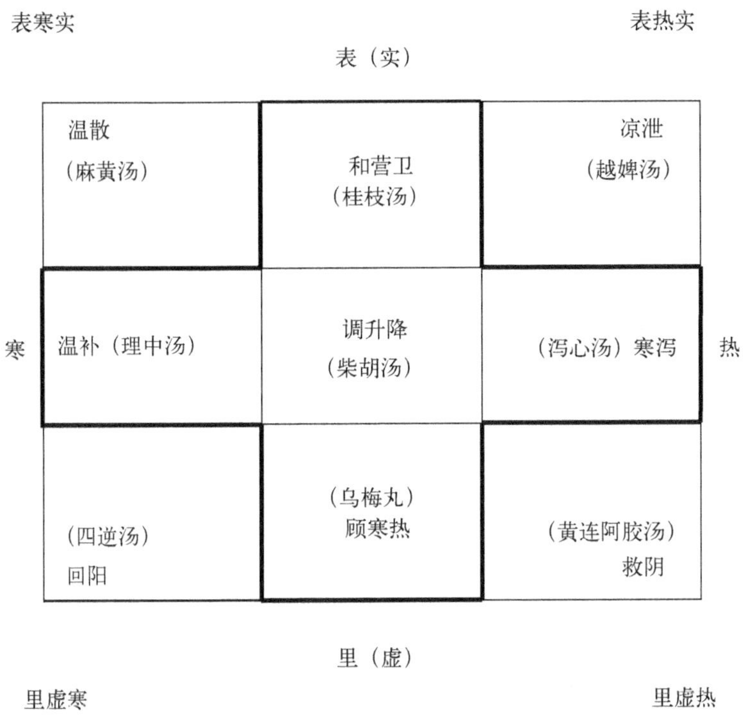

表寒实 ...... 表（实） ...... 表热实

温散 （麻黄汤）	和营卫 （桂枝汤）	凉泄 （越婢汤）
温补（理中汤）	调升降 （柴胡汤）	（泻心汤）寒泻
（四逆汤） 回阳	（乌梅丸） 顾寒热	（黄连阿胶汤） 救阴

寒 （左侧）　　　　　热 （右侧）

里（虚）

里虚寒 ...... 里虚热

图 32　六经九分法中的表里寒热虚实

按：如图 32 所示，中间的核心是少阳，成为枢纽。横看，左右的两边是脾胃，脾升胃降，治中焦如衡。脾宜温补、温燥，胃宜寒泻、寒润。寒温走到中心合二为一，即辛开苦降法。寒者热之，热者寒之是调，寒温并用，辛开苦降也是调。小柴胡汤、半夏泻心汤居中，左右逢源。竖看，上中下有肺脾肾三个层次，表示的都是一个模糊而错杂的区域，上表下里，上实下虚，应对复杂情况，在用药上有个力度的把握，用药原则尽管一样，但临证时需要有个轻重的感觉。

四个角上表示的证治相对比较极端，锋芒毕露，用好了立竿见影，也许目前门诊中较少有机会应用，急诊中让位于西医的也多，但是基本的道理不变。

以上是六经证治的准则，也可以说是临床遣方用药的基础。

按：药物的四气五味、升降浮沉是最初也是最基本的认识，这些经验来自人体的直接经验，在治疗时必须重视，千百年中方药的积累数以千万计，明于此，可以执简驭繁，因为中医对证的认识和把握，最为基本的无非也就是表里寒热虚实而已。借用药物的偏颇来调整人体在疾病过程中出现的偏颇，以偏纠偏，反之于平，中医的辨证论治，临床的调整状态，从原理或本质上看，不过如此而已。

辛温可以散寒，辛热用以助阳，甘温之品补中。苦寒可以泄热，甘寒用以养阴，咸寒之品填精。走在两边的温升寒降可以纠偏于一时，挽狂澜于既倒。走在中间

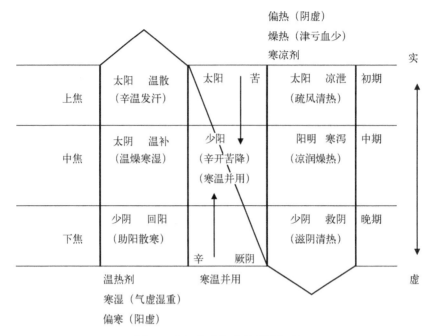

图 33 六经九分法中的升降沉浮

的寒温并用则多用于慢性化了的错杂状态,临证中往往无急功近利可图。

寒热虚实,润燥升降,也可以说是一张方位图(图 33),各种治法方药都可以用这个图示来考虑它的升降浮沉的问题。那么讲得简单一点,中医辨证论治,就是对人体如何调整的问题。从这个角度,六经乃百病之六经,不管外感热病,甚或内伤杂病,处理临证的一切问题,都不可能脱离六经证治这个基础。

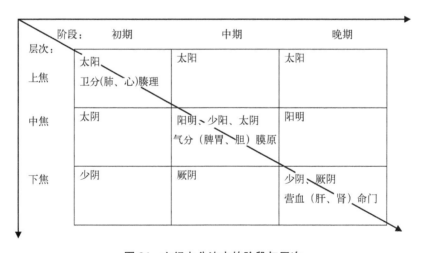

图 34 六经九分法中的阶段与层次

按：外感热病阶段性传变的一般规律,我们已经习惯于用六经、卫气营血、三焦来表达(图34),前者出自伤寒,后者用于温病。

以上用初中晚、上中下,三段或三层式来归纳表示,可能过于简化,只是表达一个大致的意思而已,即对外感热病的把握,重点在明确阶段性的变化规律,分别采取相应的措施,中医外感病辨证的基本点就落实在此。

中医对热病分阶段和层次的把握,是个基本的原则和方法,能够示人以一定的规矩。但热病的范围毕竟太大,从伤寒到温病,用今天的认识考虑,也是林林总总,其中各自的病程规律并非用一个尺度可以概述。但是临床上毕竟还是需要一个基本的表述,所以六经证治的框架仍然不失其参考价值。

从伤寒的角度,六经传变有一定的顺序,又可以说没有绝对的走向,这是事物的常和变,可以参看图34,应该不难理解。温病证治强调卫气营血、三焦,只是在六经证治中开出了一条快捷通道,我们仍然可以用六经传变的眼光来看。俞根初的这句话："以六经钤百病为确定之总诀,以三焦赅疫症为变通之捷诀。"我们要牢记。

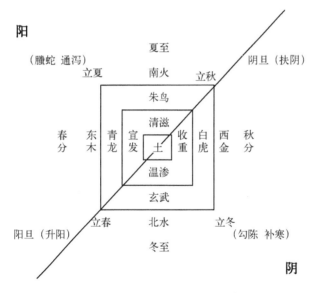

图35 大小二旦四神汤六合八方辨证的平面方位

按：图35中所出的方剂如果和《伤寒论》中的相关内容对照,大约可以作如下的联系：

青龙(麻黄、温散)宣发 (大小青龙汤)　　　阳旦(黄芪、益气)升阳 (桂枝汤)
白虎(石膏、凉泄)收重 (白虎汤)　　　　　阴旦(柴胡、清热)扶阴 (小柴胡汤)
朱鸟(鸡黄、养阴)清滋 (黄连阿胶汤)　　　腾蛇(大黄、寒下)通泻 (大承气汤)
玄武(附子、助阳)温渗 (真武汤)　　　　　勾陈(干姜、温中)补寒 (理中汤)

太阳寒(肺)	太阳营卫不和	太阳热(肺)
表寒(寒湿痰) 风寒(湿)袭肺 痰湿(饮)阻肺 凉燥 风湿(外湿) 风邪入络 气虚 肺气虚(肺脾两虚)	营卫不和 表卫不固 气血两虚 气阴两虚 心脾两虚	表热(燥热痰) 风热犯肺(上扰) 温燥(燥热伤肺) 暑热(湿)犯肺 津液亏耗 肺胃津伤(肺阴虚) 大肠液亏 血虚生风(内燥)
太阴虚(脾)	**少阳升降失司**	**阳明实(胃)**
脾气虚寒 脾胃寒湿 暑湿 寒湿(内湿) 脾虚湿困、湿阻中焦 脾虚水肿 脾不统血 中气下陷 肠虚不固 气不摄血	气滞 肝气郁结 痰气交阻 肝气犯脾(胃) 气滞血瘀 寒热错杂 湿热互结并重 脾胃升降失司 邪伏膜原(邪留三焦)	胃肠实热 热毒上炎、热郁胸膈、饮停胸胁、心火、肝火(犯肺) 湿热、脾胃湿热、肝胆湿热、膀胱湿热、大肠湿热、湿热下注 痰热(热毒)壅肺、瘀热互结 血热妄行、热入血室 热入心包、热极生风 胃阴虚、心(肺)阴虚、肺胃阴虚
少阴寒(肾)	**厥阴寒热错杂**	**少阴热(肾)**
阳虚(内寒) 肾阳虚 心阳虚、脾阳虚 脾肾阳虚、心肾阳虚 阳虚水泛、水气凌心 亡阳 心阳暴脱 气随血脱	肾阴阳两虚 肾精不足 心肾不交 肾气不固、肾不纳气 寒凝血瘀	阴虚(火旺) 肾阴虚 肝阴虚 肺肾阴虚、心肾阴虚 肝肾阴虚、 肝阳上亢 肝风内动

图 36 六经九分法对脏腑病机的归纳

温散(太阳肺寒)	和营卫(太阳)	凉泄(太阳肺热)
辛温散寒法	**辛苦甘调和营卫法**	**寒凉透泄法**
散寒通络 温肺化饮 宣肺、温肺、补肺 补心气	益气固表,和营养血 补益气血,调养心脾	清热利咽 清肺化痰 凉肺、清肺、润肺、滋肺 泻肺、敛肺
温补(太阴脾虚)	调升降(少阳)	寒泻(阳明胃实)
甘温建中益气健脾法	**苦辛甘补扶正达邪法**	**苦寒泻下和胃通腑法**
苦温燥湿 通阳益气利水 温脾、醒脾、补脾、温燥 温心通脉、通阳化气利水 温肝、温涩大肠 温开(行气化痰)	和解少阳、疏达膜原 调和脾胃、调和肝脾 疏肝解郁 交通心肾	苦寒燥湿 甘寒养阴润燥 清泻胃肠、清热解毒、清心安 神、清肝、泻肝、平肝 清利胃肠、膀胱 凉开(清热息风)
回阳(少阴肾寒)	顾寒热(厥阴)	救阴(少阴肾热)
辛热助阳散寒法	**酸苦辛寒温兼顾法**	**寒凉养阴清热法**
温阳利水 温肾 回阳救逆 温阳散寒止痛	收敛补益清热温阳 填精、补肾、固肾 化瘀、通络健脑	咸寒滋阴 滋肾 清热救阴 育阴息风止痉

图 37　六经九分法对脏腑治法的归纳

太阳 温散	太阳 和营卫	太阳 凉泄
三拗汤、杏苏散、华盖散、金沸草散、栝蒌薤白半夏汤、甘草干姜汤、二陈汤、苓甘五味姜辛汤、小青龙汤、射干麻黄汤、玉屏风散、补肺汤、牡蛎散等	八珍汤、十全大补汤、归脾丸、生脉散、炙甘草汤、养心汤、安神定志丸、辰砂妙香散、四物汤、天王补心丹、柏子养心丸、珍珠母丸、小营煎等	银翘散、桑菊饮、桑杏汤、定喘汤、清咽宁肺汤、桑白皮汤、泻白散、清金化痰汤、黛蛤散、贝母瓜蒌散、麦门冬汤、清燥救肺汤、滋燥养荣汤、月华丸、沙参麦冬汤、二冬汤、九仙散、百合固金丸等
太阴 温补	少阳 调升降	阳明 寒泻
附子理中丸、大小建中汤、苓桂术甘汤、吴茱萸汤、厚朴温中汤、四君子汤、五味异功散、香砂六君子汤、资生丸、参苓白术散、补中益气汤、举元煎、升陷汤、枳实薤白桂枝汤、藿香正气散、六和汤、藿朴夏苓汤、平胃散、实脾散、苓桂术甘汤、导痰汤、菖蒲郁金汤、大半夏汤、柏叶汤、黄土汤、寿脾煎、生铁落饮、礞石滚痰丸、定痫丸、顺气导痰丸、苏合香丸、导痰汤、半夏白术天麻汤、十味温胆汤、良附丸等	蒿芩清胆汤、柴胡疏肝饮、越鞠丸、半夏厚朴汤、四逆散、当归芍药散、逍遥散、丹栀逍遥散、痛泻要方、金铃子散、四磨饮子、温胆汤、旋覆代赭汤、大七气汤、生化汤、复元活血汤、鳖甲煎丸、活络效灵丹、膈下逐瘀汤、补阳还五汤、丹参饮、失笑散、血府逐瘀汤、通窍活血汤、桃仁四物汤、少腹逐瘀汤等	小陷胸汤、千金苇茎汤、三黄泻心汤、大柴胡汤、葛根芩连汤、白头翁汤、大黄牡丹汤、凉膈散、导赤散、清心莲子饮、交泰丸、清营汤、犀角地黄汤、清宫汤、泻青汤、左金丸、当归龙荟丸、二金汤、茵陈蒿汤、龙胆泻肝汤、一贯煎、当归六黄汤、芍药汤、槐角丸、清胃散、泻黄散、玉女煎、竹叶石膏汤、增液承气汤、五味消毒饮、五味连翘散、八正散、石苇散、小蓟饮子、草薢分清饮、安宫牛黄丸、至宝丹、紫雪丹、十枣汤、葶苈大枣泻肺汤、舟车丸、牛黄清心丸、玉枢丹等
少阴 回阳	厥阴 顾寒热	少阴 救阴
参附汤、四味回阳饮、回阳救急汤、当归四逆汤、乌头赤石脂丸、真武汤、养脏汤、附子理中汤、温脾汤、桃花汤、养脏汤、金匮肾气丸、右归丸、滋肾肾气丸、赞育丹、斑龙丸、四神丸、鹿茸补涩丸、桑螵蛸散、济生肾气丸、暖肝煎、大乌头煎、天台乌药散等	大补阴丸、十精丸、七仙丹、人参养荣汤、不老丹、河车大造丸、斑龙丸、还少丹、补肾健脑汤、孔圣枕中丹、朱砂安神丸、温经汤、艾附暖宫丸、六味地黄丸、大补元煎、清海丸、耳聋左磁丸、三才封髓丹、补肾地黄丸、虎潜丸、青娥丸、人参胡桃汤、七味都气丸、菟丝子丸、桑螵蛸散、固胞汤、缩泉丸、金锁固精丸、七子散、五子衍宗丸等	酸枣仁汤、天麻钩藤饮、平肝熄风汤、羚羊钩藤汤、大定风珠、三甲复脉汤、明目地黄汤、润肝汤、杞菊地黄丸、甘麦大枣汤、知柏地黄丸、大补阴丸、左归丸等

图 38 六经九分法对脏腑证治方药的归纳

第二章 杂病证治

《金匮要略》杂病的前提是伤寒 《金匮要略》的杂病,并非我们现在一般意义上的内伤杂病,所谓的慢性疾患。从历史源流来看,《金匮要略》的杂病应该是《伤寒论》六经病证的补充,应该是以伤寒病为前提的,所以在具体病证内容的表述上会有详略不一。

近年读莫枚士的《研经言》,莫氏就杂病与伤寒的关系,提出的见解十分到位,晚清人士能够如此,难能可贵。莫氏指出:"所谓《伤寒杂病论》者,为伤寒中之杂病说,非为一切杂病说。"莫氏在"金匮非论杂病书辨"一节中说:"丹溪谓《金匮》为论杂病之书,以示别于《伤寒论》似也。抑知《金匮》即论伤寒中杂病,非论一切杂病乎!⋯⋯仲景自名其书曰《伤寒杂病论》,自叙其由曰宗族死伤寒,故迄于隋唐总呼伤寒者以此。自林亿校成,始与伤寒分。而丹溪之说行,近世又以其方论多倚温热,不得其解,则曰此北学也。吁! 其蔽甚于丹溪矣。"

莫氏在"读金匮书后"一节中又说到:"仲景著《伤寒杂病论》十六卷,以明伤寒初起及伤寒杂出之病。后人宝之,改题曰《金匮玉函方》。是以《外台》引之,概称张仲景《伤寒论》。林氏改题《金匮方论》,即今《金匮要略》也。自是以来,不可复合矣。吁! 唐宋人于仲景书任意分并,其不绝仅如线耳。近又移第其文,以就己意,考古者宜何如珍惜也!"

同样是清代的陆九芝,也有过这样的议论:"仲景自序《伤寒杂病论》合十六卷,则伤寒杂病皆在论中,非论外别有杂病可知⋯⋯柯韵伯深明之⋯⋯谓仲景杂病即在《伤寒论》中,而伤寒中亦最多杂病,参错互见。故仲景之六经为百病立法,伤寒又为百病之首,伤寒杂病治无二理,总归六经之变⋯⋯故凡不能治伤寒者,亦必不能治杂病。"

金匮的杂病,出自伤寒这个热病,所以两者不能够分割开来成为两个独处的体系。伤寒病的特点就是波及全身各个系统、各个器官的肿胀、渗漏、出血,呼吸、消化、泌尿、循环系统的症状直接可以感知。阳虚水泛是个基本病变,所以整体上的治疗用温药偏多。胸满腹胀,痰饮水气,咳喘呕利,二便失调,吐衄下血,惊悸奔豚等,比较多见。古人虽然不知道出血热的问题,只是从历史沿革的过程中得到了直觉,这个感觉应该没错。

从伤寒病角度展开的杂病证治 俞根初在《通俗伤寒论》中指出:"伤寒最多夹证,其病内外夹发,较兼证尤为难治。凡伤寒用正治法,而其病不愈或反加重者,必有所夹而致。""前哲治伤寒者,其致力虽在杂病未研之先,而得心转在杂病悉通之后,不亲历者不知也,临证不博者更不知也。"如果伤寒是一个病,杂病是它临床常见的并发症,那么我们认识问题就方便多了(图39)。今天我们已经具备的现代知识,对于如何认识过去的问题会有一定的帮助。读者如果有兴趣可以参看本书附录中"杂病原本出伤寒"等相关的文章。

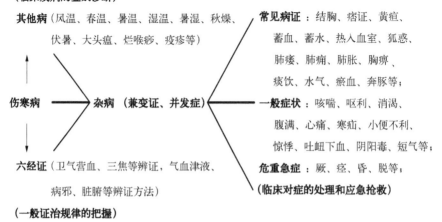

图39 金匮杂病与伤寒(温病)的临证关联

后世热病中的杂出之症 凡是热病,都会有不同程度及表现不一的并发症出现,根据具体疾病的不同,涉及的面有宽有窄,表现也有轻重缓急的不同。伤寒后面有杂病,伤寒以后的各种热病,毫无疑问,也有紧随其后的杂病发生,只是后来的医家不再作为专书来归纳展开了,而是作为一个捎带问题来处理了。还有,作为后来出现的外感热病,它的并发症大都没有伤寒那么复杂多变、丰富多彩了。

后世热病过程中的杂出之症,我们可以看一下《通俗伤寒论》。书中的兼证都从脏腑经络考虑,并依六经所在而不同。如太阳兼肺经证,见鼻塞流涕,鼻鸣喷嚏,嗽痰稀白,甚或喘而胸满;兼脾经证见肢懈嗜卧,口腻腹泻;兼胃经证见饱闷恶食,嗳腐吞酸。少阳兼心经证见舌红齿燥,午后壮热,神昏不语,甚则郑声作笑;兼小肠经证见舌赤神呆,语言颠倒,小便赤涩,点滴如稠;兼大肠经证见胸膈硬满而呕,腹中痛,发潮热,大便秘,或反自利。厥阴兼肺经证则见气咳痰黏,胸痛串胁,甚则咯血,或痰带血丝血珠;兼心经证则见舌卷焦短,鸦口噤咀,昏不知人,醒作睡声,撮空上视,面青目紫,兼脾经证,则见脘满而吐,腹痛自利,四肢厥逆,渴不喜饮,面色萎黄,神气倦怠;兼胃经证则见胸脘满闷,格食不下,两胁抽痛,胃痛呕酸,饥不欲食,胃中嘈杂;兼肾经证则见面色憔悴,两颧嫩红,喘息短促,气不接续,手足厥冷,腰膝酸软,男子足冷精泄,女子带下如注。

《金匮要略方》的校订刊行在北宋 《金匮要略》的校订在宋代,故杂病中附入内容不少。我们目前拿在手中的《金匮要略》充其量只是一个宋定本,认识和把握住这一点十分重要。张仲景撰著《伤寒杂病论》以后,很快就由王叔和编次,有《伤寒论》的流传。隋唐时期仲景的书流行不广,版本也不一,时隐时现。而且作为具体内容,伤寒始终是重点,杂病在其次。

显然我们不应该墨守原文所述,而应该放开眼界,融通古今。金匮杂病在后人改编的过程中,增加的内容也许比《伤寒论》要多,不光是附方。有些病证显然与伤寒热病无涉,也许为后人增补,但是在后来的临证中常见,所以也就一起归入。

杂病的诊疗在后世不断扩展 《伤寒杂病论》的后面有《千金要方》《外台秘要》,宋代以及宋以后对杂病的证治有相当的扩充。面对后来临床实际的变化,正确理解和把握住《金匮要略》所述的病证,读者必须要展开自己的视野,加深对历史的认识。如果仅仅以《金匮要略》原文的内容,来应对今天所有的杂病证治,显然是远远不够的。就像以《伤寒论》仅有的方药,来应对后世临床所有的热病治疗是远远不够的,道理一样。

前人曾经议论到,读金匮杂病,医理要看《内经》《难经》,治疗要看《千金要方》《外台秘要》。还是要回到莫枚士讲的话,他在"读仲景书后"一节中指出:"读仲景书而穷源于《灵枢》《素问》,人知之。读仲景书当竟委于《千金》《外台》,人不知。抑思仲景之书其文简,其义隐,其症略,其方约,其药省……大抵为后学发凡起例,未暇致详,墨守其书无益也。惟《千金》《外台》根柢仲景而推衍之,集九代之精华,成千秋之巨制,元关秘钥,发泄无遗,唐人守先传后,惟医亦然。"

对热病的补充是金元、明清的温病学家,对杂病的补充更加完整的是现在《中医内科学》。当然,明清时期专门论述杂病证治的著述增多,有分门别类的专题论述,也有全面归类的整理收集,相对比较完整的如《景岳全书》《杂病源流犀烛》以及日人的《杂病广要》等。

疾病鉴别给后世临床留下了很大的空间 过去对于病的展开,往往有名无实,流于形式。真正从病的角度对伤寒补充的应该是温病的内容,以及现代医学对疾病的进一步认识和诊断。传统意义上的病的概念比较模糊和杂乱,不容易把握,今天我们回头看过去的文献,对此必须有一个清醒的认识。病的概念表述有大而抽象,有小而具体,有重复重叠,有强调病因的,有突出症状的,同一疾病在不同的时代和地域会有不同的称呼,不同的疾病因为在表现上有相近处,有时竟然会采用了相同的称呼。

由于古籍中留下的仅仅是文字记载,或全或不全,依据我们今天的疾病学知识反过来认识古代的临床,会产生相当的困难。我们所做的努力,在某种程度上充其量都只是推测,带有一定的主观色彩,但是无损于我们做这方面工作的实际价值。作为古今病名的对照,一般古代的概念宽泛,现代的定义严密,所以古病名的包容性大,尤其是把一般症状作为病名的,除非特殊性很强的症状,在临床的过程中一旦出现,则疾病的诊断就非此莫属了。从现代疾病的角度思考古代的临床记载,十分有必要,能够提供给我们很多有益的启示,当然这样的工作会有相当的难度。

从《金匮要略》领悟辨病和对症的问题 疾病的鉴别诊断和症状的及时缓解,也是临床必须处理的问题,《金匮要略》的杂病在某个方面提示了临床上对病和症的认识和把握。如果说伤寒六经偏重辨证,那么《金匮要略》的杂病偏重病的鉴别和症的对应,当然这样的认识不能绝对化。我们还必须认识到古人的局限,尽管有些病的证治有独到,在一定意义上也能够体现专病专方的意思,但是大部分的病还是停留在症的层面上,难以深入,所以作为治疗,不得已还是要回到辨证论治,六经辨治仍然是杂病证治的临床基础。

一、痉湿暍病

痉病

【必读原文】

太阳病,发热无汗,反恶寒者,名曰刚痉。(一)

太阳病,发热汗出,而不恶寒,名曰柔痉。(二)

病者,身热足寒,颈项强急,恶寒,时头热,面赤,目赤,独头动摇,卒口噤,背反张者,痉病也。若发其汗者,寒湿相得,其表益虚,即恶寒甚。发其汗已,其脉如蛇一云其脉浛。(七)

夫痉脉,按之紧如弦,直上下行一作筑筑而弦。《脉经》云:痉家其脉伏坚,直上下。(九)

太阳病,发热,脉沉而细者,名曰痉,为难治。(三)

太阳病,其证备,身体强,几几然,脉反沉迟,此为痉,栝蒌桂枝汤主之。(十一)

栝蒌桂枝汤方:

栝蒌根二两　桂枝三两　芍药三两　甘草二两　生姜三两　大枣十二枚

上六味,以水九升,煮取三升,分温三服,取微汗,汗不出,食顷啜热粥发之。

太阳病,无汗而小便反少,气上冲胸,口噤不得语,欲作刚痉,葛根汤主之。(十二)

葛根汤方：

葛根四两　麻黄三两(去节)　桂枝二两(去皮)　芍药二两　甘草二两(炙)　生姜三两　大枣十二枚(擘)

上七味，㕮咀，以水一斗，先煮麻黄、葛根，减二升，去沫，内诸药，煮取三升，去滓，温服一升，覆取微似汗，不须啜粥，余如桂枝汤法将息及禁忌。

痉为病一本痉字上有刚字，胸满口噤，卧不着席，脚挛急，必齘齿，可与大承气汤。(十三)

大承气汤方：

大黄四两(酒洗)　厚朴半斤(炙，去皮)　枳实五枚(炙)　芒硝三合

上四味，以水一斗，先煮二物取五升，去滓；内大黄煮取二升，去滓；内芒硝，更上微火一二沸，分温再服，得下止服。

【备考原文】

太阳病，发汗太多，因致痉。(四)

夫风病，下之则痉，复发汗，必拘急。(五)

疮家，虽身疼痛，不可发汗，汗出则痉。(六)

暴腹胀大者，为欲解。脉如故，反伏弦者，痉。(八)

痉病有灸疮，难治。(十)

【伤寒原文】

太阳病，项背强几几，反汗出恶风者，桂枝加葛根汤主之。(14)

葛根四两　麻黄三两，去节　芍药二两　生姜三两，切　甘草二两，炙　大枣十二枚，擘　桂枝二两，去皮

上七味，以水一斗，先煮麻黄、葛根，减二升，去上沫，内诸药，煮取三升，去滓。温服一升，覆取微似汗，不须歠粥，余如桂枝法将息及禁忌。

服桂枝汤，或下之，仍头项强痛，翕翕发热，无汗，心下满微痛，小便不利者，桂枝去桂加茯苓白术汤主之。(28)

芍药三两　甘草二两，炙　生姜切　白术　茯苓各三两　大枣十二枚，擘

上六味，以水八升，煮取三升，去滓，温服一升，小便利则愈。本云桂枝汤，今去桂枝，加茯苓、白术。

太阳病，项背强几几，无汗恶风，葛根汤主之。(31)

葛根四两　麻黄三两，去节　桂枝二两，去皮　生姜三两，切　甘草二两，炙　芍药二两

大枣十二枚,擘

上七味,以水一斗,先煮麻黄、葛根,减二升,去白沫,内诸药,煮取三升,去滓,温服一升。覆取微似汗,余如桂枝法将息及禁忌。诸汤皆仿此。

得病六七日,脉迟浮弱,恶风寒,手足温,医二三下之,不能食,而胁下满痛,面目及身黄,颈项强,小便难者,与柴胡汤。后必下重,本渴饮水而呕者,柴胡汤不中与也。食谷者哕。(98)

病发于阳,而反下之,热入因作结胸;病发于阴,而反下之,因作痞也。所以成结胸者,以下之太早故也。结胸者,项亦强,如柔痉状,下之则和,宜大陷胸丸。(131)

太阳与少阳并病,头项强痛,或眩冒,时如结胸,心下痞硬者,当刺大椎第一间、肺俞、肝俞,慎不可发汗,发汗则谵语,脉弦。五日谵语不止,当刺期门。(142)

太阳少阳并病,心下硬,颈项强而眩者,当刺大椎、肺俞、肝俞,慎勿下之。(171)

按:痉作为一个症状,主要指筋脉的强直拘急,作为一个病证,则以颈项强急,口噤不开,甚至角弓反张为主要表现。《金匮要略》所述的痉病,主要由外邪侵袭,邪阻筋脉引起,也和机体津液不足,筋脉失于濡养相关,后世称为外感痉病,其临床特点是初起多见太阳表证,一般发病急,进展快而易化燥伤津入阳明。痉病的治疗主要提出用汗下二法,发汗以散邪,用葛根汤、栝蒌桂枝汤,急下以存阴,用大承气汤。作为治疗,在祛邪的同时也应该兼顾机体津液不足的一面。

如果联系《伤寒论》的原文,可以看到与痉病相关的内容不少,而且主要集中在太阳病篇,这些具体的证治可以和《金匮要略》痉病的原文对照。对于痉病我们应该进一步思考的是,《金匮要略》的治法方药主要是针对什么情况设立的? 它能够解决什么? 不能够解决的是什么? 从《金匮要略》的论述我们还可以想到什么?

痉在临床上其实是一个症状,可以出现在不同的疾病过程中,所以有不同的病机以及不同的治法方药。受后来温病临床的影响,医家更加会从燥的角度考虑,从津亏阴虚的方面着手治疗。我们不妨看一下《通俗伤寒论》中对痉病证治的认识和处理,已经有"痉即脑筋病"的说法,把痉归在伤寒坏证中论述,展开的篇幅较大,涉及的面亦多。俞氏提出痉病虚为本,邪为标,治疗也分为邪正两个方面。后人有将痉病分为寒痉、风温痉、温热痉、暑痉、湿痉、燥痉,后来还有内伤饮食痉、客忤痉等,不一而足。

从今天考虑,伤寒金匮中的太阳痉病也许主要和颅内压增高直接相关,缓解的方法主要是通利,或汗或下,所以重点不在津液亏耗,筋脉失养。同时也可以体会到,仅用《金匮要略》的方药来应对后世临床所能遇到的各种痉的问题,显然就远远不够了。金元以后,医家对痉的病因病机讨论逐渐增多,除了感邪之外,将目光更多地移向津血不足,真元亏虚,较有代表性的如《景岳全书》中对痉证的论述,提出

"精血不亏,虽于邪干,亦断无筋脉拘急之病。"清代王清任从气虚血瘀加以发挥,而《温病条辨》以寒热虚实来纲领痉病,显得较为全面。温病中间强调的热盛动风,后来所谓厥阴肝风,出现肢体抽搐等,要用清热凉肝息风等方药的,则已经离开了《金匮要略》的痉病。

痉病从最初伤寒病的兼变证,走到温病中间,处理的方法会有较明显的区别,其中决定的关键因素应该是具体的疾病,当然和体质的差异也有关。顺便提一句,从今天破伤风的角度看痉的问题,过去有金创痉的称呼,与外感热病中的痉无涉。

湿病

【必读原文】

太阳病,关节疼痛而烦,脉沉而细一作缓者,此名湿痹《玉函》云:中湿。湿痹之候,小便不利,大便反快,但当利其小便。(十四)

风湿相搏,一身尽疼痛,法当汗出而解。值天阴雨不止,医云此可发汗,汗之病不愈者,何也?盖发其汗,汗大出者,但风气去,湿气在,是故不愈也。若治风湿者,发其汗,但微微似欲汗出者,风湿俱去也。(十八)

湿家,病身疼发热,面黄而喘,头痛鼻塞而烦,其脉大,自能饮食,腹中和无病,病在头中寒湿,故鼻塞,内药鼻中则愈。《脉经》云:病人喘。而无湿家病以下至而喘十一字。(十九)

湿家,身烦疼,可与麻黄加术汤发其汗为宜,慎不可以火攻之。(二十)

麻黄加术汤方:

麻黄三两(去节) 桂枝二两(去皮) 甘草一两(炙) 杏仁七十个(去皮尖) 白术四两

上五味,以水九升,先煮麻黄,减二升,去上沫,内诸药,煮取二升半,去滓,温服八合,覆取微似汗。

病者一身尽疼,发热、日晡所剧者,名风湿。此病伤于汗出当风,或久伤取冷所致也,可与麻黄杏仁薏苡甘草汤。(二十一)

麻黄杏仁薏苡甘草汤方:

麻黄(去节)半两(汤泡) 甘草一两(炙) 薏苡仁半两 杏仁十个(去皮尖、炒)

上剉麻豆大,每服四钱匕,水盏半,煮八分,去滓,温服,有微汗,避风。

风湿,脉浮身重,汗出恶风者,防己黄芪汤主之。(二十二)

防己黄芪汤方:

防己一两 甘草半两(炒) 白术七钱半 黄芪一两一分(去芦)

上剉麻豆大,每抄五钱匕,生姜四片,大枣一枚,水盏半,煎八分,去渣,温服,良久再服。喘者,加麻黄半两;胃中不和者,加芍药三分;气上冲者,加桂枝三分;下有陈寒者,加细辛三分。服后当如虫行皮中,从腰下如冰,后坐被上,又以一被缠腰以下,温令微汗,差。

伤寒八九日,风湿相搏,身体疼烦,不能自转侧,不呕不渴,脉浮虚而涩者,桂枝附子汤主之。若大便坚,小便自利者,去桂加白术汤主之。(二十三)

桂枝附子汤方:

桂枝四两(去皮)　生姜三两(切)　附子三枚(炮、去皮、破八片)　甘草二两(炙)　大枣十二枚(擘)

上五味,以水六升,煮取二升,去渣,分温三服。

白术附子汤方:

白术二两　附子一枚半(炮,去皮)　甘草一两(炙)　生姜一两半(切)　大枣六枚

上五味,以水三升,煮取一升,去滓分温三服。一服觉身痹,半日许再服,三服都尽,其人如冒状,勿怪,即是术、附并走皮中,逐水气,未得除故耳。

风湿相搏,骨节疼烦,掣痛,不得屈伸,近之则痛剧,汗出短气,小便不利,恶风不欲去衣,或身微肿者,甘草附子汤主之。(二十四)

甘草附子汤方:

甘草二两(炙)　白术二两　附子二枚(炮、去皮)　桂枝四两(去皮)

上四味,以水六升,煮取三升,去滓,温服一升,日三服。初服得微汗则解,能食、汗出、复烦者,服五合;恐一升多者,服六七合为妙。

【备考原文】

湿家之为病,一身尽疼一云疼烦,发热,身色如熏黄也。(十五)

湿家,其人但头汗出,背强,欲得被覆向火。若下之早则哕,或胸满,小便不利一云利,舌上如胎者,以丹田有热,胸上有寒,渴欲得饮而不能饮,则口燥烦也。(十六)

湿家下之,额上汗出,微喘,小便利一云不利者,死;若下利不止者,亦死。(十七)

【伤寒原文】

发汗后,身疼痛,脉沉迟者,桂枝加芍药生姜各一两人参三两新加汤主之。(62)

桂枝三两,去皮　芍药四两　甘草二两,炙　人参三两　大枣十二枚,擘　生姜四两

上六味,以水一斗二升,煮取三升,去滓,温服一升。本云桂枝汤,今加芍药、生姜、人参。

上三味,以水三升,煮取一升,去滓,内芒硝,更煮两沸,顿服。

伤寒八九日,风湿相搏,身体疼烦,不能自转侧,不呕,不渴,脉浮虚而涩者,桂枝附子汤主之。若其人大便硬,小便自利者,去桂加白术汤主之。(174)

桂枝附子汤方:

桂枝四两,去皮 附子三枚,炮,去皮,破 生姜二两,切 大枣十二枚,擘 甘草二两,炙

上五味,以水六升,煮取二升,去滓,分温再服。

去桂加白术汤方:

附子三枚,炮,去皮,破 白术四两 生姜三两,切 甘草二两,炙 大枣十二枚,擘

上五味,以水六升,煮取二升,去滓,分温三服。初一服,其人身如痹,半日许复服之,三服都尽,其人如冒状,勿怪。此以附子、术并走皮内,逐水气未得除,故使之耳。法当加桂四两。此本一方二法,以大便硬,小便自利,去桂也;以大便不硬,小便不利,当加桂。附子三枚恐多也,虚弱家及产妇,宜减服之。

风湿相搏,骨节疼烦,掣痛不得屈伸,近之则痛剧,汗出短气,小便不利,恶风不欲去衣,或身微肿者,甘草附子汤主之。(175)

甘草二两,炙 附子二枚,炮,去皮,破 白术二两 桂枝四两,去皮

上四味,以水六升,煮取三升,去滓,温服一升,日三服。初服得微汗则解,能食,汗止复烦者,将服五合,恐一升多者,宜服六七合为始。

按:湿病,因感受湿邪或湿邪留滞在体表而致,《金匮要略》的论治重点在外湿,也有太阳湿病的叫法。《金匮要略》以湿作病名,原文中也有湿痹、风湿、风痹、周痹等的称呼。湿病的病位在关节、肌肉,以发热身重,骨节疼烦为主症。湿邪侵犯肌表,多兼风挟寒,所以治疗以辛温通达的祛风散寒、除湿止痛为大法,偏于实证的有温散的麻黄加术汤和凉散的麻杏薏甘汤,偏于虚证的有益气化湿的防己黄芪汤和助阳散寒的三附子汤。原文强调微汗,提示必须注意顾护阳气,不可过于辛温发散而耗散阳气。此处湿病证治的方药,为后世临床治疗痹证奠定了基础。结合《伤寒论》中的原文,太阳湿病的内容并不复杂,作为身痛的表现,也可以见于六经病证的其他篇章,治法方药也有一定的倾向,一般偏于温散、温补的多。对关节疼痛的治疗,《伤寒论》身痛有桂枝新加汤、附子汤,《金匮要略》中还有乌头桂枝汤、白虎加桂枝汤等。

《感症宝筏》中在伤寒类证中列出湿证,对湿的证治细化了不少,分出湿痹、风湿、头中寒湿、表湿、中湿、破伤湿、湿热、寒湿、风湿、湿痰、湿着肌表、湿留气分、太阴湿伏、湿热内结、酒湿伤胃、湿兼痧秽、湿热兼秽、湿热为痹、三焦湿郁等。同时专门列出湿温一节,以示区别。可见湿被充分地扩展开来了,由表到里,由寒到热。温病中间将证治的重心移向湿热,偏向内湿,薛生白的专论《湿热病篇》,广为人知。在今天作为中医的湿病证治,甚至有专著《中医湿病学》的出现,治湿的理法方药成

为临床上中医独到的方面。

《内经》中以痹称,有痹论专篇,强调风寒湿三气杂至,有行痹、痛痹、著痹等的区分。以后《诸病原候论》、《备急千金要方》、《外台秘要》等都补充了大量方治。至宋代另立热痹一门,补充了清热的方治。明清医家对虚证证治又有补充,在治法上也更加趋于全面,以后不少医家又积累了大量关于活血化瘀药、虫类搜剔药物运用的丰富经验。很明显,这些治法方药所针对的对象已经不是伤寒、金匮中的太阳湿病了。

暍病

【必读原文】

太阳中暍,发热恶寒,身重而疼痛,其脉弦细芤迟,小便已洒洒然毛耸,手足逆冷,小有劳,身即热,口开前板齿燥。若发其汗,则其恶寒甚;加温针,则发热甚;数下之,则淋甚。(二十五)

太阳中热者,暍是也。汗出恶寒,身热而渴,白虎加人参汤主之。(二十六)

白虎加人参汤方:

知母六两 石膏一斤(碎) 甘草二两 粳米六合 人参三两

上五味,以水一斗,煮米熟汤成,去滓,温服一升,日三服。

【备考原文】

太阳中暍,身热,疼重,而脉微弱,此以夏月伤冷水,水行皮中所致也,一物瓜蒂汤主之。(二十七)

一物瓜蒂汤方:

瓜蒂二十个

上剉,以水一升,煮取五合、去滓,顿服。

按:暍病后世又称为暑病,其主症为发热汗出,烦渴溺赤,少气脉虚,其病机为外感暑热之邪,可以兼挟湿邪,治法以清暑益气养阴或清暑燥湿为主。《金匮要略》中的暍病当属较轻者,相关的证治也太少,只是开了个头,和伤寒病的关联性也许并不十分密切。这有点类似太阳温病,原文尽管也提到,但是具体证治没有更多的展开。

暍病的证治,除了原文中提出的白虎加人参汤和瓜蒂散两方外,后世的清暑益气汤可作参考。李东垣的温燥和王孟英的凉润是两个基本方法,用其法而不拘限于药,临证可以变通。后世医家有将突然昏不知人列为暑病临床表现之一者,并有进一步以动而得之、静而得之来区分者,有以阳暑、阴暑区分者,而明清温病医家中不乏进一步较为全面地归纳总结夏月伤暑的证治者,其范围更见广泛。

暍病证治要看后世的《伤暑全书》，《感症宝筏》中对此也有一定的归纳和反映，作为类伤寒提出来，专门列有暑证一节，细分为暑伤气分、暑袭肺卫、肺伤痰喘、暑湿伤胃、暑入营分、暑入阳明、暑入膜原、暑入厥阴、暑毒入肠、伏暑内发、暑邪为疟、伤暑兼感寒、冒暑兼停饮、冒暑兼伤寒、暑夹湿、暑夹痧、暑夹食、邪结下焦、动暑、静暑、阴暑、暑风、暑瘵、暑疡、暑疮等，也是洋洋大观，可以说把暑季临床的主要问题几乎包罗殆尽了。这些都已经离开了《金匮要略》，但也可以看作是从暍病的出发。从一个季节的角度来归纳临床的证治规律，有一定的方便之处，今天看来仍然局限。

二、狐惑阴阳毒病(咽痛)

狐惑

【必读原文】

狐惑之为病，状如伤寒，默默欲眠，目不得闭，卧起不安，蚀于喉为惑，蚀于阴为狐，不欲饮食，恶闻食臭，其面目乍赤乍黑乍白，蚀于上部则声喝一作嗄，甘草泻心汤主之。(十)

甘草泻心汤方：

甘草四两　黄芩三两　人参三两　干姜三两　黄连一两　大枣十二枚(劈)　半夏半斤

上七味，水一斗，煮取六升，去渣，再煎，温服一升，日三服。

蚀于下部则咽干，苦参汤洗之。(十一)

蚀于肛者，雄黄熏之。(十二)

雄黄：

上一味，为末，筒瓦二枚合之，烧，向肛熏之。《脉经》云：病人或从呼吸上蚀其咽，或从下焦蚀其肛阴，蚀上为惑，蚀下为狐，狐惑病者，猪苓散主之。

病者脉数，无热，微烦，默默但欲卧，汗出，初得之三四日，目赤如鸠眼；七八日，目四眦一本此有黄字黑。若能食者，脓已成也，赤豆当归散主之。(十三)

赤豆当归散方：

赤小豆三升(浸，令芽出，曝干)　当归

上二味，杵为散，浆水服方寸匕，日三服。

按：狐惑病的主症为咽喉、二阴溃烂，目赤。病机一般表述为湿热内蕴，虫毒内扰。有认为因本病症状出没无常，容易使人狐疑惑乱而得名，也有认为本病是以感受虫毒而得名，惑应该是虫字底，如尤在泾认为："狐惑，虫病，即巢氏病源所谓匿病也。"也有人从湿郁而联想虫生,如赵献可提出:"湿热久停,蒸腐气血而成瘀浊,于是风化所腐而成虫。"本病的治疗宜清热除湿,解毒杀虫,有甘草泻心汤或赤小豆当归散内服,也有雄黄、苦参的外用。后世温病证治中,对于狐惑的证治一般将原文所述的内容照录者多。注意汉唐时期的医书中,狐惑前有伤寒二字,即本病也是热病过程中的常见表现之一,所以《备急千金要方》有"狐惑由湿毒气所为也"的说法。即便到了清代,如《医宗金鉴》中指出:"每因伤寒病后,余毒与湿匿之气为害也。"

现在一般倾向于将本病与白塞综合征相联系,尽管《金匮要略》的论述过于简略,两者很难一一对应,但临床上还是可以作一定的参照。从治法方药的角度说,《金匮要略》的甘草泻心汤作为一张基本方倒还是十分恰当的。有报道说对白塞综合征的治疗,往往是寒热并投、虚实兼顾的效果较好,能起到免疫调节作用。尽管古今病名不一定能够完全对应,但是方治同样可以取效,这也可以看作中医临床异病同治的一个例子。

阴阳毒

【必读原文】

阳毒之为病,面赤斑斑如锦纹,咽喉痛,唾脓血。五日可治,七日不可治。升麻鳖甲汤主之。(十四)

阴毒之为病,面目青,身痛如被杖,咽喉痛。五日可治,七日不可治。升麻鳖甲汤去雄黄蜀椒主之。(十五)

升麻鳖甲汤方:

升麻二两　当归一两　蜀椒(炒、去汗)一两　甘草二两　雄黄半两(研)　鳖甲手指大一片(炙)

上六味,以水四升,煮取一升,顿服之。老小再服,取汗。《肘后》《千金方》阳毒用升麻汤,无鳖甲,有桂;阴毒用甘草汤,无雄黄。

按:阴阳毒在临床上以发斑、咽喉痛为主症,原文所述进一步分为阴毒和阳毒。大凡身体强壮,或素有积热者,受邪后,邪毒侵害血分,热壅于上,多见面红有斑似锦纹,此为阳毒,同时毒热结于咽喉,气血腐败成脓,故见有咽喉痛,唾脓血。反过来如果体质素弱,或里有虚寒,受邪后,邪毒阻于经络,内陷血脉,气血凝滞不通,而见面目青,斑色晦暗,此为阴毒,同时还可以伴见周身疼痛如被木棍杖打,咽喉疼痛等。升麻鳖甲汤为《金匮要略》中治疗阴阳毒之主方,本方疏散疫邪,清热解毒,化瘀活血,消肿定痛,适于外感时疫热毒而发斑者,至于具体的方药加减,临证应当仔细斟酌。

明清时代,赵献可曾要言不烦地指出:"此阴阳二毒专感天地疫疠非常之气,沿家传染,所谓时疫证也。"用疫疠之气将阴阳毒的病因收住,强调了阴阳毒是疫毒造成的传染病。升麻鳖甲汤治疗发斑性传染病,体现了中医临证的基本思路和具体治疗中的一般规律,这也为后世医家所接受,特别是在温病的具体证治中有所体现,有所扩展和补充。很明显,阳毒当重用清热解毒,后来温病医家强调要凉血散血,而阴毒则要注意患者机体状态及反应的低落,及时投用温阳扶正之品,以托毒透邪外出。

《金匮要略》的阴阳毒,后世有提出类似于猩红热者,与温病学中烂喉痧相当,原文叙述过简,此仅作参考。阴阳毒是与感受疫毒有关的病证,后世虽经历代医家的不断补充,最终在临床上也没有形成固定的病名而被沿用,相反为温病学中更加细化的病证治疗所取代。但以此作为线索,大体可以看出古代医家对发斑性传染病的基本认识和治疗的进步。

咽痛

【伤寒原文】

少阴病,下利,咽痛,胸满,心烦,猪肤汤主之。(310)

猪肤一斤

上一味,以水一斗,煮取五升,去滓,加白蜜一升,白粉五合,熬香,和令相得,温分六服。

少阴病二三日,咽痛者,可与甘草汤。不差,与桔梗汤。(311)

甘草汤方:

甘草二两

上一味,以水三升,煮取一升半,去滓,温服七合,日二服。

桔梗汤方:

桔梗一两　甘草二两

上二味,以水三升,煮取一升,去滓,温分再服。

少阴病,咽中伤,生疮,不能语言,声不出者,苦酒汤主之。(312)

半夏洗,破如枣核十四枚　鸡子一枚,去黄,内上苦酒,着鸡子壳中

上二味,内半夏著苦酒中,以鸡子壳置刀环中,安火上,令三沸,去滓,少少含咽之,不差,更作三剂。

少阴病,咽中痛,半夏散及汤主之。(313)

半夏洗　桂枝去皮　甘草炙

上三味,等分。各别捣筛已,合治之,白饮和服方寸匕,日三服。若不能散服者,以水一升,煎七沸,内散两方寸匕,更煮三沸,下火令小冷,少少咽之。半夏有毒,不当散服。

按:咽痛,在伤寒的病程中是一个常见的问题,咽喉部的肿胀疼痛,分泌物的

增多,严重的会唾脓血,所以这里顺带做一个议论。《伤寒论》中的少阴咽痛,有具体的治法方药,如猪肤汤、甘草汤、桔梗汤、苦酒汤、半夏散及汤等,在整个治疗中占有一席之地。对此我们会从少阴心肾经络的角度来认识,无疑,我们也应该从热病的角度来思考。《金匮要略》杂病中关于咽喉部症状的描述也不少,如狐惑病的蚀于喉,阴阳毒的咽喉痛、唾脓血,肺痿的多唾浊沫,咳嗽上气的咽喉不利,妇人杂病的咽中如有炙脔等,和咽喉相关的症状,如多唾口燥,多涎唾等。我们可能会进一步思考,为什么咽喉部发生的问题在伤寒中会这么多呢? 我们还应该注意在伤寒、金匮中不同的应对方法。

三、吐衄下血瘀血病(热入血室、蓄血)

吐衄下血瘀血

【必读原文】

病人面无色,无寒热,脉沉弦者,衄。浮弱,手按之绝者,下血;烦咳者,必吐血。(五)

寸口脉弦而大,弦则为减,尺则为芤,减则为寒,芤则为虚,寒虚相击,此名曰革,妇人则半产漏下,男子则亡血。(八)

衄家不可汗,汗出必额上陷脉紧急,直视不能眴,不得眠。(四)

亡血不可发其表,汗出即寒栗而振。(九)

夫吐血,咳逆上气,其脉数而有热,不得卧者,死。(六)

病人胸满,唇痿舌青,口燥,但欲漱水,不欲咽,无寒热,脉微大来迟,腹不满,其人言我满,为有瘀血。(十)

病者如热状,烦满,口干燥而渴,其脉反无热,此为阴伏,是瘀血也,当下之。(十一)

吐血不止者,柏叶汤主之。(十四)

柏叶汤方:

柏叶 干姜各三两 艾三把

上三味,以水五升,取马通汁一升,合煮取一升,分温再服。

心气不足,吐血衄血,泻心汤主之。(十七)

泻心汤方:亦治霍乱。

大黄二两 黄连 黄芩各一两

上三味,以水三升,煮取一升,顿服之。

下血,先便后血,此远血也,黄土汤主之。(十五)

黄土汤方：亦主吐血衄血。

甘草　干地黄　白术　附子(炮)阿胶　黄芩各三两　灶中黄土半斤

上七味，以水八升，煮取三升，分温二服。

下血，先血后便，此近血也，赤小豆当归散主之。方见狐惑中。(十六)

【备考原文】

师曰：夫脉浮，目睛晕黄，衄未止；晕黄去，目睛慧了，知衄今止。(二)

又曰：从春至夏衄者太阳，从秋至冬衄者阳明。(三)

夫酒客咳者，必致吐血，此因极饮过度所致也。(七)

【伤寒原文】

凡服桂枝汤吐者，其后必吐脓血也。(19)

太阳病，脉浮紧，发热，身无汗，自衄者，愈。(47)

淋家不可发汗，发汗必便血。(84)

太阳病，以火熏之，不得汗，其人必躁，到经不解，必清血，名为火邪。(114)

脉浮热盛，而反灸之，此为实，实以虚治，因火而动，必咽燥吐血。(115)

阳明病，口燥，但欲漱水不欲咽者，此必衄。(202)

脉浮发热，口干鼻燥，能食者则衄。(227)

若脉数不解，而下不止，必协热便脓血也。(258)

少阴病，八九日，一身手足尽热者，以热在膀胱，必便血也。(293)

少阴病，但厥无汗，而强发之，必动其血，未知从何道出，或从口鼻，或从目出者，是名下厥上竭，为难治。(294)

少阴病，下利便脓血者，可刺。(308)

伤寒，先厥后发热，下利必自止，而反汗出，咽中痛者，其喉为痹。发热无汗，而利必自止，若不止，必便脓血。便脓血者，其喉不痹。(334)

伤寒，热少微厥，指一作稍头寒，嘿嘿不欲饮食，烦躁，数日小便利，色白者，此热除也。欲得食，其病为愈。若厥而呕，胸胁烦满者，其后必便血。(339)

伤寒，发热四日，厥反三日，复热四日，厥少热多者，其病当愈。四日至七日，热不除者，必便脓血。(341)

伤寒五六日，不结胸，腹濡。脉虚，复厥者，不可下。此亡血，下之死。(347)

按：吐血，在《金匮要略》中应该包括咯血和呕血，衄血这里主要是指鼻出血，下血是指大便出血，这三者都属于出血的范畴。《金匮要略》中出血的论治内容，如果在伤寒病的前提下，或者注意和《伤寒论》的原文对看，就容易理解。《金匮要略》

的原文一分为二,一部分有论无方,主要讨论诊断、预后方面的问题,一部分有方有证,提出了具体的证治方药。前者也有不少可参考处,而最有价值当在后者证治上。

各种出血证治,病机大体分为实热和虚寒两端,治疗主以温清两法,或寒泻,或温补。原文虽然不多,但在临床上仍不失其指导意义。原文提出的四首方剂中二张对吐衄,二张对下血,各又以虚寒、实热相对展开,依法施治,示人以规矩。吐血不止,属于中气虚寒,不能摄血的,用柏叶汤温中止血;吐、衄血属心火亢盛,迫血妄行的,用泻心汤苦寒清泄,降火止血;由于脾气虚寒,先便后血的下血,称为远血,用黄土汤温脾摄血;由于大肠湿热,先便后血的下血,称为近血,用赤小豆当归散清利湿热,活血化瘀。四方中以泻心汤和黄土汤最为常用,苦寒直折、清热凉血止血和温中健脾、益气摄血,亦是治疗的二端。从六经证治的框架来看,可能会注意,治法方药偏在两端,一般不走中间,这是因为出血的症情大多危急,临床的救治往往刻不容缓,或温或凉,要求立竿见影。如果要走中间,那么应该是以小柴胡汤为基础,适当选用清热凉血化瘀之品。

出血的问题,在《金匮要略》中立出专篇议论,应该注意其前提也是伤寒病。身体各个部位的出血,轻重缓急不一,吐衄下血之外的种种描述,还有如唾脓血、吐脓血、便脓血等,在具体的方药上涉及的范围也很广,如升麻鳖甲汤、千金苇茎汤、桃花汤、白头翁汤、大黄牡丹汤等。血证的处理。如果看温病中间的方药,《通俗伤寒论》中称"夹血伤寒"或"夹瘀伤寒",本来针对的是蓄血(瘀血),后来何廉臣做了扩充,介绍了衄血、咯血、呕血、齿血、便血、溺血的临床证治,比较《金匮要略》要详细得多。

瘀血的临床表现,原文提出以(胸)满、(口)燥、(舌)青、(脉)涩为特点,具体治法方药散见于其他各篇,也应该和《伤寒论》的原文对照。瘀血病证是由血流阻滞,经脉淤塞所引起。各种出血和瘀血同属血证,《金匮要略》把各种出血和瘀血放在一起,是因为认识上二者之间似乎存在着因果关系,瘀血可以引起各种出血,各种出血又可以导致瘀血的形成。

原文提出了瘀血的诊断问题,满、青、燥、涩四字足以概括。当然现今如果瘀血的诊断,仅限于原文所述,则明显不够。所以大量的内容,须和其他病证相对照来看,因为瘀血既是因,更是果,是许多病证的转归。久病入络,久病必瘀,在临证中,一个瘀字有丰富的内容,包括证和治。若联系《金匮要略》所述的疟母、虚劳干血、肝着、肺痈、肠痈、阴阳毒、妇人癥病、妇人腹痛、妇人下血等看,具体治疗有鳖甲煎丸、大黄䗪虫丸、桂枝茯苓丸、当归芍药散、枳实芍药散、旋覆花汤、温经汤等。

瘀血作为一个病证概念的成立,也是在伤寒的前提下,可以和蓄血并立,现今的临床上已经不作为一个病名提出来了,而作为病理产物,作为二次致病因素,类同痰饮,如此处理,亦属合理。在具体证治上,无疑痰饮的内容要丰富得多,也比较有系统,这是否提示伤寒一旦见到出血,特别是大出血,办法较少,疗效较低,预后也差。所以《金匮要略》以瘀血立为篇名,在具体内容上又没有太多的展开,值得思量。

同时必须注意,伤寒金匮中的瘀血和今天的瘀血概念差距较大了,强调的重点也不一样,前者是发生在急性热病的过程中,而后者出现在慢性疾患的最后阶段,尽管在理法方药上没有根本的区别,但是治疗的方法和效果还是有着明显的差别。

热入血室

【伤寒原文】

妇人中风,发热恶寒,经水适来,得之七八日,热除而脉迟身凉。胸胁下满,如结胸状,谵语者,此为热入血室也,当刺期门,随其实而取之。(143)

妇人中风,七八日续得寒热,发作有时,经水适断者,此为热入血室,其血必结,故使如疟状,发作有时,小柴胡汤主之。(144)

柴胡半斤 黄芩三两 人参三两 半夏半升,洗 甘草三两 生姜三两,切 大枣十二枚,擘

上七味,以水一斗二升,煮取六升,去滓,再煎取三升,温服一升,日三服。

妇人伤寒,发热,经水适来,昼日明了,暮则谵语,如见鬼状者,此为热入血室。无犯胃气及上二焦,必自愈。(145)

阳明病,下血谵语者,此为热入血室。但头汗出者,刺期门,随其实而写之,濈然汗出而愈。(216)

按: 妇人在外感热病过程中,逢经水适来或适断,热邪乘虚内陷血室,热与血结,则称热入血室。其表现主要有发热,同时经水适来或适断,伴随见有神志异常等症状的出现。根据原文的描述,热入血室临床可见往来寒热如疟状,胸胁胀满如结胸状,心烦或谵语如见鬼状,甚或如狂,或见下血等。其病机为热邪内陷与血相结于血室,邪正相争,气血瘀滞。

关于热入血室的原文共四条,三条在太阳病篇,一条在阳明病篇,相同原文也出现在《金匮要略》的妇人杂病篇中,成为一个专门的论治。发热如疟,与少阳相关;腹痛如结胸,谵语如见鬼,则与阳明有关,热入血室的病位应该在少阳或阳明,或二者合病。出于妇人经期的考虑,先用小柴胡汤,此为一般规矩,但不绝对。热入血室证的治疗当用清热凉血活血化瘀之法,原文中提出了针刺与药物两种治疗方法,刺期门穴以泄肝经之热;用小柴胡汤以和解清热;重者或用抵当汤以破血逐瘀。类似的治疗也可以参看《金匮要略》妇人产后病郁冒的证治,阳明承气之攻下一般放在第二步,尽管同时已经见到大便坚等阳明里证。

热入血室,后世扩展到妇人在热病过程中的特殊性,作为一个专门的问题提出,用温病的目光看,应该是邪热入侵血分了,治疗可以把小柴胡汤作为基础,这符合邪正交争、邪正相持的基本病机,而作为邪热深入血分,则仅用柴胡和黄芩就显然不够了,必须加入清热活血药,也就是治疗必须要往阳明靠,甚至投用桃核承气汤、抵当汤之类的方药了。

我们也可以把热入血室和蓄血对照起来看,两者都是表邪内陷入里,都有发热、下血、腹部症状以及精神或意识的异常,治疗也都要清热活血化瘀,用膀胱、下焦、血室等术语也无非是要表达邪入之深,病情之重,特别是一个"血"字,点到要害处。二者均已经离开了太阳,从用药反推,柴胡为少阳,承气为阳明,好像重心有偏在少阳和阳明的不同。当然,证情毫无疑问是以蓄血证更为重笃。

蓄血

【伤寒原文】

太阳病不解,热结膀胱,其人如狂,血自下,下者愈。其外不解者,尚未可攻,当先解其外。外解已,但少腹急结者,乃可攻之,宜桃核承气汤。(106)

桃仁五十个,去皮尖　大黄四两　桂枝二两,去皮　甘草二两,炙　芒硝二两

上五味,以水七升,煮取二升半,去滓,内芒硝,更上火,微沸下火,先食温服五合,日三服,当微利。

太阳病六七日,表证仍在,脉微而沉,反不结胸,其人发狂者,以热在下焦,少腹当硬满,小便自利者,下血乃愈。所以然者,以太阳随经,瘀热在里故也。抵当汤主之。(124)

水蛭熬　虻虫各三十个,去翅足,熬　桃仁二十个,去皮尖　大黄三两,酒洗

上四味,以水五升,煮取三升,去滓,温服一升,不下,更服。

太阳病,身黄,脉沉结,少腹硬,小便不利者,为无血也。小便自利,其人如狂者,血证谛也,抵当汤主之。(125)

伤寒有热,少腹满,应小便不利,今反利者,为有血也,当下之,不可余药,宜抵当丸。(126)

水蛭二十个,熬　虻虫二十个,去翅足,熬　桃仁二十五个,去皮尖　大黄三两

上四味,捣分四丸,以水一升,煮一丸,取七合服之,晬时当下血,若不下者,更服。

阳明证,其人喜忘者,必有畜血。所以然者,本有久瘀血,故令喜忘。屎虽硬,大便反易,其色必黑者,宜抵当汤下之。(237)

病人无表里证,发热七八日,虽脉浮数者,可下之。假令已下,脉数不解,合热

则消谷喜饥。至六七日不大便者,有瘀血,宜抵当汤。(257)

按：蓄血在伤寒的过程中是个大问题,而且十分严重。一般的看法,蓄血为外邪由表入里,热邪与血结于下焦,出现发热,少腹结急,下血,神志如狂等表现的病证。原文指出蓄血证是"太阳随经,瘀热在里","热在下焦",即外感热病,病邪入里,热邪与瘀血结于下焦所致,进一步又有太阳蓄血与阳明蓄血的区别。原文的强调,有"热结膀胱"、"热在下焦"、"瘀热在里"、"有久瘀血"等说法。

蓄血证的主症可以归纳为发热,少腹结急,下血,神志如狂等。临床具体可见少腹结急或硬满或疼痛,大便出血或阴道出血,如狂或发狂,或喜忘,或神情烦躁,发热或身热,或夜热昼凉,或消谷善饥,小便自利,脉沉或数。太阳蓄血证常有发热恶寒等表证,并有轻证与重证的区别,阳明蓄血证以喜忘、大便出血等为主症。蓄血证的病机为热邪与瘀血结于下焦少腹部位,治疗当以祛邪祛瘀为主,可用活血化瘀、破血逐瘀、凉血散瘀等治法。原文对太阳蓄血轻证用桃核承气汤活血化瘀;太阳蓄血重证用抵当汤、抵当丸破血逐瘀;阳明蓄血用抵当汤破血逐瘀。

蓄血是热和瘀互结,见症为如狂或发狂或喜忘,少腹急结硬满,另外见有下血、身黄、发热、小便自利等症。从现在看,很难断定是什么疾患,也许涉及的面确实很广。太阳是表证,太阳蓄血却是里证,蓄血又骑跨到阳明病,也许属于阳明更合适。蓄血也可以看作太阳的变证,表寒入里化热,瘀热结于下焦,可是初起明明是太阳病,变化之快,有点类似后世讲的逆传心包、热入营血等,临床多见于重度的感染症。之所以放在太阳病中,也许是强调临床的进展过程。蓄血证是对阳明病的补充,热盛而下腹部症状明显,或伴见出血,亦是后世所称热入营血的情况,治疗可以看作是阳明泄热攻下的变法。蓄血可以看作阳明病的证治,可以看作是对六经病证的补充,也为后世的温病证治开辟了路径。

《温疫论》认为蓄血"不论伤寒时疫,尽因失下,邪热久羁,无由以泄,血为热搏,留于经络,败为紫血,溢于肠胃,腐为黑血,便色如漆。大便反易者,虽结粪得瘀而润下,结粪虽行,真元已败,多至危殆"。《温病条辨》认为蓄血证是"邪在血分","血分结也"。这些在《伤寒论》的基础上都有所发展。《温疫论》对邪入血分的蓄血证用桃仁承气汤凉血散瘀,是《伤寒论》桃核承气汤去桂枝、甘草,加入了当归、芍药、丹皮等凉血散瘀之品;若"亡血过多,余焰尚存",用犀角地黄汤凉血散血;对于"真元已败,多至危殆"的危重证,未提出治法,郑重光在《温疫论补注》提出了"急当温里以固气"的治法。《温病条辨》仿《温疫论》,用桃仁承气汤与犀角地黄汤进行治疗。《伤寒指掌》中对蓄血提出了血瘀上焦为阳,血蓄下焦为阴。阳证用清热凉血活血之剂,阴证则宜温补以升阳气,要用人参、附子、当归、肉桂、白术等了。强调蓄血证大便下血水,见粪者生,不见者死,也属经验之谈。

四、肺痿肺痈咳嗽上气病

肺痿

【必读原文】

问曰：热在上焦者，因咳为肺痿。肺痿之病，何从得之？师曰：或从汗出；或从呕吐；或从消渴，小便利数；或从便难，又被快药下利，重亡津液，故得之。

曰：寸口脉数，其人咳，口中反有浊唾涎沫者何？师曰：为肺痿之病。若口中辟辟燥，咳即胸中隐隐痛，脉反滑数，此为肺痈，咳唾脓血。

脉数虚者为肺痿，数实者为肺痈。（一）

肺痿，吐涎沫而不咳者，其人不渴，必遗尿，小便数。所以然者，以上虚不能制下故也。此为肺中冷，必眩，多涎唾，甘草干姜汤以温之。若服汤已渴者，属消渴。（五）

甘草干姜汤方：

甘草四两（炙）　干姜二两（炮）

上　咀，以水三升，煮取一升五合，去滓，分温再服。

火逆上气，咽喉不利，止逆下气者，麦门冬汤主之。（十）

麦门冬汤方：

麦门冬七升　半夏一升　人参三两　甘草二两　粳米三合　大枣十二枚

上六味，以水一斗二升，煮取六升，温服一升，日三夜一服。

按：肺痿，以咳吐浊唾涎沫为主症，后世一般将其归属于慢性虚损性疾患，但稍加注意，可以看到《诸病源候论》中肺痿前面也有伤寒二字。肺痿的前提是伤寒热病，主要见到咳而多涎唾。今天如果离开了伤寒就不容易理解原文的论述，在温病证治中间肺痿很少提及，原因也在于此。

原文所述，肺痿在临床表现上分虚热、虚寒两种，虚热者多由燥热灼伤津液，久咳伤肺，肺失濡养滋润所致。虚寒者多由肺中虚冷，上焦阳虚所致，由素体阳虚或误治伤阳，或阴损及阳而起。作为治法，或滋阴清热，用麦门冬汤，或温肺复气，有甘草干姜汤。

肺痿在具体证治方面，原文的展开似嫌不够，而后世医家多有补充，如《备急千金要方》中"肺痿虽有寒热之分，从无实热之例"，此和《金匮要略》一致。明清时期医书中对咯血的描述，如《证治汇补》"久嗽肺虚，寒热往来，皮毛枯燥，声音不清，或嗽血线，口中有浊唾涎沫。"有认为与肺痿相关。在治疗上后世医家提出忌辛温燥热升散之品，与原文的意旨相合，清代有医家将治法总结为"生胃津，润肺燥、下逆气、开积痰、止浊唾、补真气"，亦属精辟。

现在临床上肺痿病名基本不用,由于论述不多,也很难对应现代的什么疾病,但作为古人的一种经验,提供的一种治法,也还是有一定的临床价值。后世一般将本病列入咳嗽门,认为与劳嗽、虚嗽相当,如丹波元简所述:"即后世所谓劳嗽耳。"《金匮要略》的内容尽管简单,但对于临床证治仍有一定的启示。

肺痈

【必读原文】

问曰:病咳逆,脉之何以知此为肺痈?当有脓血,吐之则死,其脉何类?师曰:寸口脉微而数,微则为风,数则为热;微则汗出,数则恶寒。风中于卫,呼气不入;热过于营,吸而不出。风伤皮毛,热伤血脉。风舍于肺,其人则咳,口干,喘满,咽燥不渴,多唾浊沫,时时振寒。热之所过,血为之凝滞,蓄结痈脓,吐如米粥。始萌可救,脓成则死。(二)

咳而胸满,振寒脉数,咽干不渴,时出浊唾腥臭,久久吐脓如米粥者,为肺痈,桔梗汤主之。(十二)

桔梗汤方:

桔梗一两　甘草二两

上二味,以水三升,煮取一升,分温再服,则吐脓血也。

《千金》苇茎汤:治咳有微热,烦满,胸中甲错,是为肺痈。

苇茎二升　薏苡仁半升,桃仁五十枚　瓜瓣半升

上四味,以水一斗,先煮苇茎得五升,去渣,内诸药,煮取二升,服一升,再服,当吐如脓。

肺痈,喘不得卧,葶苈大枣泻肺汤主之。(十一)

葶苈大枣泻肺汤方:

葶苈熬令黄色,捣丸如弹丸大,大枣十二枚上先以水三升,煮枣取二升,去枣,内葶苈,煮取一升,顿服。

肺痈,胸满胀,一身面目浮肿;鼻塞清涕出,不闻香臭酸辛,咳逆上气,喘鸣迫塞,葶苈大枣泻肺汤主之。方见上,三日一剂,可至三四剂,此先服小青龙汤一剂乃进。小青龙汤方见咳嗽门中。(十五)

按:肺痈是肺有痈脓,以发热、咳嗽、胸痛、咳吐脓血为主要见症,病由风热邪毒犯肺,热毒过营入血,热结血瘀,血肉腐溃而成痈脓。肺痈,现在习惯上都与西医学中的肺脓疡相对应了,从中医内科学的角度将其病程分为表证期、酿脓期、溃脓期,以示不同阶段证治的异同。

肺痈的发病初期,有外感风热的表证,表现为发热恶寒,汗出,咳嗽,脉浮数等。然后邪热入里,过营入血,热结血瘀,进入酿脓期,表现为高热寒战,咳嗽,胸痛,口干咽燥,咳吐脓血腥臭,脉滑数等。脓成之后,进入溃脓期,正亏邪怯,脓成欲出,此时热减,咳吐脓痰如米粥。肺痈正治应清肺化痰,活血排脓,方用千金苇茎汤。溃脓期,宜解毒排脓,方用桔梗汤。

《金匮要略》中肺痈之治另有葶苈大枣泻肺汤,该方开闭泻肺,利尿平喘,主要用于风热痰涎闭肺,导致喘满不得卧,胸满胀,甚至一身面目浮肿,咳逆上气,喘鸣迫塞者。《金匮要略》的原文对肺痈有阶段性的描述,说明古人在临床证治中已摸索到了一定的规律,分阶段论治也就是辨证论治的体现。原文中对肺痈酿脓期的描述用了振寒二字,此即寒战,在重度感染症中常见,此时治疗当不为寒字所惑,径用清热解毒即可。

肺痈有发热,但无明显的六经传变规律,故在《金匮要略》中另立篇章论述,在内科学中用分期治疗的方法,本质上还是六经证治的方法。临床上常以《备急千金要方》苇茎汤作为治疗肺痈的主方,不论脓成或未成,均可随证加减运用。但要注意,如果原封不动地使用本方,则会显得力量不足,特别是清热解毒不够。一般痈脓将成,可加入鱼腥草、蒲公英、紫花地丁、金银花、连翘等以增强清热解毒之力,促其消散;若脓已成,则可加入桔梗、甘草、贝母等以增强其化痰排脓之效。

咳嗽上气

【必读原文】

上气面浮肿,肩息,其脉浮大不治,又加利尤甚。(三)
上气喘而躁者,属肺胀,欲作风水,发汗则愈。(四)
咳而上气,喉中水鸡声,射干麻黄汤主之。(六)
射干麻黄汤方:
射干十三枚(一法三两) 麻黄 生姜各四两 细辛 紫菀 冬花各三两 大枣七枚 半夏大者八枚(洗,一法半升)五味半升
上九味,以水一斗二升,先煮麻黄两沸,去上沫,内诸药,煮取三升,分温三服。

咳逆上气,时时吐浊,但坐不得眠,皂荚丸主之。(七)
皂荚丸方:
皂荚八两(刮去皮,用酥炙)
上一味,末之,蜜丸梧子大,以枣膏和汤服三丸,日三夜一服。

咳而脉浮者,厚朴麻黄汤主之。(八)
厚朴麻黄汤方:

厚朴五两　麻黄四两　石膏如鸡子大　杏仁半升　半夏半升　细辛二两　小麦一升　干姜二两　五味子半升

上九味,以水一斗二升,先煮小麦熟,去滓,内诸药,煮取三升,温服一升,日三服。

脉沉者,泽漆汤主之。(九)

泽漆汤方:

半夏半升　泽漆三斤(以东流水五斗、煮取一斗五升)　紫参五两一作紫菀　生姜五两　白前五两　甘草　黄芩　人参　桂枝各三两

上九味,㕮咀,内泽漆汁中,煮取五升,温服五合,至夜尽。

咳而上气,此为肺胀,其人喘,目如脱状,脉浮大者,越婢加半夏汤主之。(十三)

越婢加半夏汤方:

麻黄六两　石膏半斤　生姜三两　大枣十五枚　甘草二两　半夏半斤

上六味,以水六升,先煮麻黄,去上沫,内诸药,煮取三升,分温三服。

肺胀,咳而上气,烦躁而喘,脉浮者,心下有水,小青龙加石膏汤主之。(十四)

小青龙加石膏汤方:《千金》证治同,外更加胁下痛引缺盆。

麻黄　芍药　桂枝　细辛　甘草　干姜各三两　五味子　半夏各半斤　石膏二两

上九味,以水一斗,先煮麻黄,去上沫,内诸药,煮取三斤。强人服一升,羸者减之,日三服,小儿服四合。

【伤寒原文】

喘家,作桂枝汤,加厚朴杏子佳。(18)

伤寒,表不解,心下有水气,干呕发热而咳,或渴,或利,或噎,或小便不利、少腹满,或喘者,小青龙汤主之。(40)

麻黄去节　芍药　细辛　干姜　甘草炙　桂枝去皮,各三两　五味子半升,洗　半夏半升,洗

上八味,以水一斗,先煮麻黄,减二升,去上沫,内诸药,煮取三升,去滓,温服一升。若渴,去半夏,加栝楼根三两;若微利,去麻黄,加荛花,如一鸡子,熬令赤色;若噎者,去麻黄,加附子一枚,炮;若小便不利、少腹满者,去麻黄,加茯苓四两;若喘,去麻黄,加杏仁半升,去皮尖。且荛花不治利,麻黄主喘,今此语反之,疑非仲景意。

臣亿等谨按:小青龙汤大要治水。又按《本草》,荛花下十二水,若水去利则止也。又按《千金》,形肿者应内麻黄,乃内杏仁者,以麻黄发其阳故也。以此证之,岂非仲景意也。

伤寒,心下有水气,咳而微喘,发热不渴。服汤已渴者,此寒去欲解也。小青龙

汤主之。(41)

太阳病,下之微喘者,表未解故也,桂枝加厚朴杏子汤主之。(43)

桂枝三两,去皮　甘草二两,炙　生姜三两,切　芍药三两　大枣十二枚,擘　厚朴二两,炙,去皮　杏仁五十枚,去皮尖

上七味,以水七升,微火煮取三升,去滓,温服一升,覆取微似汗。

发汗后,不可更行桂枝汤,汗出而喘,无大热者,可与麻黄杏仁甘草石膏汤。(63)

麻黄四两,去节　杏仁五十个,去皮尖　甘草二两,炙　石膏半斤,绵裹

上四味,以水七升,煮麻黄,减二升,去上沫,内诸药,煮取二升,去滓,温服一升。本云,黄耳杯。

下后,不可更行桂枝汤,若汗出而喘,无大热者,可与麻黄杏子甘草石膏汤。(162)

麻黄四两　杏仁五十个,去皮尖　甘草二两,炙　石膏半斤,碎,绵裹

上四味,以水七升,先煮麻黄,减二升,去白沫,内诸药,煮取三升,去滓,温服一升。本云黄耳杯。

按:咳嗽上气,以咳喘为主症,基本的病机是外感风寒,内有停饮,内外合邪,也有以肺胀称呼者,强调肺气胀满。治疗以发汗散邪,温肺化饮为主,具体的证治又有虚、实及虚实夹杂之分。原文所举的六方,用麻黄者有四,可见麻黄是治疗咳喘的主药。在配伍方面,麻黄配桂枝发汗解表,麻黄配石膏辛凉清郁热,麻黄配射干开痰散结,麻黄配厚朴、杏仁宣肺化痰行气除满。基本方是小青龙加石膏汤,延伸出射干麻黄汤、厚朴麻黄汤、越婢加半夏汤,然后有通利的泽漆汤和皂荚丸。《金匮要略》篇名中用咳嗽上气,但在原文中多处提肺胀,可见肺胀当时作为病名的概念也能成立。

《金匮要略》中对肺胀的证治,主要以小青龙汤加减,所谓内饮外寒之证,无疑温肺化饮,平喘止咳为正治,而支饮病证也主要用小青龙汤治疗。那么仲景为什么要立二个病证?肺胀的证治若扩大到咳嗽上气,则在治疗上意义更大,它向我们提示了小青龙汤或越婢汤的临证变化,即温肺化饮与清肺化痰的离合问题。原文也提出了寒热的转化问题,寒饮并非一成不变的东西,一旦变化,如何处置,寒热虚实错杂如何投药,同时提示了用寒用温在具体配伍中的相对性。痰黏着肺,症情急迫时如何对症处置,篇中所出的方治临证时都可以仿效。

咳喘,甚至呼吸困难等,属于呼吸或循环系统常见的症状,在温病临证也是常见症状,必须认真对待。这里不妨看一下《伤寒指掌》中作为伤寒变证对喘的归纳,以肺肾分虚实,提出实喘开太阳,虚喘固少阴,外感治肺,内伤治肾,在伤寒、金匮方

的基础上用药有所扩展,在治肾的方面,提出贞元饮或生脉合左归或熟附都气饮加胡桃肉等。

肺胀作为病名,后世医书中亦有出现,胀字落在肺气胀满,喘息而呼吸困难上,如"动则喘满,气急息重","气满胀,膨膨而咳喘","嗽而肺胀壅遏不得眠者,难治。"更有《丹溪心法》中提出"此痰挟瘀血碍气而病",直指病机,在治疗上提出用活血化瘀之品。这和今天临床所指的肺胀一致了,不仅是痰饮,也着眼于瘀血的问题了。

五、胸痹心痛病

【必读原文】

师曰:夫脉当取太过不及,阳微阴弦,即胸痹而痛,所以然者,责其极虚也。今阳虚知在上焦,所以胸痹心痛者,以其阴弦故也。(一)

平人无寒热,短气不足以息者,实也。(二)

胸痹之病,喘息咳唾,胸背痛,短气,寸口脉沉而迟,关上小紧数,栝蒌薤白白酒汤主之。(三)

栝蒌薤白白酒汤方:

栝蒌实一枚(捣) 薤白半升 白酒七升

上三味,同煮,取二升,分温再服。

胸痹,不得卧,心痛彻背者,栝蒌薤白半夏汤主之。(四)

栝蒌薤白半夏汤方:

栝蒌实一枚(捣) 薤白三两 半夏半斤 白酒一斗

上四味,同煮,取四升,温服一升,日三服。

胸痹,心中痞,留气结在胸,胸满,胁下逆抢心,枳实薤白桂枝汤主之;人参汤亦主之。(五)

枳实薤白桂枝汤方:

枳实四枚 厚朴四两 薤白半斤 桂枝一两 栝蒌实一枚(捣)

上五味,以水五升,先煮枳实、厚朴,取二升,去滓,内诸药,煮数沸,分温三服。

人参汤方:

人参 甘草 干姜 白术各三两

上四味,以水八升,煮取五升,温服一升,日三服。

胸痹,胸中气塞,短气,茯苓杏仁甘草汤主之;橘枳姜汤亦主之。(六)

茯苓杏仁甘草汤方：

茯苓三两　杏仁五十个　甘草一两

上三味，以水一斗，煮取五升，温服一升，日三服。不差，更服。

橘枳姜汤方：

橘皮一斤　枳实三两　生姜半斤

上三味，以水五升，煮取二升，分温再服。

胸痹，缓急者，薏苡附子散主之。（七）

薏苡附子散方：

薏苡仁十五两　大附子十枚（炮）

上二味，杵为散，服方寸匕，日三服。

心中痞，诸逆，心悬痛，桂枝生姜枳实汤主之，（八）

桂枝生姜枳实汤方：

桂枝　生姜各三两　枳实五枚

上三味，以水六升，煮取三升，分温三服。

心痛彻背，背痛彻心，乌头赤石脂丸主之。（九）

乌头赤石脂丸方：

蜀椒一两一法二分　乌头一分（炮）　附子半两（炮）一法一分　干姜一两一法一分　赤石脂一两一法二分

上五味，末之，蜜丸如梧桐子大，先食服一丸，日三服。不知，稍加服。

【伤寒原文】

太阳病，下之后，脉促胸满者，桂枝去芍药汤主之。（21）

桂枝三两，去皮　甘草二两，炙　生姜三两，切　大枣十二枚，擘

上四味，以水七升，煮取三升，去滓，温服一升。本云桂枝汤，今去芍药，将息如前法。

若微寒者，桂枝去芍药加附子汤主之。（22）

桂枝三两，去皮　甘草二两，炙　生姜三两，切　大枣十二枚，擘　附子一枚，炮，去皮，破八片

上五味，以水七升，煮取三升，去滓，温服一升。本云桂枝汤，今去芍药加附子，将息如前法。

按：胸痹，以胸膺部的痞闷疼痛为主症，原文的描述为"喘息咳唾，胸背痛，短气。"胸痹的病机，习惯上用原文的"阳微阴弦"表述，主要是胸阳不振，阴邪上乘，阴邪指水饮、痰浊等阴寒之气。治法为宣痹通阳，即用温阳散寒，化痰蠲饮的方药，来祛除阴邪的痹阻，使阳气通达。代表方是栝蒌薤白白酒汤或栝蒌薤白半夏汤，主要

的药物是栝蒌、薤白、半夏,这一类方剂多称为栝蒌薤白剂。在此基础上,有枳实薤白桂枝汤的胸胃同病,有茯苓杏仁甘草汤、橘枳姜汤的轻证对应,有薏苡附子散的缓急止痛,有人参汤的温补扶正,在具体证治上给人以一个完整的格局。

《诸病源候论》中的描述则比《金匮要略》又进了一层,更加形象而生动,曰:"胸痹之候,胸中幅幅如满,噎塞不利,习习如痒,喉里涩,唾燥,甚者,心里强痞急痛,肌肉苦痹,绞急如刺,不得俯仰,胸前皮皆痛,手不能犯,胸满短气,咳唾引痛,烦闷,自汗出,或彻背膂,其脉浮而微者是也。"对病机方面的认识,历代医家沿袭《金匮要略》者亦多,如《类证治裁》:"胸痹,胸中阳微不运,久则阴乘阳位而为痹结也。""胸中阳气不舒,浊阴得以上逆,而阻气升降。"胸痹的证治在《金匮要略》中占有重要地位,前提仍是伤寒这个病。胸痹,在后来的温病中间不作为主要问题提出来了,它的证治被分解而放到其他方面去了。

目前临床上已经习惯将胸痹与冠心病相对应,其实胸痹的范围似应更广些,而具体方治却偏窄。《金匮要略》的证治重点不在活血化瘀,而在散寒化饮、宽胸理气上。其实,宣痹通阳是根本,活血化瘀充其量只是其中的治法之一。老年病人属阳气虚衰,饮邪内停者更要注意这个问题。现今临床对胸痹的治疗,似乎有偏重于活血化瘀而忽略栝蒌薤白剂的倾向。《金匮要略》的方药对于痰浊壅塞型胸痹,或阴寒凝滞型胸痹就显得较为贴切。当然后世如《世医得效方》提出用苏合香丸芳香温通的方法"治卒暴心痛",《时方歌诀》用丹参饮活血化瘀的方法治心腹诸痛等,都可以参考。针对目前临床,特别要注意将《金匮要略》的治法与后世的芳香通窍、痰瘀同治及通补兼施等法相结合。

心痛,以病位和症状命名,临床上比较复杂。与胸痹相对,胸痹是指胸膺部的症状,而心痛的病位则是心窝部。所以应当看到心痛所涉及的范围较广,可以和肝胆、胰腺及胃相关,也可以和心脏相关,我们在临证中应该予以注意。

《金匮要略》所讨论心痛没有展开,仅局限于与胸痹同一病机所导致的心痛,其病机、治法与胸痹相通,而且重点是在胸痹,对于其他病因病机所致的心痛没有涉及,仅在原文方后论的九种心痛中有所体现。如果从临床的具体证治上看,心痛倒是和寒疝关联密切,缓急止痛,都要用到乌头类的药物,在某种程度上也是提示了临证对症应急处理的必要性。

六、惊悸奔豚气病

惊悸

【必读原文】

寸口脉动而弱,动即为惊,弱则为悸。(一)

火邪者,桂枝去芍药加蜀漆牡蛎龙骨救逆汤主之。(十二)

桂枝救逆汤方:

桂枝三两(去皮)　甘草二两(炙)　生姜三两　牡蛎五两(熬)　龙骨四两　大枣十二枚
蜀漆三两(洗去腥)

上为末,以水一斗二升,先煮蜀漆,减二升,内诸药,煮取三升,去滓,温服一升。

心下悸者,半夏麻黄丸主之。(十三)

半夏麻黄丸方:

半夏　麻黄等分

上二味,末之,炼蜜和丸小豆大。饮服三丸,日三服。

【伤寒原文】

太阳病,下之后,其气上冲者,可与桂枝汤方用前法。若不上冲者,不得与之。
(15)

发汗过多,其人叉手自冒心,心下悸,欲得按者,桂枝甘草汤主之。(64)

桂枝四两,去皮　甘草二两,炙

上二味,以水三升,煮取一升,去滓,顿服。

发汗后,其人脐下悸者,欲作奔豚,茯苓桂枝甘草大枣汤主之。(65)

茯苓半斤　桂枝四两,去皮　甘草二两,炙　大枣十五枚,擘

上四味,以甘澜水一斗,先煮茯苓,减二升,内诸药。煮取三升,去滓,温服一升,日
三服。

作甘澜水法:取水二斗,置大盆内,以杓扬之,水上有珠子五六千颗相逐,取用之。

伤寒八九日,下之,胸满烦惊,小便不利,谵语,一身尽重,不可转侧者,柴胡加
龙骨牡蛎汤主之。(107)

柴胡四两　龙骨　黄芩　生姜切　铅丹　人参　桂枝去皮　茯苓各一两半　半夏二合半,
洗　大黄二两　牡蛎一两半,熬　大枣六枚,擘

上十二味,以水八升,煮取四升,内大黄,切如碁子,更煮一两沸,去滓,温服一升。本云,柴
胡汤今加龙骨等。

伤寒,脉浮,医以火迫劫之,亡阳。必惊狂,卧起不安者,桂枝去芍药加蜀漆牡
蛎龙骨救逆汤主之。(112)

桂枝三两,去皮　甘草二两,炙　生姜三两,切　大枣十二枚,擘　牡蛎五两,熬　蜀漆三
两,洗去腥　龙骨四两

上七味,以水一斗二升,先煮蜀漆,减二升,内诸药,煮取三升,去滓,温服一升。本云桂枝

汤,今去芍药加蜀漆、牡蛎、龙骨。

烧针令其汗,针处被寒,核起而赤者,必发奔豚。气从少腹上冲心者,灸其核上各一壮,与桂枝加桂汤,更加桂二两也。(117)

桂枝五两,去皮 芍药三两 生姜三两,切 甘草二两,炙 大枣十二枚,擘

上五味,以水七升,煮取三升,去滓,温服一升。本云桂枝汤,今加桂满五两。所以加桂者,以能泄奔豚气也。

火逆下之,因烧针烦躁者,桂枝甘草龙骨牡蛎汤主之。(118)

桂枝一两,去皮 甘草二两,炙 牡蛎二两,熬 龙骨二两

上四味,以水五升,煮取二升半,去滓,温服八合,日三服。

太阳伤寒者,加温针必惊也。(119)

伤寒,脉结代,心动悸,炙甘草汤主之。(177)

甘草四两,炙 生姜三两,切 人参二两 生地黄一斤 桂枝三两,去皮 阿胶二两 麦门冬半升,去心 麻仁半升 大枣三十枚,擘

上九味,以清酒七升,水八升,先煮八味,取三升,去滓,内胶烊消尽,温服一升,日三服。一名复脉汤。

脉按之来缓,时一止复来者,名曰结。又脉来动而中止,更来小数,中有还者反动,名曰结,阴也。脉来动而中止,不能自还,因而复动者,名曰代,阴也。得此脉者必难治。(178)

伤寒,厥而心下悸,宜先治水,当服茯苓甘草汤,却治其厥。不尔,水渍入胃,必作利也。(356)

茯苓二两 甘草一两,炙 生姜三两,切 桂枝二两,去皮

上四味,以水四升,煮取二升,去滓,分温三服。

按:惊由外受,惊恐则神志不定。悸乃内伤,阴血不足而心失所养。一般惊是指受到外界强烈的刺激后表现出的精神不定、卧起不安,或伴有心跳不宁的病证。悸是自觉心中跳动不安的病证,一般无明显的外界刺激因素。惊和悸对举,提示二者可以区别,但又互有联系,在临床上每每同时见到。原文的内容展开不多,治疗或用桂枝去芍药加蜀漆龙骨牡蛎救逆汤温阳镇逆安神,或用半夏麻黄丸通阳化痰蠲饮。

惊悸在《金匮要略》中没有更多的展开,三条原文,二首方剂。一条以脉论病,强调惊得之于外,悸得之内。惊由外受惊恐而神志不宁,悸由心失所养而悸动不安,但是作为治疗,一为火邪,与外界之惊无涉;一为水饮,与内部阴血不足亦无关,

内容虽少,有对照,有互补。治法方药在临床上也有参考价值。《金匮要略》所出二方,一者通阳、镇静、安神,用以治疗因火劫致心阳不足,神气浮越的惊狂证,一者蠲饮通阳,治寒饮凌心的心下悸证。悸的问题,《伤寒论》中相关联的方治亦多,如茯苓甘草汤、小建中汤、炙甘草汤、真武汤等。

我们可以注意后世热病中间的惊狂证治的问题,基本靠向于清热用寒凉泻火之剂,或者加入镇心安神化痰之品,和《伤寒论》原文所述的内容差距很大了。可以想见,惊狂在热病中往往只是个具体表现,并不表示病因。

奔豚气

【必读原文】

师曰:病有奔豚,有吐脓,有惊怖,有火邪,此四部病,皆从惊发得之。

师曰:奔豚病,从少腹起,上冲咽喉,发作欲死,复还止,皆从惊恐得之。(一)

奔豚,气上冲胸,腹痛,往来寒热,奔豚汤主之。(二)

奔豚汤方:

甘草 芎藭 当归各二两 半夏四两 黄芩二两 生葛五两 芍药二两 生姜四两 甘李根白皮一升

上九味,以水二斗,煮取五升,温服一升,日三夜一服。

发汗后,烧针令其汗,针处被寒,核起而赤者,必发奔豚。气从小腹上至心,灸其核上各一壮,与桂枝加桂汤主之。(三)

桂枝加桂汤方:

桂枝五两 芍药三两 甘草二两(炙) 生姜三两 大枣十二枚

上五味,以水七升。微火煮取三升,去滓,温服一升。

发汗后,脐下悸者,欲作奔豚,茯苓桂枝甘草大枣汤主之。(四)

茯苓桂枝甘草大枣汤方:

茯苓半斤 甘草二两(炙) 大枣十五枚 桂枝四两

上四味,以甘澜水一斗,先煮茯苓,减二升,内诸药,煮取三升,去滓,温服一升,日三服。甘澜水法:取水二斗,置大盆内,以杓扬之,水上有珠子五六千颗相逐,取用之。

按:奔豚气,是根据症状表现而命名的。病发时患者自觉有股气在体内如豚之奔突,直冲胸咽。奔豚气病由气机逆乱上冲所致,发作时病人自觉气从少腹上冲胸咽,痛苦万状,难以忍受,发作过后如常人。原文提到发病与惊恐有关,也有误汗伤阳后,复感寒邪或停饮上逆而致的。本病的治法主要是降逆平冲,依据不同的症情,如属肝郁化热气冲者,可用奔豚汤养血平肝,和胃降逆,如属误汗伤阳、阳虚寒逆引起气冲的,外灸核上,内服桂枝加桂汤调和阴阳,平冲降逆,如属误汗伤阳、水饮有上冲之势的,治用茯苓桂枝甘草大枣汤培土制水,以防冲逆。

由于原文提到惊恐,后世多将奔豚气列为《金匮要略》中的情志病。奔豚气病究竟相当于现今什么疾病,从神经官能症或癔病角度考虑较多,其实,奔豚气也许仅是一个临床症状而已。篇中所出奔豚汤,有腹痛与寒热往来,用药以清热活血理气为主,与桂枝加桂和苓桂草枣完全不同,似也暗藏鉴别之意在内,同时也提醒不要忘记热病这个大前提。若再扩大一点,讲到冲气的话,《金匮要略》中提到的地方也不少,而处理方法迥然有异,如痰饮病中小青龙汤用后出现冲气上逆用苓桂味甘汤等的一系列证治。

七、腹满寒疝宿食病(懊恼、结胸、痞证、肠痈等)

腹满

【必读原文】

趺阳脉微弦,法当腹满,不满者必便难,两胠疼痛,此虚寒从下上也,当以温药服之。(一)

腹满时减,复如故,此为寒,当与温药。(三)

病者腹满,按之不痛为虚,痛者为实,可下之。舌黄未下者,下之黄自去。(二)

夫中寒家,喜欠。其人清涕出,发热色和者,善嚏。(六)

中寒,其人下利,以里虚也,欲嚏不能,此人肚中寒。(七)

病腹满,发热十日,脉浮而数,饮食如故,厚朴七物汤主之。(九)

厚朴七物汤方:

厚朴半斤　甘草三两　大黄三两　大枣十枚　枳实五枚　桂枝二两　生姜五两

上七味,以水一斗,煮取四升,温服八合,日三服。呕者加半夏五合,下利去大黄,寒多者加生姜至半斤。

按之心下满痛者,此为实也,当下之,宜大柴胡汤。(十二)

大柴胡汤方:

柴胡半斤　黄芩三两　芍药三两　半夏半升(洗)　枳实四枚(炙)　大黄二两　大枣十二枚　生姜五两

上八味,以水一斗二升,煮取六升,去滓,再煎,温服一升,日三服。

痛而闭者,厚朴三物汤主之。(十一)

厚朴三物汤方:

厚朴八两　大黄四两　枳实五枚

上三味,以水一斗二升,先煮二味,取五升,内大黄,煮取三升。温服一升,以利为度。

腹满不减,减不足言,当须下之,宜大承气汤。(十三)

大承气汤方:见前痉病中

胁下偏痛,发热,其脉紧弦,此寒也,以温药下之,宜大黄附子汤。(十五)

大黄附子汤方:

大黄三两　附子三枚(炮)　细辛二两

上三味,以水五升,煮取二升,分温三服;若强人煮取二升半,分温三服。服后如人行四五里,进一服。

腹中寒气,雷鸣切痛,胸胁逆满,呕吐,附子粳米汤主之。(十)

附子粳米汤方:

附子一枚(炮)　半夏半升　甘草一两　大枣十枚　粳米半升

上五味,以水八升,煮米熟,汤成,去滓。温服一升,日三服。

心胸中大寒痛,呕不能饮食,腹中寒,上冲皮起,出见有头足,上下痛而不可触近,大建中汤主之。(十四)

大建中汤方:

蜀椒二合(去汗)　干姜四两　人参二两

上三味,以水四升,煮取二升,去滓,内胶饴一升,微火煎取一升半,分温再服。如一炊顷,可饮粥二升。后更服,当一日食糜,温覆之。

寒气厥逆,赤丸主之。(十六)

赤丸方:

茯苓四两　乌头二两(炮)　半夏四两(洗)一方用桂　细辛一两《千金》作人参

上四味,末之,内真朱为色,炼蜜丸如麻子大,先食酒饮下三丸,日再夜一服。不知,稍增之,以知为度。

【备考原文】

病者痿黄,躁而不渴,胸中寒实,而利不止者,死。(四)

寸口脉弦,即胁下拘急而痛,其人啬啬恶寒也。(五)

夫瘦人绕脐痛,必有风冷,谷气不行,而反下之,其气必冲,不冲者,心下则痞也。(八)

其脉数而紧乃弦,状如弓弦,按之不移。脉弦数者,当下其寒;脉紧大而迟者,必心下坚;脉大而紧者,阳中有阴,可下之。(二十)

【伤寒原文】

发汗后,腹胀满者,厚朴生姜半夏甘草人参汤主之。(66)

厚朴半斤,炙,去皮　生姜半斤,切　半夏半升,洗　甘草二两,炙　人参一两

上五味,以水一斗,煮取三升,去滓,温服一升,日三服。

伤寒,阳脉涩,阴脉弦,法当腹中急痛,先与小建中汤,不差者,小柴胡汤主之。(100)

桂枝三两,去皮　甘草二两,炙　大枣十二枚,擘　芍药六两　生姜三两,切　胶饴一升

上六味,以水七升,煮取三升,去滓,内饴,更上微火消解,温服一升,日三服。呕家不可用建中汤,以甜故也。

伤寒二三日,心中悸而烦者,小建中汤主之。(102)

太阳病,过经十余日,反二三下之。后四五日,柴胡证仍在者,先与小柴胡。呕不止,心下急,郁郁微烦者,为未解也,与大柴胡汤,下之则愈。(103)

柴胡半斤　黄芩三两　芍药三两　半夏半升,洗　生姜五两,切　枳实四枚,炙　大枣十二枚,擘

上七味,以水一斗二升,煮取六升,去滓,再煎,温服一升,日三服。一方加大黄二两,若不加,恐不为大柴胡汤。

伤寒十余日,热结在里,复往来寒热者,与大柴胡汤。但结胸,无大热者,此为水结在胸胁也,但头微汗出者,大陷胸汤主之。(136)

伤寒,发热汗出不解,心中痞硬,呕吐而下利者,大柴胡汤主之。(165)

按:腹部的胀满疼痛,可以是许多疾病过程中的一个常见症状,因此涉及的面很广。《伤寒论》中腹满痛多见于阳明病和太阴病,故一般习惯用"实则阳明,虚则太阴"来概括病机,即属于实证、热证的,责之于腑,多以阳明胃肠为主,或涉及少阳之胆,或兼及太阳之表;属于虚证、寒证的,考虑到脏,多以太阴脾为主,兼及厥阴之肝或少阴之肾。从临床治疗来看,病变表现为实证、热证时一般从肠胃治,用寒泻法;表现为虚证、寒证时常从脾(肾)治,用温补法;如属于寒实内结的,则有温下治法。

实热性腹满,由于病机和病位之不同,而有厚朴七物汤、大柴胡汤、厚朴三物汤、大承气汤等方治。其中泄热攻下的大承气汤,是治疗实热腹满的代表方,其症见满痛在于腹中,由燥屎结滞于肠道所致。以此为基础而临证变化,如厚朴三物汤行气除满,其症以实热内积,气机壅滞为甚;厚朴七物汤表里双解,证属表邪未解而病入阳明,积滞壅阻肠道;大柴胡汤和表攻里,证属病在里而连及少阳,满痛偏于心下与两胁。以上所述的实热腹满,尽管邪气盛而症情剧,但正气未衰,故治疗较易取效,预后一般良好。

对于虚寒性腹满胀痛者,有附子粳米汤、大建中汤之设。如脾胃虚寒而水湿内

停,以雷鸣切痛为主的腹满,用附子粳米汤化湿降逆,散寒止痛。如脾胃阳微,中焦寒盛,出现腹痛攻冲,上下痛不可触近者,用大建中汤温中补虚,散寒止痛。另外,还有大黄附子汤的温下寒实,其证属邪实正虚,由阳气不运,积滞内停所致。

腹满痛为一个主症,可以作为一个病证来对待。如果作为一个伴随症状,则又多见于黄疸、呕吐、下利等病证中,也可以联系蓄血、结胸、痞证等一起看。温病中间对于腹痛的处理,《通俗伤寒论》中有夹痛伤寒,治疗强调一个通字,或温通,或凉通,或疏通,或攻通,方药也有很大的扩展,显然是从伤寒走到了后人所面临的临床现实之中。

寒疝

【必读原文】

腹痛,脉弦而紧,弦则卫气不行,即恶寒。紧则不欲食,邪正相搏,即为寒疝。

寒疝,绕脐痛,若发则白汗出,手足厥冷,其脉沉紧者,大乌头煎主之。(十七)

乌头煎方:

乌头大者五枚(熬,去皮,不哎咀)

上以水三升,煮取一升。去滓,内蜜二升,煎令水气尽,取二升。强人服七合,弱人服五合。不差,明日更服,不可一日再服。

寒疝,腹中痛,逆冷,手足不仁,若身疼痛,灸刺诸药不能治,抵当乌头桂枝汤主之。(十九)

乌头桂枝汤方:

乌头

上一味,以蜜二斤,煎减半,去滓,以桂枝汤五合解之。得一升后,初服二合,不知,即服三合,又不知,复加至五合。其知者,如醉状。得吐者,为中病。

桂枝汤方:

桂枝三两(去皮)　芍药三两　甘草二两(炙)　生姜三两　大枣十二枚

上五味,锉,以水七升,微火煮取三升,去滓。

寒疝,腹中痛,及胁痛里急者,当归生姜羊肉汤主之。(十八)

当归生姜羊肉汤方:

当归三两　生姜五两　羊肉一斤

上三味,以水八升,煮取三升,温服七合,日三服。若寒多者,加生姜成一斤;痛多而呕者,加橘皮二两、白术一两。加生姜者,亦加水五升,煮取三升二合,服之。

按:寒疝,指腹部的剧痛,是一种阴寒性、发作性的腹痛病证。由阴寒内盛、阳气虚衰所致,以发作性绕脐剧痛、汗出肢冷、脉沉紧为典型见症,治疗用大乌头煎散寒以缓解疼痛。如既有腹中剧痛,又出现手足不仁,身体疼痛的,属内外皆寒,可用乌头桂枝汤内外兼治。如腹痛拘急,得按得熨则减,是血虚内寒所致,宜用当归生姜羊肉汤温养散寒。

寒疝与后世外科的疝气完全不同,《金匮要略》中另有阴狐疝,主症为"偏有小大,时时上下",用蜘蛛散治疗,与我们现在所称小肠气(腹股沟斜疝)相似。当时二者均称为疝,但含义不同,不可相混。

寒疝的病名,临床上几乎不用了。后世温病中的腹部剧痛,典型者如绞肠瘟、绞肠痧等,和伤寒金匮所述的差别就大了,治疗针对性更强,选择清热解毒利湿等法,着眼于祛除疫毒,而不可能考虑用乌头、附子,停留在症状的缓解上了。

宿食

【必读原文】

问曰:人病有宿食,何以别之? 师曰:寸口脉浮而大,按之反涩,尺中亦微而涩,故知有宿食,大承气汤主之。(二十一)

脉数而滑者,实也,此有宿食,下之愈,宜大承气汤。(二十二)

下利不欲食者,有宿食也,当下之,宜大承气汤。(二十三)

宿食在上脘,当吐之,宜瓜蒂散。(二十四)

瓜蒂散方:

瓜蒂一分(熬黄)赤小豆一分(煮)

上二味,杵为散,以香豉七合煮取汁,和散一钱匕,温服之。不吐者,少加之,以快吐为度而止。亡血及虚者不可与之。

【备考原文】

脉紧,如转索无常者,有宿食也。(二十五)

脉紧,头痛风寒,腹中有宿食不化也。一云寸口脉紧。(二十六)

【伤寒原文】

病如桂枝证,头不痛,项不强,寸脉微浮,胸中痞硬,气上冲喉咽,不得息者,此为胸有寒也,当吐之,宜瓜蒂散。(166)

瓜蒂一分,熬黄 赤小豆一分

上二味,各别捣筛,为散已,合治之,取一钱匕,以香豉一合,用热汤七合,煮作稀糜,去滓,取汁和散,温顿服之。不吐者,少少加,得快吐乃止。诸亡血虚家,不可与瓜蒂散。

病人手足厥冷,脉乍紧者,邪结在胸中,心下满而烦,饥不能食者,病在胸中,当须吐之,宜瓜蒂散。(355)

瓜蒂　赤小豆

上二味,各等分,异捣筛,合内臼中,更治之,别以香豉一合,用热汤七合,煮作稀糜,去滓取汁,和散一钱匕,温顿服之。不吐者,少少加,得快吐乃止。诸亡血虚家,不可与瓜蒂散。

按:宿食即伤食,亦称食积。此由脾胃功能失常,食物经宿不消而停积于肠胃所致。暴饮暴食,损伤脾胃,乃致食物不化,即可形成宿食病。临床表现为腹痛、腹满,或伴见嗳腐吞酸,泛泛欲呕,恶闻食臭,泄泻等。病因病机由饮食不节,脾运失健,胃肠气机紊乱所致。治疗或吐或下,因势利导,用通利的方法,以尽快排除积滞。如食物新停于上,泛泛欲吐者,可用吐法,宜瓜蒂散;宿食停滞在下而腹满下利者,可用下法,宜大承气汤。这些都是顺应机体抗病趋势的因势利导的治法。后世医家对宿食补出消导一法,具体方药如保和丸、平胃散等,也为临床所常用。

《通俗伤寒论》作为伤寒夹证,首先提出的就是"夹食伤寒",所谓"伤寒夹食,十常七八",治法除了吐下之外,有消导二陈汤等。宿食在温病中也是常见的问题,必须认真对待的。在古代社会中对宿食的关注,贯穿热病整个过程,包括恢复期的饮食不节导致的复发。平时我们讲脾胃优先,或者说保持良好的消化功能是临床治疗的基本,于此也可以仔细体会。

懊憹

【伤寒原文】

发汗后,水药不得入口为逆,若更发汗,必吐下不止。发汗吐下后,虚烦不得眠,若剧者,必反复颠倒,心中懊憹,栀子豉汤主之;若少气者,栀子甘草豉汤主之;若呕者,栀子生姜豉汤主之。(76)

栀子豉汤方:

栀子十四个,擘　香豉四合,绵裹

上二味,以水四升,先煮栀子,得二升半,内豉,煮取一升半,去滓,分为二服,温进一服。得吐者,止后服。

栀子甘草豉汤方:

栀子十四个,擘　甘草二两,炙　香豉四合,绵裹

上三味,以水四升,先煮栀子、甘草,取二升半,内豉,煮取一升半,去滓,分二服,温进一服。得吐者,止后服。

栀子生姜豉汤方:

栀子十四个,擘　生姜五两　香豉四合,绵裹

上三味,以水四升,先煮栀子、生姜,取二升半,内豉,煮取一升半,去滓,分二服,温进一服。得吐者,止后服。

发汗,若下之,而烦热,胸中窒者,栀子豉汤主之。(77)

伤寒五六日,大下之后,身热不去,心中结痛者,未欲解也,栀子豉汤主之。(78)

伤寒下后,心烦,腹满,卧起不安者,栀子厚朴汤主之。(79)

栀子十四个,擘　厚朴四两,炙,去皮　枳实四枚,水浸,炙令黄

上三味,以水三升半,煮取一升半,去滓,分二服,温进一服。得吐者,止后服。

伤寒,医以丸药大下之,身热不去,微烦者,栀子干姜汤主之。(80)

栀子十四个,擘　干姜二两

上二味,以水三升半,煮取一升半,去滓,分二服,温进一服。得吐者,止后服。

凡用栀子汤,病人旧微溏者,不可与服之。(81)

阳明病,脉浮而紧,咽燥口苦,腹满而喘,发热汗出,不恶寒,反恶热,身重。若发汗则躁,心愦愦,反谵语。若加温针,必怵惕,烦躁不得眠。若下之,则胃中空虚,客气动膈。心中懊恼,舌上胎者,栀子豉汤主之。(221)

阳明病下之,其外有热,手足温,不结胸,心中懊恼,饥不能食,但头汗出者,栀子豉汤主之。(228)

下利后更烦,按之心下濡者,为虚烦也,宜栀子豉汤。(375)

肥栀子十四个,擘　香豉四合,绵裹

上二味,以水四升,煮栀子取二升半,去滓,内豉,更煮取一升半,去滓。分二服,温进一服,得快吐者,止后服。

按:懊恼,作为一个病证概念,指心窝部难以名状之不适。多见于发汗吐下以后,伴随虚烦不得眠。虚烦的虚,可以理解为攻下法以后,内无实热结聚,烦躁严重的有卧起不安,方中栀子苦寒泻火清热,豆豉辛苦寒,辛味升透,亦寓有苦降辛开之意。栀子豉汤代表的是清热法,当属阳明证治范围,热势轻,偏在上,见症亦较局限。栀子豉汤属于清热的小剂、轻剂。

栀子豉汤演示给我们的是关于苦寒清热药的具体用法。积滞已去,部位偏上,清热中带有透发,也即降中有升。栀子的苦寒和厚朴的苦温、干姜的辛温相配,形成最为简练的辛开苦降剂,既清热,又扶正,调升降,行气机,对中焦的病证很合适。所以换个角度,也可以认为清热小剂也有利于脾胃机能的恢复。

由苦寒清热扩展,有黄连黄芩的同用,有葛根芩连汤、黄连阿胶汤、黄芩汤、小陷胸汤、大黄黄连泻心汤、白头翁汤等,后世的黄连解毒汤、龙胆泻肝汤等,都在这一条路上。

结胸

【伤寒原文】

问曰:病有结胸,有藏结,其状何如? 答曰:按之痛,寸脉浮,关脉沉,名曰结胸

也。（128）

何谓藏结？答曰：如结胸状，饮食如故，时时下利，寸脉浮，关脉小细沉紧，名曰藏结。舌上白胎滑者，难治。（129）

藏结，无阳证，不往来寒热，其人反静，舌上胎滑者，不可攻也。（130）

病发于阳，而反下之，热入因作结胸；病发于阴，而反下之，因作痞也。所以成结胸者，以下之太早故也。结胸者，项亦强，如柔痉状，下之则和，宜大陷胸丸。（131）

大黄半斤　葶苈子半斤，熬　芒硝半升　杏仁半升，去皮尖，熬黑

上四味，捣筛二味，内杏仁、芒硝，合研如脂，和散，取如弹丸一枚，别捣甘遂末一钱匕，白蜜二合，水二升，煮取一升，温顿服之，一宿乃下，如不下，更服，取下为效，禁如药法。

结胸证，其脉浮大者，不可下，下之则死。（132）

结胸证悉具，烦躁者亦死。（133）

太阳病，脉浮而动数，浮则为风，数则为热，动则为痛，数则为虚，头痛发热，微盗汗出，而反恶寒者，表未解也。医反下之，动数变迟，膈内拒痛，胃中空虚，客气动膈，短气躁烦，心中懊恼，阳气内陷，心下因硬，则为结胸，大陷胸汤主之。若不结胸，但头汗出，余处无汗，剂颈而还，小便不利，身必发黄。（134）

大黄六两，去皮　芒硝一升　甘遂一钱匕

上三味，以水六升，先煮大黄取二升，去滓，内芒硝，煮一两沸，内甘遂末，温服一升，得快利，止后服。

伤寒六七日，结胸热实，脉沉而紧，心下痛，按之石硬者，大陷胸汤主之。（135）

伤寒十余日，热结在里，复往来寒热者，与大柴胡汤，但结胸，无大热者，此为水结在胸胁也，但头微汗出者，大陷胸汤主之。（136）

太阳病，重发汗而复下之，不大便五六日，舌上燥而渴，日晡所小有潮热，从心下至少腹硬满而痛不可近者，大陷胸汤主之。（137）

小结胸，病正在心下，按之则痛，脉浮滑者，小陷胸汤主之。（138）

黄连一两　半夏半升，洗　栝楼实大者一枚

上三味，以水六升，先煮栝楼，取三升，去滓，内诸药，煮取二升，去滓，分温三服。

太阳病，二三日，不能卧，但欲起，心下必结，脉微弱者，此本有寒分也。反下之，若利止，必作结胸；未止者，四日复下之，此作协热利也。（139）

太阳病，下之，其脉促，不结胸者，此为欲解也。脉浮者，必结胸；脉紧者，必咽痛；脉弦者，必两胁拘急；脉细数者，头痛未止；脉沉紧者，必欲呕；脉沉滑者，协热利；脉浮滑者，必下血。（140）

病在阳,应以汗解之,反以冷水潠之,若灌之,其热被劫不得去,弥更益烦,肉上粟起,意欲饮水。反不渴者,服文蛤散。若不差者,与五苓散。寒实结胸,无热证者,与三物小陷胸汤,白散亦可服。(141)

文蛤散方:

文蛤五两

上一味为散,以沸汤和一方寸匕服,汤用五合。

白散方:

桔梗三分 巴豆一分,去皮心,熬黑研如脂 贝母三分

上三味为散,内巴豆,更于白中杵之,以白饮和服,强人半钱匕,羸者减之。病在膈上必吐,在膈下必利,不利进热粥一杯,利过不止,进冷粥一杯,身热皮粟不解,欲引衣自覆,若以水潠之,洗之,益令热劫不得出,当汗而不汗则烦,假令汗出已,腹中痛,与芍药三两如上法。

太阳少阳并病,而反下之,成结胸。心下硬,下利不止,水浆不下,其人心烦。(150)

病胁下素有痞,连在脐旁,痛引少腹,入阴筋者,此名藏结,死。(167)

按:结胸,是由邪热或寒邪内入,与水饮相互搏结于胸脘和腹部所致,以腹部的板滞、剧痛为主症。《伤寒论》根据不同的症情区分出热实结胸、痰热结胸、寒实结胸等不同类型。后世的温病医家认为暑温挟饮,血热挟饮亦可致结胸证,相关的记载见于暑温、伏暑、热入血室各病证的具体描述中。

有关结胸证的病因,一般认为多因误下邪热内陷;或未经误下,邪热内入;或水饮寒邪内结,或血与热结络脉被阻。结胸证的治疗以攻下结聚为主,根据结聚的程度与病位分别采用不同的治法。结胸主要可见胸脘部硬痛,或胃脘部至少腹硬满痛。常伴有项亦强如柔痉状,小便短,发热,烦躁;或伴大便秘结;或伴身体重等。具体表现也可作如下分类:① 热实结胸:见心下痛,按之石硬,或从心下至少腹硬满而痛不可近,兼见不大便,小有潮热,脉沉紧,舌红苔黄腻。治当峻下破结,用大陷胸汤;② 痰热结胸:见胸胁或心下痞胀,按之痛,发热不恶寒。兼现咳嗽痰黄稠;或纳少欲饮,苔黄或黄腻而滑。治宜峻下痰热,峻药缓服,用大陷胸丸;③ 寒实结胸:见胸脘疼痛,大便秘结,唯无发热,烦躁等热证。痰饮寒邪结于肺,除见胸闷满痛外还可见痰多气急;寒饮夹食结于肠则见腹痛拒按,大便秘结。治当温下破结,用三物白散;④ 小结胸:见心下胀闷,按之则痛,脉浮滑。还可见咳嗽,痰黄稠,呕吐,恶心,苔黄腻等。治以清热化痰,宽胸散结,用小陷胸汤;⑤ 水结胸:见胸胁硬痛,无大热,但头汗出。治当峻下逐水破结,用大陷胸汤;⑥ 血结胸:主要见发热恶寒,热除而脉迟身凉,胸胁下满,如结胸状,谵语等。治法当攻下瘀热,用桃仁承气汤。主要为热邪与瘀血结于血室,邪气入于经络,上下流行。其状如结胸,与结胸心下痛,按之石硬需相鉴别。

结胸病证以腹部的危急症状为主要表现,典型者类似腹膜炎见症或腹腔器官的感染症等,《伤寒论》中有较多条文展开,也是根据症状的缓急轻重,涉及范围的大小而定治法方药,总的可以看作是对阳明病证治的补充,另立出腹痛的具体治法方药,因为放在太阳病篇中容易被忽略,或者作为误治的变证被列为另类。结胸的有些表现显然要比阳明腑实证还要急重,所以在治疗上仅用大黄芒硝不够,还必须加上甘遂,以加强通下的力量。

痞证

【伤寒原文】

伤寒五六日,呕而发热者,柴胡汤证具,而以他药下之,柴胡证仍在者,复与柴胡汤。此虽已下之,不为逆,必蒸蒸而振,却发热汗出而解。若心下满而硬痛者,此为结胸也,大陷胸汤主之。但满而不痛者,此为痞,柴胡不中与之,宜半夏泻心汤。(149)

半夏泻心汤方:

半夏半升,洗　黄芩　干姜　人参　甘草炙,各三两　黄连一两　大枣十二枚,擘

上七味,以水一斗,煮取六升,去滓,再煎取三升,温服一升,日三服。

脉浮而紧,而复下之,紧反入里,则作痞,按之自濡,但气痞耳。(151)

太阳中风,下利呕逆,表解者,乃可攻之。其人漐漐汗出,发作有时,头痛,心下痞硬满,引胁下痛,干呕短气,汗出不恶寒者,此表解里未和也,十枣汤主之。(152)

太阳病,医发汗,遂发热恶寒,因复下之,心下痞,表里俱虚,阴阳气并竭,无阳则阴独,复加烧针,因胸烦,面色青黄,肤眮者,难治;今色微黄,手足温者,易愈。(153)

心下痞,按之濡,其脉关上浮者,大黄黄连泻心汤主之。(154)

大黄二两　黄连一两

上二味,以麻沸汤二升渍之,须臾绞去滓,分温再服。

臣亿等看详大黄黄连泻心汤,诸本皆二味,又后附子泻心汤,用大黄、黄连、黄芩、附子,恐是前方中亦有黄芩,后但加附子也,故后云附子泻心汤,本云加附子也。

心下痞,而复恶寒汗出者,附子泻心汤主之。(155)

大黄二两　黄连一两　黄芩一两　附子一枚,炮,去皮,破,别煮取汁

上四味,切三味,以麻沸汤二升渍之,须臾绞去滓,内附子汁,分温再服。

伤寒,汗出,解之后,胃中不和,心下痞硬,干噫食臭,胁下有水气,腹中雷鸣,下利者,生姜泻心汤主之。(157)

生姜四两,切　甘草三两,炙　人参三两　干姜一两　黄芩三两　半夏半升,洗　黄连一两
大枣十二枚,擘

上八味,以水一斗,煮取六升,去滓,再煎取三升,温服一升,日三服。附子泻心汤,本云加附子。半夏泻心汤、甘草泻心汤,同体别名耳。生姜泻心汤,本云理中人参黄芩汤,去桂枝、术,加黄连并泻肝法。

伤寒,中风,医反下之,其人下利日数十行,谷不化,腹中雷鸣,心下痞硬而满,干呕心烦不得安。医见心下痞,谓病不尽,复下之,其痞益甚。此非结热,但以胃中虚,客气上逆,故使硬也,甘草泻心汤主之。(158)

甘草四两,炙　黄芩三两　干姜三两　半夏半升,洗　大枣十二枚,擘　黄连一两

上六味,以水一斗,煮取六升,去滓,再煎取三升,温服一升,日三服。

臣亿等谨按:上生姜泻心汤法,本云理中人参黄芩汤,今详泻心以疗痞,痞气因发阴而生,是半夏、生姜、甘草泻心三方,皆本于理中也,其方必各有人参,今甘草泻心中无者,脱落之也。又按《千金》并《外台秘要》,治伤寒䕞食用此方皆有人参,知脱落无疑。

伤寒,吐下后,发汗,虚烦,脉甚微。八九日,心下痞硬,胁下痛,气上冲咽喉,眩冒,经脉动惕者,久而成痿。(160)

伤寒,发汗,若吐若下,解后,心下痞硬,噫气不除者,旋覆代赭汤主之。(161)

旋覆花三两　人参二两　生姜五两　代赭一两　甘草三两　半夏半升,洗　大枣十二枚,擘

上七味,以水一斗,煮取六升,去滓,再煎取三升,温服一升,日三服。

伤寒,大下后,复发汗,心下痞,恶寒者,表未解者也。不可攻痞,当先解表,表解乃可攻痞。解表宜桂枝汤,攻痞宜大黄黄连泻心汤。(164)

伤寒,胸中有热,胃中有邪气,腹中痛,欲呕吐者,黄连汤主之。(173)

黄连三两　甘草三两,炙　干姜三两　桂枝三两,去皮　人参二两　半夏半升,洗　大枣十二枚,擘

上七味,以水一斗,煮取六升,去滓,温服,昼三夜二。疑非仲景方。

按:痞证,以心下痞闷胀满为主症,伴有呕吐,下利等症状。根据原文所述,痞证由表证误下,病邪内陷所致。临床上痞证既可以见于外感病,也可见于杂病。痞证总的病机为寒热错杂,虚实夹杂,脾胃升降失司。痞证的治疗当以行气消痞为主,根据证型的不同,分别采用清热、辛开苦降、和胃消痞等。① 热痞的主症为心下痞,按之濡,其脉关上浮。临床还可见不大便,口苦,目赤,咽红,牙龈肿痛,脉数等。热痞为无形热邪侵犯中焦,故心下痞;病邪为无形之热邪,故按之柔软;热邪结聚,腑气不畅,则不大便;热邪结聚,故口苦、目赤、咽红、脉数;热邪上炎,则牙龈肿痛。热痞当清热消痞,方用大黄黄连泻心汤;② 热痞兼阳虚的主症为心下痞,而复

恶寒汗出。临床还可见畏寒,四肢欠温,面色苍白,汗出等。热痞兼阳虚为无形热邪侵犯中焦,故心下痞;阳气虚衰,则恶寒、畏寒、四肢欠温、面色苍白;阳气虚,固摄作用减弱,则汗出。热痞兼阳虚当清热消痞兼温阳,方用附子泻心汤;③ 寒热错杂痞的主症为心下痞,呕吐,下利。临床还可见干噫食臭,腹中雷鸣,或下利日数十行,谷不化,腹中雷鸣,心下痞硬满,干呕,心烦不得安等。寒热错杂痞为寒热之邪错杂,结于中焦,故心下痞硬或心下痞硬满,心烦不得安;胃气上逆,则干噫食臭或干呕;脾虚失运,肠道传化失司,则腹中雷鸣、下利。寒热错杂痞当辛开苦降,和胃消痞,方用半夏泻心汤。水气偏盛者,用生姜泻心汤;气虚偏盛者,用甘草泻心汤。

四张泻心汤分别对应于热痞、热痞兼体虚、水气、胃虚气逆,示人以方药如何加减变化的方法。以半夏泻心汤为典型,再作进一步引申的话,有黄连汤、旋覆代赭汤、桂枝人参汤等,都是针对方证方药所作的进一步微调。泻心汤也可以看作是从理中出发的变化,因为里面都用参草枣姜等,错杂者靠少阳,而大黄黄连泻心汤则完全进到阳明了。

如果说,小柴胡汤为不典型的发热开出一条治疗的途径,那么半夏泻心汤等三方则为不典型的阳明、太阴腹满提出了一个治法。寒温并用的辛开苦降法,其临床的适应面很宽广。痞证与结胸不同,结胸可以速战速决,以攻下逐水法取效,而痞证则寒热虚实错综复杂者多,当然也不排除有单纯偏于热者。痞证与结胸有时也可以重叠。如果说结胸可以往阳明腑实靠,那么痞证可以往太阴里虚靠,但都不怎么典型,故治法有所变通。

《通俗伤寒论》中有"夹痞伤寒",腹部的胀满气滞,倒是比较对应了《金匮要略》腹满病名概念。用药也偏重在芳香行气化湿除满了。

肠痈

【必读原文】

肠痈之为病,其身甲错,腹皮急,按之濡,如肿状,腹无积聚,身无热,脉数,此为肠内有痈脓,薏苡附子败酱散主之。(三)

薏苡附子败酱散方:

薏苡仁十分　附子二分　败酱五分

上三味,杵为末,取方寸匕,以水二升,煎减半,顿服,小便当下。

肠痈者,小腹肿痞,按之即痛如淋,小便自调,时时发热,自汗出,复恶寒,其脉迟紧者,脓未成,可下之,当有血。脉洪数者,脓已成,不可下也。大黄牡丹汤主之。(四)

大黄牡丹汤方:

大黄四两　牡丹一两　桃仁五十个　瓜子半斤　芒硝三合

上五味,以水六升,煮取一升。去滓,内芒硝,再煎沸,顿服之。有脓当下,如无脓,当下血。

按:肠痈,主要指下腹部热毒内聚,腐化血肉为痈脓,而引起腹痛的病证。肠痈急性期热毒内聚肠中,热结血瘀,邪正交争剧烈,故发热恶寒汗出,少腹肿痞,疼痛拒按,热聚于肠而未及膀胱,故小便正常;脉迟紧有力是邪气亢盛之象。慢性期,痈脓已成而正气无力祛之外出,正虚邪不盛,故不发热,腹部肿块柔软,按之疼痛不明显;脓成既久,耗伤气血,肌肤失养故干燥粗糙;脉数无力是余邪未清,正气无力抗邪之兆。急性期当以祛邪为主,荡涤实热,逐瘀排脓,大黄牡丹汤为正治之方;慢性期当振奋阳气,清除余热,排脓消痈,方用薏苡附子败酱散加减。

从现代医学的角度认识,如果说"肠痈"主要指阑尾炎的话,那么应当肯定清热攻下活血法在治疗中的确切效用。关于肠痈的证治,《经方实验录》中有如下的论述:"依《金匮》法,肠痈实分二种,一种为热性者,为大黄牡丹汤所主。一种为寒性者,为薏苡附子败酱散所主。热性者多急性,寒性者多慢性。热性者痛如淋,寒性者痛缓。热性者属阳明,故大黄牡丹汤即诸承气之攻方,寒性属太阴,故薏苡附子败酱散乃附子理中之变局,且散与丸为近。热性者病灶多在盲肠,寒性者病灶不即于盲肠。能知乎此,则二汤之分明矣。"

蛔虫病

【必读原文】

问曰:病腹痛有虫,其脉何以别之? 师曰:腹中痛,其脉当沉,若弦,反洪大,故有蚘虫。(五)

蚘虫之为病,令人吐涎,心痛,发作有时,毒药不止,甘草粉蜜汤主之。(六)

甘草粉蜜汤方:

　　甘草二两　粉一两　蜜四两

上三味,以水三升,先煮甘草,取二升,去滓,内粉、蜜,搅令和,煎如薄粥。温服一升,差即止。

蚘厥者,当吐蚘,令病者静而复时烦,此为脏寒。蚘上入膈,故烦,须臾复止。得食而呕,又烦者,蚘闻食臭出,其人常自吐蚘。(七)

蚘厥者,乌梅丸主之。(八)

乌梅丸方:

　　乌梅三百个　细辛六两　干姜十两　黄连一斤　当归四两　附子六两(炮)　川椒四两(去汗)　桂枝六两　人参六两　黄柏六两

上十味,异捣筛,合治之。以苦酒渍乌梅一宿,去核,蒸之五升米下,饭熟,捣成泥,和药令相得。内臼中,与蜜杵二千下,丸如梧子大。先食饮服十丸,日三服,稍加至二十丸。禁生冷滑臭等食。

【伤寒原文】

病人有寒,复发汗,胃中冷,必吐蛔。(89)

按:蛔虫病作为一个问题提出,有一定的社会背景。蛔虫病的诊断,腹痛放在首位,脉象作为参考。有关用乌梅丸治疗的蛔厥,则描述更加具体。除了腹痛以外,还可以了解到"其人当自吐蛔"等比较特殊的症状。

对蛔虫病所致的(腹痛)心痛以甘草粉蜜汤治疗,原文强调蛔虫聚于腹,扰于上,虫动则心痛发作,时缓时剧,伴有呕吐,此前已用毒药杀虫而未果,可考虑以甘草粉蜜汤甘缓之剂以安蛔止痛。该方之用,可以和腹满病中的大建中对看,虫动而痛亦以甘温之品缓之,疼痛之时,不急于杀虫驱蛔,而以缓解急迫为主,以甘物作妥协,日后再伺机杀虫。

对于蛔虫病的治疗,仲景所出的方治以安蛔止痛为主。

八、呕吐哕下利病(胃反、霍乱)

呕吐哕

【必读原文】

夫呕家有痈脓,不可治呕,脓尽自愈。(一)

先呕却渴者,此为欲解。先渴却呕者,为水停心下,此属饮家。

呕家本渴,今反不渴者,以心下有支饮故也,此属支饮。(二)

问曰:病人脉数,数为热,当消谷引食、而反吐者,何也?师曰:以发其汗,令阳微,膈气虚,脉乃数。数为客热,不能消谷,胃中虚冷故也。脉弦者,虚也,胃气无余,朝食暮吐,变为胃反。寒在上,医反下之,今脉反弦,故名曰虚。(三)

寸口脉微而数,微则无气,无气则营虚,营虚则血不足,血不足则胸中冷。(四)

趺阳脉浮而涩,浮则为虚,涩则伤脾,脾伤则不磨,朝食暮吐,暮食朝吐,宿谷不化,名曰胃反。脉紧而涩,其病难治。(五)

病人欲吐者,不可下之。(六)

哕而腹满,视其前后,知何部不利,利之即愈。(七)

夫六腑气绝于外者,手足寒,上气,脚缩;五脏气绝于内者,利不禁、下甚者,手足不仁。(二十四)

呕而胸满者,茱萸汤主之。(八)

茱萸汤方:

吴茱萸一升　人参三两　生姜六两　大枣十二枚

上四味,以水五升,煮取三升,温服七合,日三服。

干呕,吐涎沫,头痛者,茱萸汤主之。(九)

呕而肠鸣,心下痞者,半夏泻心汤主之。(十)

半夏泻心汤方:

半夏半升(洗) 黄芩三两 干姜三两 人参三两 黄连一两 大枣十二枚 甘草三两(炙)

上七味,以水一斗,煮取六升,去滓。再煮取三升,温服一升,日三服。

干呕而利者,黄芩加半夏生姜汤主之。(十一)

黄芩加半夏生姜汤方:

黄芩三两 甘草二两(炙) 芍药二两 半夏半升 生姜三两 大枣十二枚

上六味,以水一斗,煮取三升,去滓,温服一升,日再夜一服

诸呕吐,谷不得下者,小半夏汤主之。方见痰饮中。(十二)

呕吐而病在膈上,后思水者,解,急与之。思水者,猪苓散主之。(十三)

猪苓散方:

猪苓 茯苓 白术各等分

上三味,杵为散,饮服方寸匕,日三服。

呕而脉弱,小便复利,身有微热,见厥者,难治,四逆汤主之。(十四)

四逆汤方:

附子(生用)一枚 干姜一两半 甘草二两(炙)

上三味,以水三升,煮取一升二合,去滓,分温再服。强人可大附子一枚,干姜三两。

呕而发热者,小柴胡汤主之。(十五)

小柴胡汤方:

柴胡半斤 黄芩三两 人参三两 甘草三两 半夏半斤 生姜三两 大枣十二枚

上七味,以水一斗二升,煮取六升,去滓,再煎取三升,温服一升,日三服。

胃反,呕吐者,大半夏汤主之。《千金》云:治胃反不受,食入即吐。《外台》云:治呕,心下痞鞕者。(十六)

大半夏汤方:

半夏二升(洗完用) 人参三两 白蜜一升

上三味,以水一斗二升,和蜜扬之二百四十遍,煮取二升半,温服一升,余分再服。

食已即吐者,大黄甘草汤主之。《外台》方:又治吐水。(十七)

大黄甘草汤方:

大黄四两 甘草一两

上二味,以水三升,煮取一升,分温再服。

胃反,吐而渴,欲饮水者,茯苓泽泻汤主之。(十八)

茯苓泽泻汤方:《外台》云治消渴脉绝,胃反吐食之,有小麦一升。

茯苓半斤　泽泻四两　甘草二两　桂枝二两　白术三两　生姜四两

上六味,以水一斗,煮取三升,内泽泻,再煮取二升半,温服八合,日三服。

干呕、吐逆、吐涎沫,半夏干姜散主之。(二十)

半夏干姜散方:

半夏　干姜等分

上二味,杵为散,取方寸匕,浆水一升半,煮取七合,顿服之。

病人胸中似喘不喘,似呕不呕,似哕不哕,彻心中愦愦然无奈者,生姜半夏汤主之。(二十一)

生姜半夏汤方:

半夏半升　生姜汁一升

上二味,以水三升,煮半夏,取二升,内生姜汁,煮取一升半,小冷,分四服,日三夜一服。止,停后服。

干呕哕,若手足厥者,橘皮汤主之。(二十二)

橘皮汤方:

橘皮四两　生姜半斤

上二味,以水七升,煮取三升,温服一升,下咽即愈。

哕逆者,橘皮竹茹汤主之。(二十三)

橘皮竹茹汤方:

橘皮二斤　竹茹二斤　大枣三十枚　人参一两　生姜半斤　甘草五两

上六味,以水一斗,煮取三升,温服一升,日三服。

【伤寒原文】

太阳与阳明合病,不下利,但呕者,葛根加半夏汤主之。(33)

葛根四两　麻黄三两,去节　甘草二两,炙　芍药二两　桂枝二两,去皮　生姜二两,切　半夏半升,洗　大枣十二枚,擘

上八味,以水一斗,先煮麻黄、葛根,减二升,去白沫。内诸药,煮取三升,去滓,温服一升。覆取微似汗。

病人脉数,数为热,当消谷引食,而反吐者,此以发汗,令阳气微,膈气虚,脉乃数也。数为客热,不能消谷,以胃中虚冷,故吐也。(122)

食谷欲呕,属阳明也,吴茱萸汤主之。得汤反剧者,属上焦也。(243)

少阴病,吐利,手足逆冷,烦躁欲死者,吴茱萸汤主之。(309)

吴茱萸一升　人参二两　生姜六两,切　大枣十二枚,擘

上四味,以水七升,煮取二升,去滓,温服七合,日三服。

呕家有痈脓者,不可治呕,脓尽自愈。(376)

干呕,吐涎沫,头痛者,吴茱萸汤主之。(378)

伤寒,大吐大下之,极虚,复极汗者,其人外气怫郁,复与之水,以发其汗,因得哕,所以然者,胃中寒冷故也。(380)

伤寒,哕而腹满,视其前后,知何部不利,利之即愈。(381)

按:呕吐,为临床常见症状,可以出现在很多病证中间。呕吐有多种情况,大致可以归纳为虚寒性、实热性以及寒热错杂的,另外专门列有停饮性的呕吐,偏向于寒。呕吐的病机主要是脾胃升降失常,胃失和降,胃气上逆。呕吐的具体的证治,如胃虚寒凝所致的,用吴茱萸汤散寒降逆,温中补虚;若阴盛格阳而见呕吐时,可以用四逆汤回阳救逆为主。实热性呕吐,胃肠实热壅滞胃热上冲,食已即吐者,可用大黄甘草汤通腑泄热;若肝胃不和,见有发热而呕者,可用小柴胡汤清热疏肝,和胃降逆;邪热内犯胃肠,见干呕而利,可用黄芩加半夏生姜汤清热止利,和胃降逆。寒热错杂性呕吐,病邪内陷,寒热互结于中,见呕而肠鸣,心下痞者,用半夏泻心汤开结除痞,和胃降逆。

停饮性呕吐大体上偏于虚寒证治的范围内,之所以有必要另外将它列出,是要强调水饮与呕吐的密切关系,也提示在伤寒病的过程中水饮停滞的普遍性和严重性。一般的停饮呕吐,谷不得下,可以用小半夏汤化饮降逆,和胃止呕,若以干呕、吐逆、吐涎沫为主的,可用半夏干姜散温阳散结;若寒饮搏结胸中,见喘似喘,似哕不哕,似呕不呕,彻心中愦愦然无奈者,可以用生姜半夏汤辛散水饮;若因饮邪气逆,吐而渴欲饮水者,用茯苓泽泻汤化气利水,和胃降逆;停饮呕吐以后,可用猪苓散调理,健脾利水。

呕吐涉及的病证太多,相关的证治在古医籍中随处可见,但最后落实到治疗,都离不开寒热虚实,治法方药仍然应该在六经证治的范围中。具体从病程上看,热病为急者又有阳明、少阳之别,涉及太阴、少阴者,又有病位深浅,局部和全身问题的区别。临床上也有病机错杂者,原文中各个分列,基本上都已经点到。

《感症宝筏》中对呕吐的证治,近似于现在的辨证分型的做法了,如肝火犯胃、胃火冲逆、肝火冲逆、胃脘阳虚、胃气不降、肝逆犯肺、阴浊犯胃、肝络伏饮、热邪内结、暑秽内结、湿热相蒸、痰饮兼寒、痰饮兼火、胃中虚寒、热伤胃津、胃阴虚馁、肝邪犯胃、邪陷厥阴、邪结气分等,分型以后,都有治法用药的提示。

《金匮要略》中跟在呕吐后面的哕,内容不多,参考温病证治的临床,《感症宝筏》中有较多补充,也是从分型角度的展开,如阳虚阴逆、肝木犯胃、肺郁气逆、浊饮上逆、胃虚有热、肝火上逆、中焦虚冷、下焦阳虚、阴火冲逆、格阳呃逆、胃阴虚馁、中脘食滞、幽门浊逆等,显然比伤寒、金匮的内容要扩展得多了。

胃反,在呕吐中表现特殊,主要症状是朝食暮吐,暮食朝吐,宿食不化。其病机为中焦虚寒,脾胃运化功能失职,不能腐熟运化食物,食物经宿不化,上逆而呕吐。胃反症情严重时,还可以见到心下痞硬,大便燥结如羊屎状等。用大半夏汤主要是补脾和胃,降逆止呕。方中用半夏和胃降逆,人参、白蜜补虚润燥。如果呕吐作为一般常见的症状,那么胃反的特殊表现引人注目,当然本质上胃反仍然是个症状。在原文中胃反作为专门的证治提出,在治疗上提醒应该区别对待。

胃反的证治,从原文描述上判断,有点接近幽门梗阻,从病人的整体情况看,身体羸瘦,倦乏无力,食欲不振,脘腹胀闷,大便干结等,有一派虚像,原文推断脾不磨谷,临床会考虑肠液亏耗,所以有大半夏汤治法方药的应用。如果幽门梗阻的说法能够成立,临证的思路就不必受大半夏汤的限制了,包括白蜜的润燥都值得重新思考了。

下利

【必读原文】

下利,脉沉弦者,下重;脉大者,为未止;脉微弱数者,为欲自止,虽发热不死。(二十五)

下利,手足厥冷,无脉者,灸之不温;若脉不还,反微喘者,死。少阴负趺阳者,为顺也。(二十六)

下利,有微热而渴,脉弱者,今自愈。(二十七)

下利,脉数,有微热汗出,今自愈,设脉紧为未解。(二十八)

下利,脉数而渴者,今自愈。设不差,必圊脓血,以有热故也。(二十九)

下利,脉反弦,发热身汗者,自愈。(三十)

下利气者,当利其小便。(三十一)

下利清谷,不可攻其表,汗出必胀满。(三十三)

下利,脉沉而迟,其人面少赤,身有微热。下利清谷者,必郁冒,汗出而解,病人必微热。所以然者,其面戴阳,下虚故也。(三十四)

下利后脉绝,手足厥冷。晬时脉还,手足温者生,脉不还者,死。(三十五)

下利,寸脉反浮数,尺中自涩者,必圊脓血。(三十二)

下利腹胀满,身体疼痛者,先温其里,乃攻其表,温里宜四逆汤,攻表宜桂枝汤。(三十六)

下利清谷,里寒外热,汗出而厥者,通脉四逆汤主之。(四十五)

通脉四逆汤方:

附子大者一枚(生用) 干姜三两(强人可四两) 甘草二两(炙)

上三味,以水三升,煮取一升二合,去滓,分温再服。

气利,诃梨勒散主之。(四十七)

诃梨勒散方:

诃梨勒十枚(煨)

右一味,为散,粥饮和,顿服。疑非仲景方。

下利,三部脉皆平,按之心下坚者,急下之,宜大承气汤。(三十七)

下利,脉迟而滑者,实也。利未欲止,急下之,宜大承气汤。(三十八)

下利,脉反滑者,当有所去,下乃愈,宜大承气汤。(三十九)

下利,谵语者,有燥屎也,小承气汤主之。(四十一)

下利后更烦,按之心下濡者,为虚烦也,栀子豉汤主之。(四十四)

下利,便脓血者,桃花汤主之。(四十二)

桃花汤方:

赤石脂一斤(一半剉,一半筛末) 干姜一两 粳米一升

上三味,以水七升,煮米令熟,去滓。温服七合,内赤石脂末方寸匕,日三服。若一服愈,余勿服。

热利下重者。白头翁汤主之。(四十三)

白头翁汤方:

白头翁二两 黄连 黄柏 秦皮各三两

上四味,以水七升,煮取二升,去滓,温服一升;不愈更服。

下利肺痛,紫参汤主之。(四十六)

紫参汤方:

紫参半斤 甘草三两

上二味,以水五升,先煮紫参,取二升,内甘草,煮取一升半,分温三服。疑非仲景方。

下利已差,至其年月日时复发者,以病不尽故也,当下之,宜大承气汤。(四十)

【伤寒原文】

太阳与阳明合病者,必自下利,葛根汤主之。(32)

太阳病,桂枝证,医反下之,利遂不止,脉促者,表未解也。喘而汗出者,葛根黄芩黄连汤主之。(34)

葛根半斤　甘草二两,炙　黄芩三两　黄连三两

上四味,以水八升,先煮葛根,减二升,内诸药,煮取二升,去滓,分温再服。

伤寒,医下之,续得下利清谷不止,身疼痛者,急当救里。后身疼痛,清便自调者,急当救表。救里宜四逆汤,救表宜桂枝汤。(91)

伤寒,服汤药,下利不止,心下痞硬。服泻心汤已,复以他药下之,利不止,医以理中与之,利益甚。理中者,理中焦,此利在下焦,赤石脂禹余粮汤主之。复不止者,当利其小便。(159)

赤石脂一斤,碎　太一禹余粮一斤,碎

上二味,以水六升,煮取二升,去滓,分温三服。

太阳病,外证未除,而数下之,随协热而利,利下不止,心下痞硬,表里不解者,桂枝人参汤主之。(163)

桂枝四两,别切　甘草四两,炙　白术三两　人参三两　干姜三两

上五味,以水九升,先煮四味,取五升,内桂,更煮取三升,去滓,温服一升,日再夜一服。

太阳与少阳合病,自下利者,与黄芩汤。若呕者,黄芩加半夏生姜汤主之。(172)

黄芩汤方:

黄芩三两　芍药二两　甘草二两,炙　大枣十二枚,擘

上四味,以水一斗,煮取三升,去滓,温服一升,日再夜一服。

黄芩加半夏生姜汤方:

黄芩三两　芍药二两　甘草二两,炙　大枣十二枚,擘　半夏半升,洗　生姜一两半(一方三两,切)

上六味,以水一斗,煮取三升,去滓,温服一升,日再夜一服。

少阴病,下利便脓血者,桃花汤主之。(306)

少阴病,二三日至四五日,腹痛,小便不利,下利不止,便脓血者,桃花汤主之。(307)

少阴病,下利六七日,咳而呕渴,心烦不得眠者,猪苓汤主之。(319)

伤寒,发热,下利厥逆,躁不得卧者,死。(344)

伤寒,发热,下利至甚,厥不止者,死。(345)

发热而厥七日,下利者,为难治。(348)

大汗,若大下利,而厥冷者,四逆汤主之。(354)

伤寒四五日,腹中痛,若转气下趣少腹者,此欲自利也。(358)

下利,有微热而渴,脉弱者,今自愈。(360)

下利,脉数,有微热汗出,今自愈,设复紧为未解。一云设脉浮复紧。(361)

下利,手足厥冷,无脉者,灸之不温。若脉不还,反微喘者,死。少阴负趺阳者,为顺也。(362)

下利,寸脉反浮数,尺中自涩者,必清脓血。(363)

下利清谷,不可攻表,汗出必胀满。(364)

下利,脉沉弦者,下重也;脉大者,为未止;脉微弱数者,为欲自止,虽发热,不死。(365)

下利,脉沉而迟,其人面少赤,身有微热,下利清谷者,必郁冒汗出而解,病人必微厥。所以然者,其面戴阳,下虚故也。(366)

下利,脉数而渴者,今自愈。设不差,必清脓血,以有热故也。(367)

下利后脉绝,手足厥冷。晬时脉还,手足温者生,脉不还者,死。(368)

伤寒下利,日十余行,脉反实者,死。(369)

下利清谷,里寒外热,汗出而厥者,通脉四逆汤主之。(370)

甘草二两,炙　附子大者一枚,生,去皮,破八片　干姜三两,强人可四两

上三味,以水三升,煮取一升二合,去滓,分温再服,其脉即出者愈。

热利下重者,白头翁汤主之。(371)

下利,腹胀满,身体疼痛者,先温其里,乃攻其表。温里宜四逆汤,攻表宜桂枝汤。(372)

下利,欲饮水者,以有热故也,白头翁汤主之。(373)

下利,谵语者,有燥屎也,宜小承气汤。(374)

下利后更烦,按之心下濡者,为虚烦也,宜栀子豉汤。(375)

按:下利,包括泄泻和痢疾。虚寒性泄泻,阴盛格阳者,可用通脉四逆汤回阳救逆为主;肠虚滑脱气利者,用诃梨勒散,涩肠固脱;实证下利,因湿热滞于肠道以气利为主,则当利小便以实大便,若有热结或食滞而利者,可用大小承气汤攻下热结;下利后虚烦不安者,用栀子豉汤清心除烦。痢疾实热者用白头翁汤清热燥湿凉血止痢;虚寒性痢疾,下脓血用桃花汤温中涩肠固脱。泄泻作为一个症状,直接关乎脾胃,或由脾肾亏虚,以理中、四逆为主方,然后再旁及其他,有肠虚滑脱的气利,有湿滞而下利气者,有承气热结旁流下利,或积滞内停,心下坚而下利等等,各有相应治法。

再看其他篇章中,湿痹的小便不利,大便反快,痰饮病的心下坚、下利反快等等。《医宗必读》的治泻九法(淡渗、升提、清凉、疏利、甘缓、酸收、燥脾、温肾、固

涩)可谓包罗无余,亦可备临证参考。痢疾,《诸病源候论》中有痢病诸候,赤白痢、脓血痢、休息痢等列出 21 种之多,《备急千金要方》中及以后有滞下之称,而痢疾作为病名首出《济生方》。以后医家的临证经验越积越多,认识亦趋丰富,此处难以尽概,从病因上寒湿、湿热、饮食、七情、燥热、劳役、疫毒,以及劳痢、虚痢等等,都为治疗立出大法。在治疗上提出不外通塞二法,提出忌温补、大下、发汗、利小便,而将重点放在清热上。本篇列出的白头翁、紫参汤、桃花汤、大承气汤都是临证可仿效的,用"至其年月日复发者"来描述休息痢,提出宜大承气汤都可备临证参考。

《通俗伤寒论》有"漏底伤寒",尽管是个俗称,指临床热病中所见的洞泻。另外有"夹泻伤寒"、"夹痢伤寒",很明显已经不再混称"下利"了。

霍乱

【伤寒原文】

问曰:病有霍乱者何?答曰:呕吐而利,此名霍乱。(382)

问曰:病发热头痛,身疼恶寒,吐利者,此属何病?答曰:此名霍乱。霍乱自吐下,又利止,复更发热也。(383)

伤寒,其脉微涩者,本是霍乱,今是伤寒。却四五日,至阴经上,转入阴必利,本呕下利者,不可治也。欲似大便,而反失气,仍不利者,此属阳明也。便必硬,十三日愈,所以然者,经尽故也。下利后当便硬,硬则能食者愈,今反不能食,到后经中,颇能食,复过一经能食,过之一日当愈。不愈者,不属阳明也。(384)

吐利,发汗,脉平,小烦者,以新虚不胜谷气故也。(391)

恶寒,脉微一作缓而复利。利止,亡血也,四逆加人参汤主之。(385)

甘草二两,炙　附子一枚,生,去皮,破八片　干姜一两半　人参一两

上四味,以水三升,煮取一升二合,去滓,分温再服。

霍乱,头痛,发热,身疼痛,热多欲饮水者,五苓散主之;寒多不用水者,理中丸主之。(386)

五苓散方:

猪苓去皮　白术　茯苓各十八铢　桂枝半两,去皮　泽泻一两六铢

上五味,为散,更治之,白饮和服方寸匕,日三服,多饮暖水,汗出愈。

理中丸方:下有作汤,加减法

人参　干姜　甘草炙　白术各三两

上四味,捣筛,蜜和为丸,如鸡子黄许大。以沸汤数合,和一丸,研碎,温服之,日三四、夜二服。腹中未热,益至三四丸,然不及汤。汤法:以四物依两数切,用水八升,煮取三升,去滓,温服一升,日三服。若脐上筑者,肾气动也,去术,加桂四两;吐多者,去术,加生姜三两;下多者,还用

术;悸者,加茯苓二两;渴欲得水者,加术,足前成四两半;腹中痛者,加人参,足前成四两半;寒者,加干姜,足前成四两半;腹满者,去术,加附子一枚。服汤后如食顷,饮热粥一升许,微自温,勿发揭衣被。

吐利止,而身痛不休者,当消息和解其外,宜桂枝汤小和之。(387)

桂枝三两,去皮 芍药三两 生姜三两 甘草二两,炙 大枣十二枚,擘

上五味,以水七升,煮取三升,去滓,温服一升。

吐利,汗出,发热恶寒,四肢拘急,手足厥冷者,四逆汤主之。(388)

甘草二两,炙 干姜一两半 附子一枚,生,去皮,破八片

上三味,以水三升,煮取一升二合,去滓,分温再服。强人可大附子一枚,干姜三两。

既吐且利,小便复利,而大汗出,下利清谷,内寒外热,脉微欲绝者,四逆汤主之。(389)

吐已下断,汗出而厥,四肢拘急不解,脉微欲绝者,通脉四逆加猪胆汤主之。(390)

甘草二两,炙 干姜三两,强人可四两 附子大者一枚,生用,去皮,破八片 猪胆汁半合

上四味,以水三升,煮取一升二合,去滓,内猪胆汁,分温再服,其脉即来。无猪胆,以羊胆代之。

按:霍乱,作为专病提出,但治疗却无专方,主要是对吐利以后出现的症情的处理。症情较轻者用五苓散和理中丸,较重者则有四逆汤、四逆加人参汤、通脉四逆汤加猪胆汁汤,另外吐利止而表证仍在者用桂枝汤和解。从所出方治看,主要是在太阴和少阴,理中温太阴之里,四逆回少阴之阳。可以看出篇中对霍乱的治疗,主要着眼于机体功能的振奋和恢复,五苓散的通阳化气行水,可以应对吐利后的渴饮,桂枝汤的辛温解肌,可以应对吐利后的身痛,二者既可散太阳之表,又可通中焦之阳。

霍乱以吐利为主症,类似于急性胃肠炎、急性食物中毒之类。《伤寒论》所称的霍乱,现今以呕吐、下利或腹痛等病名称之者多,以归入杂病中多见。仲景以后的治法亦以化湿和中、温中散寒为多,如《太平和剂局方》的藿香正气散、附子理中汤、《证治准绳》的丁附治中汤等都可以考虑,总以保护和振奋脾胃机能为急。《医学入门·霍乱》"暴吐暴泄,津液骤亡。"《景岳全书·霍乱》:"霍乱之后,多有烦渴者,此以吐利亡津,肾水干涸。"古代无直接输液法,唯有保住中气、守住胃气为急。

及至晚清,由霍乱弧菌造成的真性霍乱传入我国,因见症相似,而套用了霍乱二字。民间于是有干霍乱(绞肠痧)、湿霍乱、真霍乱等称呼,此处应注意避免概念

的混淆。《霍乱论》中有蚕矢汤、行军散,《百一选方》中有玉枢丹,《通行方》中有飞龙夺命丹等,清热解毒、避秽开窍等药的运用受到重视,这些都实实在在地反映了古今病名及治疗的演变。

九、痰 饮 病

【必读原文】

问曰:夫饮有四,何谓也? 师曰:有痰饮,有悬饮,有溢饮,有支饮。(一)

问曰:四饮何以为异? 师曰:其人素盛今瘦,水走肠间,沥沥有声,谓之痰饮;饮后水流在胁下,咳唾引痛,谓之悬饮;饮水流行,归于四肢,当汗出而不汗出,身体疼重,谓之溢饮;咳逆倚息,短气不得卧,其形如肿,谓之支饮。(二)

水在心,心下坚筑,短气,恶水不欲饮。(三)

水在肺,吐涎沫,欲饮水。(四)

水在脾,少气身重。(五)

水在肝,胁下支满,嚏而痛。(六)

水在肾,心下悸。(七)

夫心下有留饮,其人背寒冷如手大。(八)

留饮者,胁下痛引缺盆,咳嗽则辄已一作转甚。(九)

胸中有留饮,其人短气而渴,四肢历节痛。脉沉者,有留饮。(十)

膈上病痰,满喘咳吐,发则寒热,背痛腰疼,目泣自出,其人振振身瞤剧,必有伏饮。(十一)

夫病人饮水多,必暴喘满;凡食少饮多,水停心下,甚者则悸,微者短气。脉双弦者,寒也,皆大下后善虚;脉偏弦者,饮也。(十二)

肺饮不弦,但苦喘短气。(十三)

支饮亦喘而不能卧,加短气,其脉平也。(十四)

病痰饮者,当以温药和之。(十五)

脉浮而细滑,伤饮。(十九)

脉弦数,有寒饮,冬夏难治。(二十)

久咳数岁,其脉弱者,可治;实大数者死。其脉虚者必苦冒,其人本有支饮在胸中故也,治属饮家。(三十四)

心下有痰饮,胸胁支满,目眩,苓桂术甘汤主之。(十六)

苓桂术甘汤方:

茯苓四两　桂枝三两　白术三两　甘草二两

上四味,以水六升,煮取三升,分温三服,小便则利。

夫短气,有微饮,当从小便去之,苓桂术甘汤主之方见上;肾气丸亦主之。(十七)

病者脉伏,其人欲自利,利反快,虽利,心下续坚满,此为留饮欲去故也,甘遂半夏汤主之。(十八)

甘遂半夏汤方:

甘遂大者三枚　半夏十二枚(以水一升,煮取半升,去滓)　芍药五枚　甘草如指大一枚(炙),一本作无。

上四味,以水二升,煮取半升,去滓,以蜜半升,和药汁煎取八合,顿服之。

心下有支饮,其人苦冒眩,泽泻汤主之。(二十五)

泽泻汤方:

泽泻五两　白术二两

上二味,以水二升,煮取一升,分温再服。

腹满,口舌干燥,此肠间有水气,己椒苈黄丸主之。(二十九)

己椒苈黄丸方:

防己　椒目　葶苈(熬)　大黄各一两

上四味,末之,蜜丸如梧子大,先食饮服一九,日三服。稍增,口中有津液。渴者加芒硝半两。

假令瘦人脐下有悸,吐涎沫而癫眩,此水也,五苓散主之。(三十一)

五苓散方:

泽泻一两一分　猪苓三分(去皮)　茯苓三分　白术三分　桂二分(去皮)

上五味,为末,白饮服方寸匕,日三服。多饮暖水,汗出愈。

呕家本渴,渴者为欲解,今反不渴,心下有支饮故也,小半夏汤主之。《千金》云小半夏加茯苓汤。(二十八)

小半夏汤方:

半夏一升　生姜半斤

上二味,以水七升,煮取一升半,分温再服。

卒呕吐,心下痞,膈间有水,眩悸者,小半夏茯苓汤主之。(三十)

小半夏加茯苓汤方:

半夏一升　生姜半斤　茯苓三两一法四两

上三味,以水七升,煮取一升五合,分温再服。

先渴后呕,为水停心下,此属饮家,小半夏加茯苓汤主之。(四十一)

脉沉而弦者,悬饮内痛。(二十一)

病悬饮者,十枣汤主之。(二十二)

十枣汤方:

芫花(熬)　甘遂　大戟各等分

上三味,捣筛,以水一升五合,先煮肥大枣十枚,取九合,去滓,内药末。强人服一钱匕,羸人服半钱,平旦温服之。不下者,明日更加半钱。得快下后,糜粥自养。

咳家其脉弦,为有水,十枣汤主之。(三十二)

夫有支饮家,咳烦,胸中痛者,不卒死,至一百日或一岁,宜十枣汤。(三十三)

病溢饮者,当发其汗,大青龙汤主之;小青龙汤亦主之。(二十三)

膈间支饮,其人喘满,心下痞坚,面色黧黑,其脉沉紧,得之数十日,医吐下之不愈,木防己汤主之。虚者即愈,实者三日复发,复与不愈者,宜木防己汤去石膏加茯苓芒硝汤主之。(二十四)

木防己汤方:

木防己三两　石膏十二枚鸡子大　桂枝二两　人参四两

上四味,以水六升,煮取二升,分温再服。

木防己去石膏加茯苓芒硝汤方:

木防己二两　桂枝二两　人参四两　芒硝三合　茯苓四两

上五味,以水六升,煮取二升,去滓,内芒硝,再微煎,分温再服,微利则愈。

支饮胸满者,厚朴大黄汤主之。(二十六)

厚朴大黄汤方:

厚朴一尺　大黄六两　枳实四枚

上三味,以水五升,煮取二升,分温再服。

支饮不得息,葶苈大枣泻肺汤主之。(二十七)

咳逆倚息不得卧,小青龙汤主之。方见上。(三十五)

青龙汤下已,多唾口燥,寸脉沉,尺脉微,手足厥逆,气从小腹上冲胸咽,手足痹,其面翕热如醉状,因复下流阴股,小便难,时复冒者,与茯苓桂枝五味子甘草汤,治其气冲。(三十六)

桂苓五味甘草汤方:

茯苓四两　桂枝四两(去皮)　甘草三两(炙)　五味子半升

上四味,以水八升,煮取三升,去滓,分温三服。

冲气即低,而反更咳、胸满者,用桂苓五味甘草汤去桂加干姜、细辛,以治其咳满。(三十七)

苓甘五味姜辛汤方：

茯苓四两　甘草三两　干姜三两　细辛三两　五味子半升

上五味，以水八升，煮取三升，去滓，温服半升，日三服。

咳满即止，而更复渴，冲气复发者，以细辛、干姜为热药也。服之当遂渴，而渴反止者，为支饮也。支饮者法当冒，冒者必呕，呕者复内半夏，以去其水。（三十八）

桂苓五味甘草去桂加干姜细辛半夏汤方：

茯苓四两　甘草二两　细辛二两　干姜二两　五味子　半夏各半升

上六味，以水八升，煮取三升，去滓，温服半升，日三服。

水去呕止，其人形肿者，加杏仁主之。其证应内麻黄，以其人遂痹，故不内之。若逆而内之者，必厥。所以然者，以其人血虚，麻黄发其阳故也。（三十九）

苓甘五味加姜辛半夏杏仁汤方：

茯苓四两　甘草三两　五味子半升　干姜三两　细辛三两　半夏半升　杏仁半升（去皮尖）

上七味，以水一斗，煮取三升，去滓，温服半升，日三服。

若面热如醉，此为胃热上冲熏其面，加大黄以利之。（四十）

苓甘五味加姜辛半杏大黄汤方：

茯苓四两　甘草三两　五味半升　干姜三两　细辛三两　半夏半升　杏仁半升　大黄三两

上八味，以水一斗，煮取三升，去滓，温服半升，日三服。

【伤寒原文】

太阳中风，脉浮紧，发热恶寒，身疼痛，不汗出而烦躁者，大青龙汤主之。若脉微弱，汗出恶风者，不可服之。服之则厥逆，筋惕肉𥆧，此为逆也。（38）

麻黄六两，去节　桂枝二两，去皮　甘草二两，炙　杏仁四十个，去皮尖　生姜三两，切　大枣十枚，擘　石膏如鸡子大，碎

上七味，以水九升，先煮麻黄，减二升，去上沫，内诸药，煮取三升，去滓，温服一升，取微似汗。汗出多者，温粉粉之。一服汗者，停后服。若复服，汗多　亡阳，遂虚，恶风，烦躁，不得眠也。

伤寒，脉浮缓，身不疼但重，乍有轻时，无少阴证者，大青龙汤发之。（39）

伤寒若吐，若下后，心下逆满，气上冲胸，起则头眩，脉沉紧，发汗则动经，身为振振摇者，茯苓桂枝白术甘草汤主之。（67）

茯苓四两　桂枝三两，去皮　白术　甘草炙，各二两

上四味，以水六升，煮取三升，去滓，分温三服。

太阳病发汗,汗出不解,其人仍发热,心下悸,头眩,身瞤动,振振欲擗地者,真武汤主之。(82)

茯苓 芍药 生姜切,各三两 白术二两 附子一枚,炮,去皮,破八片

上五味,以水八升,煮取三升,去滓,温服七合,日三服。

按:痰饮,重点是在一个饮字上,原文中有的称水饮。汉晋时称痰(呼吸道或口腔分泌物)为浊唾,如《金匮要略》肺痿肺痈咳嗽上气病篇中只有"浊唾涎沫",而不用"痰"字的表述。后世医家有稠粘者为痰,清稀者为饮之说,把痰与饮分别论治,以后又有无形之痰、怪病属痰等说,重点移到了痰字上。

痰饮病的主要症状,可见呕、咳、喘、满、痛、肿、悸、眩等,比较复杂。痰饮作为病名,有广义、狭义之分,作为篇名的痰饮是广义的,它包括了痰饮、支饮、溢饮、悬饮四种病证,四饮中的痰饮是狭义的,是指痰饮留于肠胃的病变,支饮在胸膈,悬饮在胸胁,溢饮在四肢。除了四饮之外,篇中还有留饮、伏饮、微饮之称,所谓留饮,是指水饮之留而不行,伏饮是指水饮潜伏而反复发作。"留"与"伏"是表示病程较长,病情深痼的意思,其实,留饮、伏饮仍属四饮范畴,并非四饮之外另有留、伏二种饮病。

痰饮同水湿同出一源,有些原文中直接称为水饮,或简称水。水液代谢与肺脾肾三脏的关系最为密切,有赖于肺的通调,脾的运化、输布,肾的蒸腾、固摄,其中任何一个环节发生障碍,皆可造成水液代谢紊乱,使水液停留在某一部位而造成痰饮病。造成水饮停滞的主要机理是肺脾肾阳气衰微,三焦气化失常,当然,四饮的病机根据饮邪所在部位的不同,也可以作进一步的区别。在临床上,痰饮病既可以是某些原发病的结果,也可以是其他继发病证的原因。

痰饮所停的部位不同,出现的症状也不同,据此可以把痰饮分为四种类型。痰饮是水饮停留于肠胃,中焦阳气不运,其症见心下痞满,呕吐,眩冒,心悸,肠间沥沥有声,小便不利,其人素盛今瘦,治当温阳蠲饮,健脾利水,有标本不同,治本有苓桂术甘汤,肾气丸等,治标有五苓散、小半夏汤、己椒苈黄丸、甘遂半夏汤等。悬饮为水停在胁下,气机升降失司,肝络不和,其症以咳唾引痛,胁下支满,脉沉弦等,其治疗当破积逐水,以十枣汤为代表。溢饮是由肺失通调,脾失健运,水停于内,外溢四肢,症见无汗身体疼重(有表证),咳喘浮肿,其治疗当发汗散水化饮,用大小青龙汤。支饮为水停于胸膈,饮邪凌心射肺,肺失宣肃,症见咳逆倚息,短气不得卧,其形如肿,治疗应当温肺化饮,用小青龙汤,或者用葶苈大枣泻肺汤缓解急迫。

痰饮病总的治则是以温药和之,因为饮为阴寒之邪,易伤阳气。既为阴邪,则非阳不运,非阳不化,另外本病常常虚实夹杂,所以用药不能过于刚燥,也不能过于滋腻。大体的治法可以用"行消开导"四个字加以概括,即用温行阳气的方法从根本上来渐消饮邪,如苓桂术甘汤、肾气丸之类;用开泄通利的方法导邪外出来缓解急迫,如大小青龙汤、十枣汤、甘遂半夏汤、己椒苈黄丸等,所谓发汗、利小便、逐水,

治标的方法。

目前内科教材中有关饮病证治,还是有明显的《金匮要略》痕迹,这也提示了原文所述的理法方药实用,经得起临证的推敲。若从现代医学的角度看原文叙述的内容,有些较为清楚,如悬饮类似胸腔积液;支饮与慢性支气管炎、哮喘、肺气肿、肺原性心脏病等相关;而溢饮和痰饮则较难概括和表达。狭义痰饮,水停在胃肠,如胃肠道的水液潴留,容易理解,但实际上所涉及的可能更广,如心下坚满、腹满等。

所以痰饮病所表现出来的症状,可能与黏膜和浆膜的炎症分泌物,组织与器官之间的渗出液和漏出液有关,广泛涉及到诸如消化、呼吸、循环、泌尿、神经、内分泌等系统的多种疾病,如幽门梗阻、胃下垂、慢性胃炎等。溢饮为水流四肢而肿,那么何以不放入水气病中?据治疗用大小青龙汤,小青龙汤证有咳喘,与支饮有涉,大青龙汤有麻、石相配,与风水越婢汤的治法相类,所以也有溢饮即风水的说法。从临证处理来看,痰饮的标本治则,十分明确,治本以温药,治标用开泄,治疗有轻重缓急先后之序,用药贵在随证变化。

我们不妨看看《感症宝筏》中的处理,在"伤寒类证"中设立了痰证和痰饮二个不同的证治处理,前者偏向于痰,如肺风寒痰、肺风热痰、包络热痰、痰夹瘀证、络中湿痰、解后伏痰,中宫湿痰等。而后者偏向于饮,细分为寒饮犯肺饮发、温邪犯肺引发,痰饮夹燥火,阳虚饮逆,络中伏饮等。在"伤寒变证"中有"停饮"一节,指出:"伤寒停饮证最多,每见于太阳、少阴。临证者都忽此。"列举了青龙、真武、五苓、十枣、陷胸等方治,以备临证查阅。

在《通俗伤寒论》中有"夹痰伤寒"、"夹饮伤寒"归纳,基本上也是将痰饮分论了。痰走现代概念,除了眼睛可见的口中排出之痰外,也有阻于络中之痰了。而饮则偏在伤寒、金匮的内容,保留温散、温通即通利的方法。但是也很明显,篇幅占据不多,不成为主要的了。在后来温病的过程中,更加多见的不是水液的停滞和泛滥,而是高热造成的阴液亏耗,医家面对的疾病不同了,对付的办法,偏温偏寒,也就不难理解了。

十、水 气 病

【必读原文】

师曰:病有风水、有皮水、有正水、有石水、有黄汗。风水其脉自浮,外证骨节疼痛,恶风;皮水其脉亦浮,外证胕肿,按之没指,不恶风,其腹如鼓,不渴。当发其汗。正水,其脉沉迟,外证自喘;石水其脉自沉。外证腹满不喘。黄汗其脉沉迟,身发热,胸满,四肢头面肿,久不愈,必致痈脓。(一)

寸口脉沉滑者,中有水气,面目肿大,有热,名曰风水。视人之目窠上微拥,如蚕新卧起状,其颈脉动,时时咳,按其手足上陷而不起者,风水。(三)

太阳病，脉浮而紧，法当骨节疼痛，反不疼，身体反重而酸，其人不渴，汗出则愈，此为风水。恶寒者，此为极虚发汗得之。

渴而不恶寒者，此为皮水，身肿而冷。

状如周痹，胸中窒，不能食，反聚痛，暮躁不得眠，此为黄汗，痛在骨节。

咳而喘，不渴者，此为脾胀，其状如肿，发汗则愈。

然诸病此者，渴而下利，小便数者，皆不可发汗。（四）

问曰：病有血分水分，何也？师曰：经水前断，后病水，名曰血分，此病难治；先病水，后经水断，名曰水分，此病易治。何以故？去水，其经自下。（二十）

师曰：寸口脉迟而涩，迟则为寒，涩为血不足。趺阳脉微而迟，微则为气，迟则为寒。寒气不足，则手足逆冷；手足逆冷，则营卫不利；营卫不利，则腹满胁鸣相逐，气转膀胱，营卫俱劳；阳气不通即身冷，阴气不通即骨疼；阳前通则恶寒，阴前通则痹不仁。阴阳相得，其气乃行，大气一转，其气乃散；实则失气，虚则遗尿，名曰气分。（三十）

师曰：寸口脉沉而迟，沉则为水，迟则为寒，寒水相搏。趺阳脉伏，水谷不化，脾气衰则鹜溏，胃气衰则身肿。少阳脉卑，少阴脉细，男子则小便不利，女子则经水不通；经为血，血不利则为水，名曰血分。（十九）

脉得诸沉，当责有水，身体肿重。水病脉出者，死。（十）

夫水病人，目下有卧蚕，面目鲜泽，脉伏，其人消渴。病水腹大，小便不利，其脉沉绝者，有水，可下之。（十一）

师曰：诸有水者，腰以上肿，当利小便；腰以下肿，当发汗乃愈。（十八）

风水，脉浮身重，汗出恶风者，防己黄芪汤主之。腹痛加芍药。（二十二）

风水，恶风，一身悉肿，脉浮不渴，续自汗出，无大热，越婢汤主之。（二十三）

越婢汤方：

麻黄六两　石膏半斤　生姜三两　大枣十五枚　甘草二两

上五味，以水六升，先煮麻黄，去上沫，内诸药，煮取三升，分温三服。恶风者加附子一枚，炮；风水加术四两。《古今录验》

水之为病，其脉沉小，属少阴。浮者为风，无水虚胀者为气。水，发其汗即已。脉沉者宜麻黄附子汤，浮者宜杏子汤。（二十六）

麻黄附子汤方：

麻黄三两　甘草二两　附子一枚

上三味，以水七升，先煮麻黄，去上沫，内诸药，煮取二升半，温服八分，日三服。

杏子汤方：未见，恐是麻黄杏仁甘草石膏汤。

里水者，一身面目黄肿，其脉沉，小便不利，故令病水。假如小便自利，此亡津

液,故令渴也。越婢加术汤主之。方见下。(五)

皮水为病,四肢肿,水气在皮肤中,四肢聂聂动者,防己茯苓汤主之。(二十四)

防己茯苓汤方:

防己三两　黄芪三两　桂枝三两　茯苓六两　甘草二两

上五味,以水六升,煮取二升,分温三服。

里水,越婢加术汤主之;甘草麻黄汤亦主之。(二十五)

越婢加术汤方:见上,于内加白术四两,又见脚气中。

甘草麻黄汤方:

甘草二两　麻黄四两

上二味,以水五升,先煮麻黄,去上沫,内甘草,煮取三升。温服一升,重覆汗出,不汗,再服,慎风寒。

厥而皮水者,蒲灰散主之。方见消渴中。(二十七)

气分,心下坚,大如盘,边如旋杯,水饮所作,桂枝去芍药加麻辛附子汤主之。(三十一)

桂枝去芍药加麻黄细辛附子汤方:

桂枝三两　生姜三两　甘草二两　大枣十二枚　麻黄二两　细辛二两　附子一枚炮

上七味,以水七升,煮麻黄,去上沫,内诸药,煮取二升,分温三服,当汗出,如虫行皮中,即愈。

心下坚,大如盘,边如旋盘,水饮所作,枳术汤主之。(三十二)

枳术汤方:

枳实七枚　白术二两

上二味,以水五升,煮取三升,分温三服。腹中软,即当散也。

问曰:黄汗之为病,身体肿一作重,发热汗出而渴,状如风水,汗沾衣,色正黄如柏汁,脉自沉,何从得之? 师曰:以汗出入水中浴,水从汗孔入得之,宜芪芍桂酒汤主之。(二十八)

黄芪芍桂苦酒汤方:

黄芪五两　芍药三两　桂枝三两

上三味,以苦酒一升,水七升,相和,煮取三升,温服一升。当心烦,服至六七日乃解。若心烦不止者,以苦酒阻故也。一方用美酒醇代苦酒。

黄汗之病,两胫自冷,假令发热,此属历节。食已汗出,又身常暮卧盗汗出者,此劳气也。若汗出已反发热者,久久其身必甲错,发热不止者,必生恶疮。若身重,汗出已辄轻者,久久必身瞤,瞤即胸中痛。又从腰以上必汗出,下无汗,腰髋弛痛,如有物在皮中状,剧者不能食,身疼重,烦躁,小便不利,此为黄汗,桂枝加黄芪汤主之。(二十九)

桂枝加黄芪汤方:

桂枝三两　芍药三两　甘草二两　生姜三两　大枣十二枚　黄芪二两

上六味,以水八升,煮取三升,温服一升。须臾饮热稀粥一升余,以助药力,温服取微汗。若不汗,更服。

【备考原文】

脉浮而洪,浮则为风,洪则为气,风气相搏,风强则为隐疹,身体为痒,痒为泄风,久为痂癞;气强则为水,难以俯仰。风气相击,身体洪肿,汗出乃愈。恶风则虚,此为风水;不恶风者,小便通利,上焦有寒,其口多涎,此为黄汗。(二)

趺阳脉当伏,今反紧,本自有寒,疝瘕,腹中痛,医反下之,下之即胸满短气。(六)

趺阳脉当伏,今反数,本自有热,消谷,小便数,今反不利,此欲作水。(七)

寸口脉浮而迟,浮脉则热,迟脉则潜,热潜相搏,名曰沉。趺阳脉浮而数,浮脉即热,数脉即止,热止相搏,名曰伏。沉伏相搏,名曰水。沉则络脉虚,伏则小便难,虚难相搏,水走皮肤,即为水矣。(八)

寸口脉弦而紧,弦则卫气不行,即恶寒,水不沾流,走于肠间。

少阴脉紧而沉,紧则为痛,沉则为水,小便即难。(九)

问曰:病下利后,渴饮水,小便不利,腹满因肿者,何也? 答曰:此法当病水,若小便自利及汗出者,自当愈。(十二)

心水者,其身重而少气,不得卧,烦而躁,其人阴肿。(十三)

肝水者,其腹大,不能自转侧,胁下腹痛,时时津液微生,小便续通。(十四)

肺水者,其身肿,小便难,时时鸭溏。(十五)

脾水者,其腹大,四肢苦重,津液不生,但苦少气,小便难。(十六)

肾水者,其腹大,脐肿腰痛,不得溺,阴下湿如牛鼻上汗,其足逆冷,面反瘦。(十七)

问曰:病者苦水,面目身体四肢皆肿,小便不利。脉之,不言水,反言胸中痛,气上冲咽,状如炙肉。当微咳喘,审如师言,其脉何类? 师曰:寸口脉沉而紧,沉为水,紧为寒,沉紧相搏,结在关元,始时尚微,年盛不觉,阳衰之后,营卫相干,阳损阴盛,结寒微动,肾气上冲,喉咽塞噎,胁下急痛。医以为留饮而大下之,气击不去,其病不除。后重吐之,胃家虚烦,咽燥欲饮水,小便不利,水谷不化,面目手足浮肿。又与葶苈丸下水,当时如小差,食饮过度,肿复如前,胸胁苦痛,象若奔豚,其水扬溢,则浮咳喘逆。当先攻击冲气,令止,乃治咳;咳止,其喘自差。先治新病,病当在

后。（二十一）

按：水气病一分为四，即风水、皮水、正水、石水。另外，并立在一起的还有黄汗。原文又有五脏水和气分、水分、血分等的提法。水气病的形成，主要是由于阳气衰微，水湿泛滥于全身，与肺、脾、肾三脏的阳气密切相关。水气病与痰饮病的病机基本相同，都是阳运不及，导致了水液代谢的紊乱，根据水停的部位、临床症状不同而有所区别。水气病依据水肿出现的不同病程阶段，分为四水的证治。水气病的治疗明确提出发汗、利小便和逐水，也有温运阳气、活血利水等法。

风水以脉浮发热恶风，骨节疼痛，身体酸重，浮肿以头面甚等为主症，其病机为风邪外袭，肺失宣肃，通调失职，治法以发汗散邪为主，方用防己黄芪汤、杏子汤、越婢汤等。皮水以脉浮不恶风，身体肿重，无汗，小便不利等为主症，其病机为肺失通调，脾失健运，水溢肌肤，治疗以发汗健脾行水，方用防己茯苓汤、越婢加术汤、甘草麻黄汤等。正水以浮肿、腹满而喘为主症，以肾阳不足，水气停蓄为主要病机，治疗上应温肾利水，正水若表亦有水气者也可用汗法，如用麻黄附子汤温经发汗。石水以浮肿、腹满不喘为主症，原文叙述过简，其证治难窥全貌。

水气病名，有一半落在气字上，原文中提出的气分，阳虚而阴寒内盛，寒凝可以成形，在治疗中分出心下坚的二张方剂，一治气，一治水，治水者亦着眼于气，所谓温阳不必动辄真武汤。原文中提出水分、血分，区分治疗的难易，提示病情的轻重。血分当联系"血不利则为水"，水血可分，水血相关，有瘀血造成水肿者，临证不应忽视，此亦涉及预后的判断，如石水当属此类，原文未出方药，可见治疗亦难。另外五脏水中的脾水、肝水、肾水见腹大者，其他篇章中虚劳腹满不能饮食，痰饮病中腹满口舌干燥，黄疸病中女劳疸腹如水状，大便正黑，妇人杂病中腹满如敦状等等，甚至于痰饮水气病中的心下坚，都可以看作是血行瘀滞所造成的，只不过治法有所不同罢了。气水血既可分，又不可分，你中有我，我中有你。气水血三字从临床的角度，把人体内气血津液的相关性大体讲明白了。

水气病中有五脏水的提出，此和痰饮病中的五脏饮相类，但痰饮的五脏饮基本是四饮的分类框架，而五脏水则是对正水、石水的详细补充和描述，意义更加重大。从现代医学角度对原文叙述内容的考虑如风水与急性肾炎，皮水与慢性肾炎，正水与心衰水肿，石水与腹部肿瘤造成的水肿相关等，将五脏水与现代疾病相比照有一定的参考价值，《金匮要略》提出的治法，至今仍有指导价值。

应该注意，水气和痰饮的区分是人为的，二者其实有着非常密切的内在联系，水气病中也有痰饮，痰饮病中也有水气，临床上二者的证治可以互参。水气病的内容当与痰饮病合看，因为二者都是讲述水液代谢紊乱而出现的病证，二者病机基本相同，而在表现上各有所偏，故分在二处，各立病名。痰饮为水停局部，水肿为水泛肌表全身，但不可绝对化，二者在表现上也有关联和重叠处，在病机上均为阳虚或气滞,具体讲就是肺脾肾三焦气化失司,而寒热虚实还可以作进一步的追究。在治法上二者亦基本相类,即治本以温,水气病中"大气一转,其气乃散",亦即此意,治标发汗、利小便、逐水,这样和痰饮病中的温药和之及具体方剂对看,就相对完整了。水肿的问题在温病证治中作为一个专门的问题列出来,如《通俗伤寒论》中,伤寒夹证列有"夹胀伤寒",或称伤寒夹肿胀、肿胀兼伤寒。

黄汗病以汗出染衣,色黄如柏汁为主症,同时可见身肿发热,不恶风,口渴、胸中窒,不能食,反聚痛,暮燥不得眠,小便不利等症,主要由外湿侵袭,表阳被郁,湿热郁蒸营分水溢肌肤所致,其治疗当宣达阳气,祛散水湿,调和营卫,清热利湿,用芪芍桂酒汤或桂枝加黄芪汤通达营卫气血,临证时或加重清热泄利,或加重补虚益气。

黄汗在《金匮要略》中虽然不是一个主要病证,但是十分醒目,后人也比较关注。《金匮要略》内容不多,放在水气病中议论,如果就事论事,《金匮要略》提出的论治也能够自成一说,大法思路也已经具备。如果我们深入一步,从汉末魏晋时代盛行的服石风加以认识,也不失为一个角度,参考汉末魏晋以至隋唐时期的医籍记载,相关的对应方药亦多,可以补充《金匮要略》的未到之处。

十一、黄 疸 病

【必读原文】

寸口脉浮而缓,浮则为风,缓则为痹,痹非中风,四肢苦烦,脾色必黄,瘀热以行。(一)

趺阳脉紧而数,数则为热,热则消谷,紧则为寒,食即为满。尺脉浮为伤肾,趺阳脉紧为伤脾。风寒相搏,食谷即眩,谷气不消,胃中苦浊,浊气下流,小便不通,阴被其寒,热流膀胱,身体尽黄,名曰谷疸。

额上黑,微汗出,手足中热,薄暮即发,膀胱急,小便自利,名曰女劳疸;腹如水状不治。

心中懊憹而热,不能食,时欲吐,名曰酒疸。(二)

阳明病,脉迟者,食难用饱,饱则发烦头眩,小便必难,此欲作谷疸。虽下之,腹满如故,所以然者,脉迟故也。(三)

夫病酒黄疸,必小便不利,其候心中热,足下热,是其证也。(四)

酒黄疸者,或无热,靖言了了,腹满欲吐,鼻燥。其脉浮者先吐之,沉弦者先下之。(五)

酒疸,心中热,欲吐者,吐之愈。(六)

酒疸下之,久久为黑疸,目青面黑,心中如啖蒜齑状,大便正黑,皮肤爪之不仁,其脉浮弱,虽黑微黄,故知之。(七)

师曰：病黄疸，发热烦喘，胸满口燥者，以病发时，火劫其汗，两热所得。然黄家所得，从湿得之。一身尽发热而黄，肚热，热在里，当下之。（八）

脉沉，渴欲饮水，小便不利者，皆发黄。（九）

腹满，舌痿黄，躁不得睡，属黄家。舌痿疑作身痿。（十）

黄疸之病，当以十八日为期，治之十日以上瘥，反剧者为难治。（十一）

疸而渴者，其疸难治；疸而不渴者，其疸可治。发于阴部，其人必呕；阳部，其人振寒而发热也。（十二）

谷疸之为病。寒热不食，食即头眩，心胸不安，久久发黄，为谷疸。茵陈蒿汤主之。（十三）

茵陈蒿汤方：

茵陈蒿六两　栀子十四枚　大黄二两

上三味。以水一斗，先煮茵陈。减六升，内二味，煮取三升，去滓，分温三服。小便当利，尿如皂角汁状，色正赤。一宿腹减，黄从小便去也。

黄家日晡所发热，而反恶寒，此为女劳得之。膀胱急，少腹满，身尽黄，额上黑，足下热，因作黑疸。其腹胀如水状，大便必黑时溏，此女劳之病，非水也，腹满者难治。硝石矾石散主之。（十四）

硝石矾石散方：

硝石　矾石（烧）等分

上二味，为散，以大麦粥汁和服方寸匕，日三服。病随大小便去，小便正黄，大便正黑，是候也。

酒黄疸，心中懊憹或热痛，栀子大黄汤主之。（十五）

栀子大黄汤方：

栀子十四枚　大黄一两　枳实五枚　豉一升

上四味，以水六升，煮取二升，分温三服。

诸病黄家，但利其小便。假令脉浮，当以汗解之，宜桂枝加黄芪汤主之。方见水气病中。（十六）

诸黄，猪膏发煎主之。（十七）

猪膏发煎方：

猪膏半斤　乱发如鸡子大三枚

上二味，和膏中煎之，发消药成，分再服。病从小便出。

黄疸病，茵陈五苓散主之。一本云茵陈汤及五苓散并主之。（十八）

茵陈五苓散方：

茵陈蒿末十分　五苓散五分　方见痰饮中

上二物和,先食饮方寸匕,日三服。

黄疸,腹满,小便不利而赤,自汗出,此为表和里实。当下之,宜大黄硝石汤。(十九)

大黄硝石汤方:

大黄　黄柏　硝石各四两　栀子十五枚

上四味,以水六升,煮取二升,去滓,内硝,更煮取一升,顿服。

黄疸病,小便色不变,欲自利,腹满而喘,不可除热,除热必哕。哕者,小半夏汤主之。方见痰饮中。(二十)

诸黄,腹痛而呕者,宜柴胡汤。必小柴胡汤,方见呕吐中。(二十一)

男子黄,小便自利,当与虚劳小建中汤。方见虚劳中。(二十二)

【伤寒原文】

阳明病,脉迟,食难用饱,饱则微烦头眩,必小便难,此欲作谷疸。虽下之,腹满如故,所以然者,脉迟故也。(195)

阳明病,无汗,小便不利,心中懊恼者,身必发黄。(199)

阳明病,被火,额上微汗出,而小便不利者,必发黄。(200)

阳明病,发热汗出者,此为热越,不能发黄也。但头汗出,身无汗,剂颈而还,小便不利,渴饮水浆者,此为瘀热在里,身必发黄,茵陈蒿汤主之。(236)

茵陈蒿六两　栀子十四枚,擘　大黄二两,去皮

上三味,以水一斗二升,先煮茵陈减六升,内二味,煮取三升,去滓,分三服。小便当利,尿如皂荚汁状,色正赤。一宿腹减,黄从小便去也。

伤寒,发汗已,身目为黄,所以然者,以寒湿一作温在里不解故也。以为不可下也,于寒湿中求之。(259)

伤寒七八日,身黄如橘子色,小便不利,腹微满者,茵陈蒿汤主之。(260)

伤寒,身黄发热,栀子柏皮汤主之。(261)

肥栀子十五个,擘　甘草一两,炙　黄蘖二两

上三味,以水四升,煮取一升半,去滓,分温再服。

伤寒,瘀热在里,身必黄,麻黄连轺赤小豆汤主之。(262)

麻黄二两,去节　连轺二两,连翘根是　杏仁四十个,去皮尖　赤小豆一升　大枣十二枚,擘　生梓白皮切,一升　生姜二两,切　甘草二两,炙

上八味,以潦水一斗,先煮麻黄再沸,去上沫,内诸药,煮取三升,去滓,分温三服,半日服尽。

按：黄疸有谷疸、酒疸、女劳疸之分，黑疸为诸疸之转归。《金匮要略》所论，以湿热黄疸为主要内容，病机为湿热内蕴，治疗以清热利湿为主。另外也涉及寒湿发黄、火劫发黄、燥结发黄、女劳发黄、虚黄等。治疗有汗吐下和温清消补，所谓的八法俱备。《金匮要略》中的黄疸病证范围比较广泛，凡是各种不同病因所引起的发黄皆包括在内，但重点还是在湿热发黄，这是《金匮要略》黄疸病证治的特点。

谷疸的主症是食即头眩，心烦不安，腹满小便不利。原文举出了寒湿和湿热两种类型，实际上也就是后世所述的阳黄与阴黄两种类型。寒湿者治用温中化湿，湿热者治用清热利湿。酒疸的主症是心中懊侬或热痛，在治疗上一般以清利湿热的方法，另外，根据病情，有时也可采用吐下二法。女劳疸主症是额上黑，微汗出，手足中热，落暮即发，膀胱急，小便自利等。治法当以补肾为主，如见有腹如水状大便黑，时溏等证时，又应以消瘀祛湿化浊为主。

现在临床上已经不采用《金匮要略》的分类法，一般分为阳黄、阴黄之类。但对其病因，或由外感，或由食伤，或由房劳过度，仍应注意，尤其是在恢复过程中应告诉病人应避免寒复、食复、劳复，这有其积极的一面。对湿热黄疸（阳黄），本篇出四张方子，我们应重点掌握和比较它们的主症、病机、功用及用药特点，最基本的应分清湿重、热重与湿热并重。具体的治法范围较广，如发汗用桂枝加黄芪汤；涌吐用瓜蒂散；攻下用大黄硝石汤；和解用柴胡汤；温里用茵陈理中汤；清利用茵陈蒿汤、栀子大黄汤；消瘀用硝石矾石散；补中用小建中汤。

《诸病源候论》中将黄疸分为二十八候，其中"急黄"的描述，所谓"卒然发黄，心满气喘，命在顷刻。"以后《圣济总录》有九疸三十六黄的提法，更趋纷繁，这都是古人临证用心所到之处。元代以后又归简返朴，《卫生宝鉴》有阳黄、阴黄之说。《景岳全书》中"胆黄"一说，指出"盖胆伤胆气败而胆液泄。"亦让人耳目一新。以后医家又有总结，如"瘟黄杀人最急"等，在病机上强调湿热阻于脾，胆液泄于外等，治疗上亦将清利与疏肝理气等相联系。

黄疸，在伤寒的病程中是一个常见的必须重视和及时处理的问题，所以在《金匮要略》中也列出专篇论述。黄疸在伤寒六经证治中，偏在阳明、太阴，以阳明为主。在热病的过程中显然和发热关联，和消化道症状关联，和泌尿系统的功能障碍关联亦多。在《金匮要略》杂病中尽管换了一个讲法，有谷疸、酒疸、女劳疸、黑疸等的提法，但阳明、太阴的痕迹还是十分明显。从治法方药看，以茵陈蒿汤的清利湿热为主而展开的一组方剂成为基础。

我们可以注意一下温病中与黄疸证治相关的内容，黄疸已经不作为一个主要问题提出来了，但仍然不可忽略。《感症宝筏》在"伤寒变证"中有"发黄"的论治，讲得比伤寒、金匮似乎更加简练些，如：阳明热盛如橘黄，太阴湿胜如熏黄而晦；热多者解毒为主，湿重者渗湿为主。治疗在茵陈蒿汤等的基础上补充，对于湿偏胜者提出理中加茵陈，或加二苓、肉桂，或理中和二陈或平胃，甚或可以加用附子。也许受到后世阴黄、阳黄的影响,临证由繁归简了,掌握起来更加方便。

十二、消渴小便不利淋病

消渴

【必读原文】

寸口脉浮而迟,浮即为虚,迟即为劳;虚则卫气不足,劳则营气竭。趺阳脉浮而数,浮即为气,数即消谷而大坚一作紧。气盛而溲数,溲数即坚,坚数相搏,即为消渴。(二)

趺阳脉数,胃中有热,即消谷引食,大便必坚,小便即数。(八)

男子消渴,小便反多,以饮一斗,小便一斗,肾气丸主之。(三)

渴欲饮水,口干舌燥者,白虎加人参汤主之。(十二)

厥阴之为病,消渴,气上冲心,心中疼热,饥而不欲食,食即吐,下之不肯止。(一)

渴欲饮水不止者,文蛤散主之。(六)

文蛤散方:

文蛤五两

上一味,杵为散,以沸汤五合,和服方寸匕。

【伤寒原文】

服桂枝汤,大汗出后,大烦渴不解,脉洪大者,白虎加人参汤主之。(26)

伤寒,若吐若下后,七八日不解,热结在里。表里俱热,时时恶风,大渴,舌上干燥而烦,欲饮水数升者,白虎加人参汤主之。(168)

知母六两 石膏一斤,碎 甘草二两,炙 人参二两 粳米六合

上五味,以水一斗,煮米熟汤成,去滓,温服一升,日三服。此方立夏后,立秋前乃可服。立秋后不可服;正月二月三月尚凛冷,亦不可与服之,与之则呕利而腹痛;诸亡血虚家亦不可与;得之则腹痛利者,但可温之,当愈。

伤寒,无大热,口燥渴,心烦,背微恶寒者,白虎加人参汤主之。(169)

伤寒,脉浮,发热无汗,其表不解,不可与白虎汤。渴欲饮水,无表证者,白虎加人参汤主之。(170)

若渴欲饮水,口干舌燥者,白虎加人参汤主之。(222)

若脉浮发热,渴欲饮水,小便不利者,猪苓汤主之。(223)

猪苓去皮　茯苓　泽泻　阿胶　滑石碎,各一两

上五味,以水四升,先煮四味,取二升,去滓,内阿胶烊消,温服七合,日三服。

阳明病,汗出多而渴者,不可与猪苓汤。以汗多胃中燥,猪苓汤复利其小便故也。(224)

少阴病,下利六七日,咳而呕渴,心烦不得眠者,猪苓汤主之。(319)

厥阴病,渴欲饮水者,少少与之愈。(329)

按:消渴,本义是指渴而消水。以伤寒为前提,原文所述应该主要是指热病过程中出现的症状,口渴欲饮,引水以自救。现今多从杂病(慢性病)的角度作为消渴病证来认识了,联系现在的糖尿病,则以多饮、多食、多尿、消瘦为主要表现了。消渴作为一个大的病证来看,《金匮要略》对此的论治显然不完整,但是在病机上已经提出了肺胃津伤,胃热,肾虚等几个方面,并提出了白虎加人参汤清润肺胃,肾气丸温化肾气等方剂。

我们要思考在热病的过程中造成消渴的各种可能性,为什么在《伤寒论》的原文中间频繁出现,而且对于消渴必须作出判断和及时的处理? 同时,为什么在后来的温病证治中重心有了移动,消渴不作为一个主要问题提出来了呢?

消渴,后来走向杂病的证治,涉及的面会更大。《诸病源候论》中记载详细,偏重于病的临床观察,《备急千金要方》、《外台秘要》中的论述和证治亦不乏精辟处,以后宋金元又有三消说,强调燥热,有注重益气,强调正虚,或有从五脏分论者,治法方药精彩纷呈。《金匮要略》对消渴的叙述过简,作为热病过程中的一个症状来对待,显然有相当的局限。

小便不利

【必读原文】

脉浮,小便不利,微热,消渴者,宜利小便,发汗,五苓散主之。(四)

渴欲饮水,水入则吐者,名曰水逆,五苓散主之。(五)

脉浮,发热,渴欲饮水,小便不利者,猪苓汤主之。(十三)

猪苓汤方:

猪苓(去皮)　茯苓　阿胶　滑石　泽泻各一两

上五味,以水四升,先煮四味,取二升,去滓,内胶烊消,温服七合,日三服。

小便不利者,有水气,其人若渴,栝蒌瞿麦丸主之。(十)

栝蒌瞿麦丸方:

栝蒌根二两　茯苓三两　薯蓣三两　附子一枚(炮)　瞿麦一两

上五味,末之,炼蜜丸梧子大,饮服三丸,日三服。不知,增至七八丸。以小便利,腹中温为知。

小便不利,蒲灰散主之;滑石白鱼散、茯苓戎盐汤并主之。(十一)

蒲灰散方:

蒲灰七分　滑石三分

上二味,杵为散,饮服方寸匕,日三服。

滑石白鱼散方:

滑石二分　乱发二分(烧)　白鱼二分

上三味,杵为散,饮服方寸匕,日三服。

茯苓戎盐汤方:

茯苓半斤　白术二两　戎盐弹丸大一枚

上三味,先将茯苓、白术煎成,入戎盐,再煎,分温三服。

【伤寒原文】

太阳病,发汗,遂漏不止,其人恶风,小便难,四肢微急,难以屈伸者,桂枝加附子汤主之。(20)

桂枝三两,去皮　芍药三两　甘草三两,炙　生姜三两,切　大枣十二枚,擘　附子一枚,炮,去皮,破八片

上六味,以水七升,煮取三升,去滓,温服一升。本云:桂枝汤今加附子,将息如前法。

服桂枝汤,大汗出后,大烦渴不解,脉洪大者,白虎加人参汤主之。(26)

知母六两　石膏一斤,碎,绵裹　甘草二两,炙　粳米六合　人参三两

上五味,以水一斗,煮米熟汤成,去滓,温服一升,日三服。

大下之后,复发汗,小便不利者,亡津液故也。勿治之,得小便利,必自愈。(59)

太阳病,发汗后,大汗出,胃中干。烦躁不得眠,欲得饮水者,少少与饮之,令胃气和则愈。若脉浮,小便不利,微热消渴者,五苓散主之。(71)

猪苓十八铢,去皮　泽泻一两六铢　白术十八铢　茯苓十八铢　桂枝半两,去皮

上五味,捣为散,以白饮和服方寸匕,日三服,多饮暖水,汗出愈,如法将息。

发汗已,脉浮数,烦渴者,五苓散主之。(72)

伤寒,汗出而渴者,五苓散主之。不渴者,茯苓甘草汤主之。(73)

茯苓二两　桂枝二两,去皮　甘草一两,炙　生姜三两,切

上四味,以水四升,煮取二升,去滓,分温三服。

中风,发热,六七日不解而烦,有表里证,渴欲饮水,水入即吐者,名曰水逆,五

苓散主之。(74)

太阳病,小便利者,以饮水多,必心下悸;小便少者,必苦里急也。(127)

伤寒五六日,已发汗而复下之,胸胁满微结,小便不利,渴而不呕,但头汗出,往来寒热,心烦者,此为未解也,柴胡桂枝干姜汤主之。(147)

柴胡半斤　桂枝三两,去皮　干姜二两　栝楼根四两　黄芩三两　牡蛎二两,熬　甘草二两,炙

上七味,以水一斗二升,煮取六升,去滓,再煎取三升,温服一升,日三服,初服微烦,复服汗出便愈。

本以下之,故心下痞,与泻心汤。痞不解,其人渴而口燥烦,小便不利者,五苓散主之。一方云,忍之一日乃愈。(156)

太阳病,寸缓关浮尺弱,其人发热汗出,复恶寒,不呕,但心下痞者,此以医下之也。如其不下者,病人不恶寒而渴者,此转属阳明也。小便数者,大便必硬,不更衣十日,无所苦也。渴欲饮水,少少与之,但以法救之。渴者,宜五苓散。(244)

伤寒,厥而心下悸,宜先治水,当服茯苓甘草汤,却治其厥。不尔,水渍入胃,必作利也。(356)

霍乱,头痛发热,身疼痛,热多欲饮水者,五苓散主之;寒多不用水者,理中丸主之。(386)

按:小便不利,作为一个症状,主要指小便排出的量明显减少,或指排出困难,若伴有疼痛,则与淋病相涉,淋沥不畅,尿出不畅,可以有痛感。若无痛感,则与癃相涉。小便不利可以出现于很多疾病(无论热病或杂病)的过程中,治疗或通阳化气,或清利,或温滋,或化瘀,或补益。

顺便提一句,《金匮要略》的篇名,原来是小便利。小便不利,现今已不作为病名,小便不利在《伤寒论》、《金匮要略》的原文中频繁出现,相关的病证难以枚举,《金匮要略》作为专论,也只是个大概,追根刨底,在《金匮要略》中小便不利一般指小便量少,在治疗上主要还是通阳化气,有肺脾肾的不同偏重,应当注意小便不利与小便自利(反多)的对举,两者在临床上的互相关联。

在伤寒病的过程中,注意观察小便利与不利的问题,对于整个病情的把握有直接的参考价值。在后来的温病证治中就不像伤寒、金匮原文那样重视小便的问题了,我们如果从临床具体疾病的背景加以考虑,也许更容易理解。

淋

【必读原文】

淋之为病,小便如粟状,小腹弦急,痛引脐中。(七)

淋家不可发汗,发汗则必便血。(九)

按:淋病,以小便淋沥涩痛为主症,小便频数短涩,滴沥刺痛,欲出未尽,其病机多为肾虚膀胱热。其小便量少,排尿困难与癃闭相似,但尿频而疼痛,每天排出总量正常,癃闭无刺痛,每天量低于正常,甚至无尿排出,注意《金匮要略》中没有"癃"的提法。

淋病,《金匮要略》中仅出一条原文,然叙述却十分精当,抓住了临证要点,关于病机,《诸病源候论》说得较简明扼要"诸淋者,由肾虚而膀胱热故也。"治疗可参照小便不利证治的相关内容,如猪苓汤、蒲灰散、滑石白鱼散、茯苓戎盐汤等。

后世对淋病的证治扩展很多,也许很少受到热病的限制,而真正走到杂病中间了。《中藏经》提出冷、热、气、劳、膏、砂、虚、实等八种淋证,为临床分类的先河。北周姚僧垣《集验方》提出石、气、膏、劳、热等五淋(见《外台秘要·诸淋》)。直到现今内科学中形成了一定的证治体系,成了一个重要的病证内容。

十三、其他(疟病、中风、历节、血痹等)

疟病

师曰:疟脉自弦。弦数者多热,弦迟者多寒,弦小紧者下之差,弦迟者可温之,弦紧者可发汗针灸也,浮大者可吐之,弦数者风发也,以饮食消息止之。(一)

病疟,以月一日发,当以十五日愈。设不差,当月尽解。如其不差,当云何? 师曰:此结为癥瘕,名曰疟母,急治之,宜鳖甲煎丸。(二)

鳖甲煎丸方:

鳖甲十二分(炙) 乌扇三分(烧) 黄芩三分 柴胡六分 鼠妇三分(熬) 干姜三分 大黄三分 芍药五分 桂枝三分 葶苈一分(熬) 石苇三分(去毛) 厚朴三分 牡丹五分(去心) 瞿麦二分 紫葳三分 半夏一分 人参一分 䗪虫五分(熬) 阿胶三分(炙) 蜂窝四分(炙) 赤硝十二分 蜣螂六分(熬) 桃仁二分

上二十三味,为末,取锻灶下灰一斗,清酒一斛五斗,浸灰,候酒尽一半,着鳖甲于中,煮令泛烂如胶漆,绞取汁,内诸药,煎为丸,如梧子大,空心服七丸,日三服。《千金方》用鳖甲十二片,又有海藻三分,大戟一分,䗪虫五分,无鼠妇、赤硝二味,以鳖甲煎和诸药为丸。

师曰:阴气孤绝,阳气独发,则热而少气,烦冤,手足热而欲呕,名曰瘅疟。若但热不寒者,邪气内藏于心,外舍分肉之间,令人消铄脱肉。(三)

温疟者,其脉如平,身无寒,但热,骨节疼烦,时呕,白虎加桂枝汤主之。(四)

白虎加桂枝汤方:

知母六两 甘草二两(炙) 石膏一斤 粳米二合 桂枝三两(去皮)

上锉,每五钱,水一盏半,煎至八分,去滓,温服,汗出愈。

疟多寒者,名曰牝疟,蜀漆散主之。(五)

蜀漆散方:

蜀漆(洗去腥) 云母(烧二日夜) 龙骨等分

上三味,杵为散,未发前,以浆水服半钱。温疟加蜀漆半分,临发时服一钱匕。一方云母作云实。

按:疟病以寒热往来、休作有时为主症,病因病机为感受疟邪,邪在少阳,邪正相争。根据寒热的多少,分为瘅疟、温疟、牝疟三类。同时指出疟病日久不愈,最后可以形成疟母。在治疗方面,根据疟病的脉象,提出汗、吐、下、清、温、针灸、饮食调理等多种方法,提出了白虎加桂枝汤、蜀漆散、鳖甲煎丸等具体方药。《金匮要略》疟病的专论,条文虽然不多,但对疟病的病机、症状、脉象、分类、治法等均有所论述,为后世论疟奠定了基础,其中所出方剂也行之有效。《金匮要略》疟病内容虽少,但十分了不起的是,有蜀漆散对疟疾的治疗,有鳖甲煎丸对慢性疟疾所致脾脏肿大的治疗。这是在临证中对规律的总结和把握,它有别于六经病证,反映出了专病专方、病因对抗的追求。疟病是一个特殊问题,《诸病源候论》在前面有"伤寒"二字,也许体现了疾病鉴别诊断的意思。

《内经》对疟病的描述与现今疟疾的表现十分相似,治疗偏于针刺。《太平圣惠方》中有疟疾的称呼。《神农本草经》中已有治疟药的记载,以后《肘后备急方》中的青蒿治疟,"青蒿一握,以水二升渍,绞取汁,尽服之。"启发今人研究开发出青蒿素,临床使用,疗效卓捷。隋唐时期的医书中有"瘴疟"的提法,也有停痰成疟,积久不瘥,小劳便发的劳疟提法,以及伤暑之疟等。《备急千金要方》《外台秘要》制定以常山、蜀漆等为主药的截疟诸方,配合柴胡、青蒿、乌梅、知母、黄芩、牡蛎等。明清医家将疟列入温疫病中论治,虽有常山、草果截疟之专药,但方剂还是随证变化者多。

中风

夫风之为病,当半身不遂,或但臂不遂者,此为痹。脉微而数,中风使然。(一)

寸口脉浮而紧,紧则为寒,浮则为虚,寒虚相搏,邪在皮肤。浮者血虚,络脉空虚。贼邪不泻,或左或右。邪气反缓,正气即急。正气引邪,喝僻不遂。

邪在于络,肌肤不仁;邪在于经,即重不胜;邪入于腑,即不识人;邪入于脏,舌即难言,口吐涎。(二)

寸口脉迟而缓,迟则为寒,缓则为虚;营缓则为亡血,卫缓则为中风。邪气中经,则身痒而瘾疹;心气不足,邪气入中,则胸满而短气。(三)

侯氏黑散方:治大风四肢烦重,心中恶寒不足者。《外台》治风癫。

菊花四十分 白术十分 细辛三分 茯苓三分 牡蛎三分 桔梗八分 防风十分 人参三分 矾石三分 黄芩五分 当归三分 干姜三分 芎䓖三分 桂枝三分

上十四味,杵为散,酒服方寸匕,日一服。初服二十日,温酒调服,禁一切鱼肉、大蒜。常宜冷食,六十日止,即药积在腹中不下也,热食即下矣,冷食自能助药力。

风引汤方：除热瘫痫。

大黄　干姜　龙骨各四两　桂枝三两　甘草　牡蛎各二两　寒水石　滑石　赤石脂　白石脂　紫石英　石膏各六两

上十二味，杵粗筛，以韦囊盛之，取三指撮，井花水三升，煮三沸，温服一升。治大人风引，少小惊痫瘛疭，日数十发，医所不疗，除热方。巢氏云：脚气宜风引汤。

防己地黄汤方：治病如狂状，妄行独语不休，无寒热，其脉浮。

防己一钱　桂枝三钱　防风三钱　甘草二钱

上四味，以酒一杯，浸之一宿，绞取汁，生地黄二斤，㕮咀，蒸之如斗米饭久，以铜器盛其汁，更绞地黄汁和，分再服。

头风摩散方：

大附子一枚（炮）　盐等分

上二味，为散；沐了，以方寸匕，已摩疢上，令药力行。

按： 中风以半身不遂，口眼歪斜，甚者跌仆昏倒为主症，《金匮要略》所论中风，主要是由正气亏虚，营卫气血不足，脏腑功能虚衰，再感受外邪，经脉之气痹阻所致。可见，本病的发生，既有正气不足的一面，又有感受外邪的一面。中风的含义可能与中受风邪有关且发病迅急，故以此命名。这里要注意的是，《金匮要略》所论的中风与《伤寒论》中桂枝汤证的中风是两种截然不同的概念。原文偏重于临床表现和病理机制的论述，治疗仅有附方。《金匮要略》中的中风，和热病距离较远，我们可以注意汉唐时期中风概念的宽泛。如果将中风限定在半身不遂的概念上，那么《金匮要略》中的简略也许容易理解了。

中风的半身不遂，《内经》中有偏枯之称。对于中风的病因学说，唐宋以前多以内虚邪中立论，主要以外风学说为主，如《灵枢》提出导致本病是由于真气不足，邪气独留，《金匮要略》对中风在病因病机方面，提出了正虚邪中的发病学观点，既重视内因，也重视外因，可知中风的病机是由于脏腑衰弱气血不足，经脉痹阻，复感外邪所致。中风的治疗以扶正祛邪为总的原则，可以参考附方。有表证用千金三黄汤，古今录验续命汤，无表证的重在治里，用侯氏黑散、风引汤，偏血虚的用防己黄芪汤，头重痛的用近效术附汤，或外用头风摩散。几首附方在临证时都有一定的参考价值。尽管后世在中风证治方面有了很大的进展，但祛风散寒通络方药的临证效用仍不能全盘否定。临床治疗也证明祛风类药物对局部或全身血液循环有改善，和活血通络补益气血药物同用有相得益彰的效果。

历节

少阴脉浮而弱，弱则血不足，浮则为风，风血相搏，则疼痛如掣。（六）

寸口脉沉而弱,沉即主骨,弱即主筋;沉即为肾,弱即为肝。汗出入水中,如水伤心,历节黄汗出,故曰历节。(四)

盛人脉涩小,短气,自汗出,历节痛,不可屈伸。此皆饮酒汗出当风所致。(七)

味酸则伤筋,筋伤则缓,名曰泄。咸则伤骨,骨伤则痿,名曰枯。枯泄相搏,名曰断泄。荣气不通,卫不独行。荣卫俱微,三焦无所御,四属断绝,身体羸瘦,独足肿大,黄汗出,胫冷。假令发热,便为历节也。(九)

诸肢节疼痛,身体魁羸,脚肿如脱,头眩短气,温温欲吐,桂枝芍药知母汤主之。(八)

桂枝芍药知母汤方:

桂枝四两　芍药三两　甘草二两　麻黄二两　生姜五两　白术五两　知母四两　防风四两　附子二枚(炮)

上九味,以水七升,煮取二升,温服七合,日三服。

病历节,不可屈伸,疼痛,乌头汤主之。(十)

乌头汤方:治脚气疼痛,不可屈伸。

麻黄　芍药　黄芪各三两　甘草三两(炙)　川乌五枚　(父咀,以蜜二升,煎取一升,即出乌头)

上五味,父咀四味,以水三升,煮取一升,去滓,内蜜煎中,更煎之,服七合。不知,尽服之。

按:历节属于广义痹证范围,是以关节疼痛肿大为主要表现的一类病证。由于发病时疼痛遍历关节,故名历节。历节病的主症为关节疼痛,肿大变形,难以曲伸。病机为肝肾(气血阴阳)不足,感受风寒湿邪,气血经脉痹阻。治法以祛风除湿、散寒止痛为主。原文有论有治,治疗有偏于风湿的桂枝芍药知母汤和偏于寒湿的乌头汤。

关于历节病,仲景以后有历节风、白虎病、白虎历节风等称呼,《备急千金要方》中有"久不治者,令人骨节蹉跌"的说法,《外台秘要》中有"其病如白虎之啮,故名白虎之病也""其疾昼静而夜发,发即彻髓,酸疼乍歇"的描述,十分形象。以后金元医家中有提出痛风病名者,明清时期又有提出顽痹病名者,从文字的表述上看,十分清楚,本病与一般性关节疼痛的区别之处是很明显的,即强调疼痛的剧烈难忍,强调疼痛的慢性化,强调疼痛的发作性,强调关节的变形。若从仲景方再往后看到今天的临床,则发展又更加全面了,如焦树德的治疗经验,焦氏提出尪痹,用补肾祛寒治尪汤(桂枝芍药知母汤加熟地、补骨脂、仙灵脾、续断、骨碎补、牛膝、独活、威灵仙、虎骨、炙山甲、伸筋草)。再如朱良春的治疗经验,朱氏善用虫类搜剔药,在一般方治中加上全蝎、蜈蚣、白花蛇、蜣螂、䗪虫、蜂房等。《金匮要略》的二张方偏重在发作期,缓解期的治疗则有欠缺,亦即从补益肝肾方面着力不够,阅读原文也应该清楚它的不足之处,临证时注意加以补充。

在温病证治中似乎不再提历节病了,但是我们可以看一下《感症宝筏》中的脚气,在"类伤寒诸感证辨"中有具体描述:"发热憎寒,头痛肢节痛,呕恶,与伤寒相似。而痛起自脚,脚膝肿痛,两胫肿满或枯细,大便坚者,脚气也。"在"伤寒类证"中再次提到:"初起发寒热,殊类伤寒。第脚膝痛或肿,与伤寒异,属湿热。虽由坐卧湿地与湿水而得,久之必湿化为热,初发散,复兼分利,与湿证同法。"用药祛风除湿清热活血,举方有鸡鸣散。《金匮要略》中脚气不在篇名中,在附方中(崔氏八味丸)涉及。现在也有人从传染病角度思考脚气和历节的,一般的看法,历节和脚气也许两者完全不沾边,但是作为对原文的学习,不妨将二者联系起来思考,也许会有启发。

血痹

问曰:血痹病从何得之? 师曰:夫尊荣人,骨弱肌肤盛,重困疲劳汗出,卧不时动摇,加被微风,遂得之。但以脉自微涩在寸口,关上小紧,宜针引阳气,令脉和紧去则愈。(一)

血痹,阴阳俱微,寸口关上微,尺中小紧,外证身体不仁,如风痹状,黄芪桂枝五物汤主之。(二)

黄芪桂枝五物汤方:

黄芪三两　桂枝三两　芍药三两　生姜六两　大枣十二枚

上五味,以水六升,煮取二升,温服七合,日三服。一方有人参。

按:血痹,以局部肌肤麻木为主症,也可以见有轻微的疼痛,其病因病机主要是营卫气血不足,感受风邪,阳气痹阻,血行不畅。也有把血痹归入广义痹证范围的,血痹的命名,强调了血行涩滞或痹阻。血痹的治疗,要通阳行痹,轻者可用针刺疗法,重者可用黄芪桂枝五物汤治疗,目的都在于通阳行痹。血痹与我们平时所讲的痹证有共同之处,但也是有区别的。

血痹在本篇中所占的篇幅较小,仅二条原文,但却把主症、病因病机、治法方药都交代清楚,针药并施,也给人以一定的章法。原文提到的尊荣人,是养尊处优之辈,与历节病的盛人饮酒汗出当风相似。从这一点推测,也许与糖尿病并发末梢神经炎相近,治疗用益气活血的方药,也成为以后临证主要治法之一。血痹,作为一个病名,在现代临床上已经很少单独使用。但是原文叙述的内容,特别是黄芪桂枝五物汤对后世临床启发很大。

肝着

肝着,其人常欲蹈其胸上,先未苦时但欲饮热,旋覆花汤主之。臣亿等校诸本旋覆花汤方,皆同。(七)

旋覆花汤方:

旋覆花三两　葱十四茎　新绛少许

右三物,以水三升,煮取一升,顿服之。

脾约

跌阳脉浮而涩,浮则胃气强,涩则小便数,浮涩相搏,大便则坚,其脾为约,麻子仁丸主之。(十五)

麻子仁丸方:

麻子仁二升　芍药半斤　枳实一斤　大黄二斤(去皮)　厚朴一尺(去皮)　杏仁一升(去皮尖,熬,别作脂)

上六味,末之,炼蜜和丸梧子大,饮服十九,日三服。渐加,以知为度。

肾著

肾著之病,其人身体重,腰中冷,如坐水中,形如水状,反不渴,小便自利,饮食如故,病属下焦。身劳汗出,衣里冷湿,久久得之。腰以下冷痛,腹重如带五千钱,甘草干姜苓术汤主之。(十六)

甘草干姜茯苓白术汤方:

甘草　白术各二两　干姜　茯苓各四两

上四味,以水四升一本作五升,煮取三升。分温三服,腰中即温。

疮痈

诸浮数脉,应当发热,而反洒淅恶寒,若有痛处,当发其痈。(一)

师曰:诸痈肿,欲知有脓无脓,以手掩肿上,热者为有脓,不热者为无脓。(二)

阴狐疝

阴狐疝气者,偏有小大,时时上下,蜘蛛散主之。(四)

蜘蛛散方:

蜘蛛十四枚(熬焦)　桂枝半两

上二味,为散,取八分一匕,饮和服,日再服。蜜丸亦可。

按: 如果伤寒杂病原来是合一的,《伤寒杂病论》针对的是临床上具体的热病诊疗,那么《金匮要略》中的有些内容可以忽略,或者把它暂时放在一边,比如脏腑经络先后病、五脏风寒积聚病、妇人病的内容等等。本书也是要体现这个精神,立点在热病证治,尽量能够勾勒出临证的主要线条,所以对《金匮要略》就不是事无巨细全部罗列了,这一点请读者充分注意,有兴趣请参看其他书籍。

肝着、脾约、肾著三个病证出于五脏风寒积聚病篇中,脾约的证治在六经阳明病篇中也有,作为古病名,今天不再沿用。但是作为具体的治法方药,对临床仍然有一定的启示和使用价值。旋覆花汤体现的是行气活血、疏通肝络的方法,麻子仁丸可以看作是承气攻下方法的变通,带有了和缓润通的意思,甘姜苓术汤则提示了燥湿健脾的方药也不失为寒湿腰痛的主要方法。

疮痈作为外科治疗的对象,其实和热病关系也密切。在热病的过程中,体表出现明显的痈肿包块,除了内服药物清热解毒泻火,必要时需要外治的配合,如切开引流等,甚或局部的放血。所以原文要涉及疮痈,要提示辨脓的问题。至于阴狐疝,如果大致相当于斜疝的话,显然与热病无涉。

附:关于杂病证治的后世变化与扩展

今天,当我们设定好一定的前提,再来议论某个问题就会比较方便了。即原来《金匮要略》杂病只是对伤寒这个病的补充,是处在所谓的疾病并发症这样的位置上。以后杂病逐渐偏离了热病,另辟蹊径,独立存在而自成一体了。但是在任何热病的过程中终究是躲不开并发症处理这个问题的,所以在温病的证治中间也必然会反映出来。用这样的思路看临床证治的历史过程,也许脉络就清楚。对此下面再展开话题,做些引申和归纳。

1. 对照伤寒病与出血热

伤寒与杂病如果从今天具体疾病的角度加以认识的话,不妨将出血热和伤寒病做一个对照。流行性出血热的临床分期,一般为发热期、低血压休克期、少尿期、多尿期和恢复期。

流行性出血热的临床具体表现,可以作如下主要的归纳:① 心血管系统损害;② 休克;③ 肾脏损害;④ 呼吸系统损害;⑤ 神经系统损害;⑥ 胃肠道损害;⑦ 出血;⑧ 营养失调综合征;⑨ 血液及骨髓造血功能损害;⑩ 水、电解质及酸碱平衡紊乱;⑪ 继发感染;⑫ 其他。

流行性出血热的并发症及鉴别诊断,也可以做如下归纳:① 休克微循环障碍;② DIC 及继发性纤溶亢进;③ 血液动力学与血液流变学的变化;④ 酸碱平衡紊乱;⑤ 水与电解质平衡紊乱;⑥ 高血容量综合征;⑦ 出血;⑧ 营养失调综合征;⑨ 呼吸系统并发症;⑩ 消化系统并发症;⑪ 心血管系统并发症;⑫ 神经系统并发症;⑬ 泌尿系统并发症;⑭ 内分泌系统并发症;⑮ 多器官功能不全综合征。

流行性出血热临床表现的复杂与症情的凶险,有如下不同的偏重:胃肠炎型、伤寒型、肝炎型、肾炎型、急腹症型、脑炎型、肺型、紫癜型、腔道出血型等。

流行性出血热的恢复期与一般的热病不同,时间比较长。恢复期一般在 2~4周后,当尿量减少到 300 毫升以下(尿浓缩功能增强)时,即进入恢复期。此时体征消失,体力增强,精神状态和食欲转好。部分患者仍然可见夜尿多,消化功能差,贫血,虚弱。表现为头昏,失眠,多梦,记忆力减退,心慌,气短,多汗,血压高,腰痛,脱发,肢麻,感觉障碍,性欲减退,月经失调等等。一般需要休息 1~2 个月,也有需要

3～6个月才能完全恢复的。

如果有兴趣,我们不妨把《伤寒论》原文的主要内容从出血热的角度重新归纳(详细内容参见《伤寒卒病新解》):(1)发热期:① 太阳病;② 阳明病;③ 少阳病;④ 发热期常见的伴随症状:出血症状;胸腹膜炎;神经系统(脑部)症状;消化系统(腹部)症状;斑疹(咽部症状);黄疸;其他。(2)低血压休克期;(3)少尿期(移行期)和多尿期;(4)恢复期。附:① 关于传变;② 关于治则;③ 关于预后;④ 关于卒病。

2.《诸病源候论》中的伤寒候

接下来,我们可以看一下《诸病源候论》中的伤寒候,以下通过归纳罗列,可以粗略的浏览一下有关伤寒的主要内容(序号为作者所加)。

消化系统症状:24/伤寒呕候;25/伤寒干呕候;26/伤寒吐逆候;27/伤寒哕候;37/伤寒心腹胀满痛候;38/伤寒宿食不消候;39/伤寒大便不通候;41/伤寒热毒利候;43/伤寒利候;44/伤寒病后胃气不和利候;68/伤寒病后渴利候。消化道的症状以腹部的胀满和呕吐腹泻为主,六经病证中已经有了太阴病,另外六经病证后面还列有霍乱病等。在流行性出血热的过程中,消化道黏膜的肿胀和渗出最为常见,甚者可见出血。

呼吸系统症状:28/伤寒喘候;45/伤寒上气候;46/伤寒咳嗽候;69/伤寒肺痿候。呼吸系统的症状同样常见,主要是咳嗽气喘,呼吸困难,痰多。从临床现象观察,似乎直接和饮水过多相关,所以也有水停心下之说。最为常见的如呼吸道黏膜肿胀渗出,从而引起咳喘。

出血证候:14/伤寒咽喉痛候;15/伤寒斑疮候;16/伤寒口疮候;42/伤寒脓血利候;47/伤寒衄血候;48/伤寒吐血候;49/伤寒阴阳毒候;52/伤寒狐惑候;53/伤寒湿匿候;54/伤寒下部痛候;61/伤寒内有瘀血候;62/伤寒毒攻眼候;70/伤寒失声候。流行性出血热的基本病理变化是全身的小血管(毛细血管)受累,血管内皮肿胀以至于破损,甚者导致出血。所以临床上可以见到皮下的斑疹、咽喉的肿痛出血、眼部的水肿充血出血、衄血、吐血、便血等等,不一而足。《金匮要略》中的狐惑、阴阳毒以及吐衄下血瘀血等,很明显都是与疾病密切相关,有特定的临床基础的。

其他的伴见症状:19/伤寒谵语候;20/伤寒烦候;21/伤寒虚烦候;22/伤寒烦闷候;23/伤寒渴候;29/伤寒厥候;30/伤寒悸候;31/伤寒痉候;32/伤寒心痞候;33/伤寒结胸候;34/伤寒余热候;35/伤寒五脏热候;36/伤寒变成黄候;40/伤寒小便不通候;63/伤寒毒攻手足候;64/伤寒毒流肿候;65/伤寒病后脚气候;71/伤寒梦泄精候。难以归类,但又比较常见的临床表现,大多只能走在症状上了,这里列举出了烦躁、谵语、口渴、黄疸、水肿、小便不通、心悸、痞满、厥冷等等。其实还是可以大致归类,如是伴随着发热所出现的,还是伴随着低血压休克所出现的等。另外,现今很清楚,如急腹症、肾功能障碍、脑水肿颅内高压等都会导致各种各样的临床特殊表现。在整个发病过程中所出现的并发症之多,无疑也是伤寒和流行性出血热的重要临床特征之一。病情的轻重缓急,不一而足,形成了当时医籍中丰富多彩的描述和记载。

相关的鉴别诊断:17/伤寒踠豆疮候;18/伤寒踠豆疮后灭瘢候;66/伤寒病后霍乱候;67/伤寒病后疟候。

恢复期的常见证候:51/伤寒百合病;55/伤寒病后热不除候;56/伤寒病后渴候;57/伤寒病后不得眠候;58/伤寒病后虚羸候;59/伤寒病后不能食候;60/伤寒病后虚汗候;72/伤寒劳复候;73/伤寒病后食复候;74/伤寒病后令不复候;75/伤寒阴阳易候;76/伤寒交接劳复候;77/伤寒令不相染易候。伤寒病后的恢复期相对较长,具体表现也不尽一致。很明显,食复、劳复是最常见的。

3.《备急千金要方》中的杂病

我们还可以注意一下,在《备急千金要方》中对内伤杂病是以脏腑来划分(必先有脉论和虚实的),和《诸病源候论》有着明显的不同,以下作一个简单的提示:

(1)肝脏:肝劳、筋极、坚癥积聚;胆腑:咽门、髓虚实、风虚杂补酒煎、吐血、万病丸;

(2)心脏:心劳、脉极、脉虚实、心腹痛、胸痹、头面风(头眩、面风、发白、生发、白赤秃);小肠腑:舌论、风眩、风癫、心风、惊悸、好忘;

(3)脾脏:脾劳、肉极、肉虚实、秘涩(大便失禁、大小便不通)热痢、冷痢、疳湿痢、小儿痢;胃腑:喉咙论、反胃、呕吐哕逆、噎塞、胀满、痼冷积热;

(4)肺脏:肺劳、气极、积气、肺痿、肺痈、飞尸鬼疰;大肠腑:肛门论、皮虚实、咳嗽、痰饮、九虫;

(5)肾脏:肾劳、精极、骨极、骨虚实、腰痛、补肾;膀胱腑:胞囊论、三焦脉论、三焦虚实、霍乱、杂补;

(6)其他(脚气、诸风、消渴、淋闭、尿血、水肿);

(7)诸风:杂风(痹、痉)、诸风(风热、风寒)、贼风(历节)、偏风、风痱、风懿(口噤、失音、口㖞、尸厥)角弓反张、风痹;消渴:消中、强中、渴利、不渴而利、渴兼他病;淋闭:遗尿、失禁、尿床。

《备急千金要方》对内伤杂病以脏腑来归纳,对脏腑各有脉论、虚实论治,又有脏腑经络所属部位的证治,以脏腑难以归纳者,则另立篇章,如诸风、消渴、淋闭、尿血、水肿等。《备急千金要方》这样的做法,突出了脏腑经络,以脏腑经络的虚实寒热辨证作为基础,展开对具体病证的治疗,对后世影响很大。所谓辨证中所必需的基本因素,如病因、病性、病位、病势等等,只有落到脏腑经络,才有意义。以后进一步有脏腑经络用药的总结归纳,使临证的遣方用药更加有规矩可循。

4. 温病证治中的杂病

最后,我们可以再看看明清时期温病医著中的杂病内容,不管用什么方法表示,篇幅或大或小,但是只要面对临床,这部分的内容是跳不过去的,以下试举几例。

《疫疹一得》中的“疫疹之症”可以列举如下：头痛倾侧、骨节烦痛腰如被杖、遍体炎炎、静躁不常、火扰不寐、周身如冰、四肢逆冷、筋抽脉惕、大渴不已、胃热不食、胸膈郁遏、昏闷无声、腹痛不已、筋肉瞤动、冷气上升、口秽喷人、满口如霜、咽喉肿痛、嘴唇焮肿、脸上燎泡、大头、痄腮、颈肿、耳后硬肿、嗒舌弄舌、红丝绕目、头汗如涌、咬牙、鼻衄涌泉、舌上珍珠、舌如铁甲、舌丁、舌长、舌衄、齿衄、谵语、呃逆、呕吐、似痢非痢、热注大肠、大便不通、大便下血、小便溺血、小便短缩如油、发狂、痰中带血、遗尿、喘嗽、发黄、循衣摸床、狐惑、战汗。

《伤寒指掌》(《感证宝筏》)中的伤寒变证：血证、痞证、结胸、下利、小便、斑疹、发黄、痉、狂、躁、悸、停饮、呕吐、噫嗳、呃逆、喘、奔豚、动气、战振栗、筋惕肉瞤、循衣摸床撮空、百合、狐惑、阴阳毒。除了伤寒、金匮方以外，也补充了后世的方药，如胃关煎合桃花汤、八正散、荆防败毒散、三黄石膏汤、炮姜理中汤、泻白散、八珍汤、白虎合解毒汤、三黄汤、大黄散、霹雳汤、十味温胆汤、丁香柿蒂汤、茱萸理中汤、理阴煎、熟附都气饮、利幽汤、景岳贞元饮、人参养荣汤。

我们也可以再看一下俞根初的《通俗伤寒论》，对伤寒夹证从症状或从宿疾考虑较多，如夹有食、痰、饮、血、哮、痞、痛、胀、泻、痢、疝、痨等，俞氏认为伤寒最多夹证，其病内外夹发，较兼证尤为难治。凡伤寒用正治法，而其病不愈，或反加重者，必有所夹而致。故善治伤寒者，又必须兼通杂病；伤寒坏证专指转为痉、厥、闭、脱者，以重笃不治者多见。

5.《中医内科学》中的病证布局

作为今天中医临床上的杂病，我们可以看一下《中医内科学》对病证(55个)的如下归纳，以新世纪《中医内科学》教材(1997年6月)为例。

外感病证：① 感冒；② 外感发热；③ 湿阻；④ 痢疾；⑤ 疟疾。肺病证：⑥ 咳嗽；⑦ 哮病；⑧ 喘证；⑨ 肺胀；⑩ 肺痈；⑪ 肺痨；⑫ 肺癌。心脑病证：⑬ 心悸；⑭ 胸痹心痛；⑮ 眩晕；⑯ 中风病；⑰ 失眠(附：健忘)；⑱ 痴呆；⑲ 痫病；⑳ 癫病；㉑ 狂病。脾胃肠病证：㉒ 胃痛；㉓ 痞满；㉔ 腹痛；㉕ 呕吐(附：吐酸、嘈杂)；㉖ 呃逆；㉗ 噎膈(附：反胃)；㉘ 泄泻；㉙ 便秘。肝胆病证：㉚ 黄疸；㉛ 胁痛；㉜ 胆胀；㉝ 鼓胀；㉞ 肝癌。肾膀胱病证：㉟ 水肿；㊱ 淋证(附：尿浊)；㊲ 癃闭；㊳ 关格；㊴ 遗精(附：早泄)；㊵ 阳痿。气血津液病证：㊶ 郁病；㊷ 血证；㊸ 汗证；㊹ 消渴；㊺ 内伤发热；㊻ 虚劳；㊼ 积聚；㊽ 厥证；㊾ 肥胖。经络肢体病证：㊿ 头痛；(51) 痹病；(52) 痉病；(53) 痿病；(54) 颤震；(55) 腰痛。

《中医内科学》教材，可谓中医临床证治的体系所在，也是中医临证的规范所在。中医临床诊疗以辨证为主，辨证又以脏腑为基础展开，这是共识。从《金匮要略》到《备急千金要方》，再到现今的《中医内科学》，继承发展的轨迹十分明显。《备急千金要方》中有《金匮要略》的痕迹，而《中医内科学》中有《备急千金要方》的痕迹，中医临床就是这样一步步走过来的。

第三章　瘥后调治

伤寒瘥后的康复调治必须重视　热病以后的恢复,在临床上及生活中不容忽视,特别是伤寒病的恢复期较长,非同一般。所以,在《伤寒论》中六经病证后有差后劳复的专论,提出了在疾病的恢复期必须注意的问题,也提供了一些具体应对的方药。

凡是读过《伤寒论》的,不会不知道阴阳易和烧裈散的,也许很难理解,有的干脆把它视作糟粕,舍弃不谈,当然也有把它作为暗示疗法来理解的,甚至也有报告临床诊疗中确有其事者。其实看后来的医书,多强调在热病的恢复期应该注意禁忌房事,所谓劳欲伤身,临床上不乏这方面的经验教训。结合现在的出血热,则恢复期不注意禁欲以致于丧生的情况,西医也有这方面的临床提示。

我们可以注意一下《诸病源候论》中提到的伤寒在恢复期的临床常见问题,如伤寒百合病、伤寒病后热不除候、伤寒病后渴候、伤寒病后不得眠候、伤寒病后虚羸候、伤寒病后不能食候、伤寒病后虚汗候、伤寒劳复候、伤寒病后食复候、伤寒病后令不复候、伤寒阴阳易候、伤寒交接劳复候、伤寒令不相染易候等。可见伤寒病后的恢复期相对较长,具体表现也不尽一致。很明显,食复、劳复、寒复等是最常见的,今天也可以从病、证、症的角度来思考和认识,这些都可以补充《伤寒论》叙述的不足(图 40)。

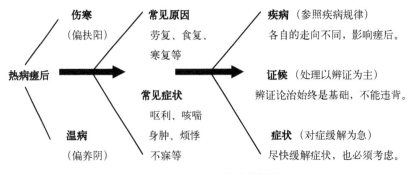

图 40　热病瘥后调治的概要

百合病原来以伤寒为前提 《金匮要略》的百合病,从伤寒病的后期或者恢复期来看也许比较合适,如果把它从伤寒病完全剥离出来以后,见仁见智,认识上的差距太大,反而无法统一了。原文中提到的百脉一宗,悉致其病,以及症状百出,诸药不治,于今细想,也确实有着深刻的含义,包括其预后有二十日、四十日、六十日愈的长短不同等,其实都是有着一定的针对性的,不应该作空泛解,或者干脆轻轻放过。现在看来也都事出有因,如果放在出血热临床的范围中,大致都可以落实。

原文提出的百合病方药以养阴清热为主,其实养阴和温阳都不可偏执,以这样的观点来看,后世温病的做法也就不难理解。作为整个热病的最后康复,临床上必须重视,除了饮食起居之外,药物的使用有必要,也有一定的规律。或扶阳,或滋阴,一般伤寒温阳,温病养阴,但也并不绝对。

虚劳病证与热病证治的若即若离 《金匮要略》中的虚劳病,展开的范围更大,也许更多的偏离了伤寒热病,但多少还有联系的痕迹,所以可以用若即若离四个字来表述。但是作为治法方药,甘温扶阳,重视脾肾,注意阴阳两虚,注意虚和瘀的关联等,所出的方药,如桂枝加龙骨牡蛎汤、小建中汤、肾气丸、薯蓣丸、酸枣仁汤、大黄䗪虫丸等,都是临床应对的基础。在伤寒或者热病的恢复期都是可以参考运用的。

从瘥后调治到日常养生 历史上,其实现在也仍然是这样,中医的临床有相当一部分工作涉及养生保健,现今中医院普遍设立有所谓的治未病中心。日常生活中遇到的身体一时的不适,或者西医的各种检查尚无异常的发现,往往求助于中医的多,中医的方药多少能够解决一些问题,对于一般功能性的失调,确实见效亦快。每年年底开始升温的膏方的进补,服用后的效果也是客观存在的,不容否定。

中医的临证,只要是在辨证论治的基础上使用方药,就仍然离不开六经证治。养生调理,药食同源亦同理,在取效方面两者的基本原理是一致的。中医的治疗,从伤寒走到整个热病,从热病诊疗再走向整个临床治疗,走向生活的实际中。也许一开始的养生保健用药与临床治疗就有着密切的联系,在历史的过程中,两者有分有合,互相影响和融合,以形成了今天的局面。

一、阴阳易差后劳复

【必读原文】

伤寒,阴易之为病,其人身体重,少气,少腹里急,或引阴中拘挛,热上冲胸,头重不欲举,眼中生花一作眵,膝胫拘急者,烧裈散主之。(392)

妇人中裈,近隐处,取烧作灰。

上一味,水服方寸匕,日三服,小便即利,阴头微肿,此为愈矣。妇人病取男子裈烧服。

大病差后，劳复者，枳实栀子豉汤主之。(393)

枳实三枚，炙　栀子十四个，擘　豉一升，绵裹

上三味，以清浆水七升，空煮取四升，内枳实、栀子，煮取二升，下豉，更煮五六沸，去滓，温分再服，覆令微似汗。若有宿食者，内大黄如博碁子五六枚，服之愈。

伤寒，差以后，更发热，小柴胡汤主之。脉浮者，以汗解之。脉沉实一作紧者，以下解之。(394)

柴胡八两　人参二两　黄芩二两　甘草二两，炙　生姜二两　半夏半升，洗　大枣十二枚，擘

上七味，以水一斗二升，煮取六升，去滓，再煎取三升，温服一升，日三服。

大病差后，从腰以下有水气者，牡蛎泽泻散主之。(395)

牡蛎熬　泽泻　蜀漆暖水洗，去腥　葶苈子熬　商陆根熬　海藻洗，去咸　栝楼根各等分

上七味，异捣，下筛为散，更于臼中治之。白饮和服方寸匕，日三服。小便利，止后服。

大病差后，喜唾，久不了了，胸上有寒，当以丸药温之，宜理中丸。(396)

人参　白术　甘草炙　干姜各三两

上四味，捣筛，蜜和为丸，如鸡子黄许，以沸汤数合，和一丸，研碎，温服之，日三服。

伤寒解后，虚羸少气，气逆欲吐，竹叶石膏汤主之。(397)

竹叶二把　石膏一斤　半夏半升，洗　麦门冬一升，去心　人参二两　甘草二两，炙　粳米半升

上七味，以水一斗，煮取六升，去滓，内粳米，煮米熟，汤成去米，温服一升，日三服。

病人脉已解，而日暮微烦，以病新差，人强与谷，脾胃气尚弱，不能消谷，故令微烦，损谷则愈。(398)

按：《伤寒论》的六经病证之后，有善后调养将息的内容。热病初愈，但气血未复，阴阳未平，或余邪尚存，所以日常起居等方面的调理，尤其显得十分重要，不可忽视。原文叙述有阴阳易的烧裈散，差后的小柴胡汤、牡蛎泽泻散、竹叶石膏汤等方的具体运用，以及劳复用枳实栀子豉汤，并且提出了饮食方面的注意事项，这些内容至今仍然是临证时的参考。

外感热病在基本痊愈以后，还面临着如何将息调养以至彻底康复的问题，原文叙述的内容虽然不多，但还是具有普遍的指导意义。如果以今天的眼光看，差后之复当有三方面的主要问题，即劳复、食复、寒复。另外，针对病后脏腑机能未复，原文中也提出了具体的方治，如水寒内停造成的喜唾，用理中温补建中；水气停聚而见腰以下肿，用牡蛎泽泻散通利逐水，一补一泻之中也寓有规矩。

瘥后劳复,有枳实栀子豉汤之用,原文叙证未详,从方药推测,当发热又作,且有脘腹胀满等见证。劳复之劳,一般理解为操劳而体力耗损过多,病后机体尚未完全康复之时尤其不可勉强过劳。若从广义理解,阴阳易也当在劳复范围中,病后体虚未复之时而勉为房室之劳,问题本该出现在患者一侧,但严重的可以引起未病一方的违和感,对此有认为阴阳易与现代医学的性神经官能症相似者,尽管烧浑散的用法已不普遍,但是,从广义上作为一种古代方法的存在,阴阳易的证治仍然不失它的临床价值。

瘥后的食复,原文中有提及,日暮微烦,也许是发热又起,其原因是病人正气尚弱之时而人强与谷。对此,处理亦十分简单,损谷则愈,即不必过分求助药石的意思。原文中的竹叶石膏汤也可作为参考,养阴清热和胃降逆,提示了大病刚刚恢复切不可急于过多地进食。在疾病的过程中应该食补还是节食,是个困扰人的问题,也许没有绝对的说法,只是一个度的把握而已。一般的人在热病的过程中或者恢复期,应该注意节食是不会错的。

瘥后感寒,又见发热,此余热复燃。首先考虑小柴胡汤扶正达邪,另外提出汗下两法也可考虑,如具体选用桂枝汤解肌,调胃承气汤通腑泄热,总的也不外六经辨证论治的基本框架,但也要注意避免药物用得过重。再度感邪是在瘥后,故像麻黄汤、白虎汤、大承气汤都不太合适了。原文中所叙述的内容,有原则,有变通,使人有章法可依。

二、百 合 病

【必读原文】

论曰:百合病者,百脉一宗,悉致其病也。意欲食,复不能食,常默默,欲卧不能卧,欲行不能行。欲饮食或有美时,或有不用闻食臭时。如寒无寒,如热无热。口苦、小便赤,诸药不能治,得药则剧吐利。如有神灵者,身形如和,其脉微数。

每溺时头痛者,六十日乃愈;若溺时头不痛,淅然者,四十日愈;若尿快然,但头眩者,二十日愈。

其证或未病而预见;或病四、五日而出;或病二十日,或一月微见者。各随证治之。(一)

百合病,见于阴者,以阳法救之;见于阳者,以阴法救之。见阳攻阴,复发其汗,此为逆;见阴攻阳,乃复下之,此亦为逆。(九)

百合病,发汗后者,百合知母汤主之。(二)

百合知母汤方:

百合七枚(擘) 知母三两(切)

上先以水洗百合,渍一宿,当白沫出,去其水,更以泉水二升,煎取一升,去滓;别以泉水二升煎知母,取一升,去滓,后合和煎取一升五合,分温再服。

百合病,不经吐下发汗,病形如初者,百合地黄汤主之。(五)

百合地黄汤方:

百合七枚(擘) 生地黄汁一升

上以水洗百合,渍一宿,当白沫出,去其水;更以泉水二升,煎取一升,去滓,内地黄汁,煎取一升五合,分温再服。中病勿更服,大便当如漆。

【备考原文】

百合病,下之后者,滑石代赭汤主之。(三)

滑石代赭汤方:

百合七枚(擘) 滑石三两(碎,绵裹) 代赭石如弹丸大一枚(碎,绵裹)

上三味,先以水洗百合,渍一宿,当白沫出,去其水,更以泉水二升,煎取一升,去滓;别以泉水二升,煎滑石、代赭,取一升,去渣后,合和重煎,取一升五合,分温服。

百合病,吐之后者,用后方主之。(四)

百合鸡子汤方:

百合七枚(劈) 鸡子黄一枚

上二味,先以水洗百合,渍一宿,当白沫出,去其水,更以泉水二升,煎取一升,去渣,内鸡子黄搅匀,煎五分,温服。

百合病,一月不解,变成渴者,百合洗方主之。(六)

百合洗方:

上以百合一升,以水一斗,渍之一宿,以洗身。洗已,食煮饼,勿以盐豉也。

百合病,渴不差者,用后方主之。(七)

栝蒌牡蛎散方:

栝蒌根 牡蛎熬等分

上为细末,饮服方寸匕,日三服。

百合病,变发热一作发寒热,百合滑石散主之。(八)

百合滑石散方

百合一两(炙) 滑石三两

上为散,饮服方寸匕,日三服,当微利者,止服,热则除。

按:一般认为百合病以药物来命名,取魏念庭的讲法:"因百合一味而瘳此疾,固得名也",体现了医药起源于单方,为人体长期经验之积累。但是为什么以百合命名,终究还是个问题,而且《伤寒论》、《金匮要略》中的其他地方几乎看不到有百合的运用。

百合病的临床表现可以分为两端,一种是比较恒定的如口苦小便赤,脉微数,提示心肺阴虚内热的病机,另一种是神志恍惚不定(日常行为有些失常)。本病的病因病机一般认为是外感热病之后,余热未尽,机体尚未完全恢复,如《备急千金要方》所说:"百合病者,皆因伤寒,虚劳大病已后不平复变成斯证"。也有从忧思过度,情志不遂来考虑的,如《医宗金鉴》所谓"伤寒大病后,余热未解,百脉未和,或平素多思不断,情致不遂或偶触惊疑,猝临景遇,因而形神俱病,故有如是之现证也。"归纳起来病机为外感热病之后,余邪未净,或情志不遂,郁而化火,以致心肺阴虚内热。主要治法是滋阴清热,代表方为百合地黄汤。

百合病的病名,首见于《金匮要略》,《内经》中无考。以后《诸病源候论》中有谓"伤寒,虚劳,大病之后不平复,变成斯疾。"热病后余邪未尽,成为定说,一直为医家临证所沿用。《诸病源候论》还指出:"百合者,谓无经络,百脉一宗,悉致病也。"尤在泾解释:"分之则为百脉,合之则为一宗,悉致其病,则无之非病矣。"有清一代,注家渐多,于是认识亦趋于活跃,如病名得之于药,病机除了热病后期余热未清以外,情志不遂亦被提出,并加以强调。时至今日,更多医家、医书直接把本病指为情志病,而与热病密切关联的事实竟被淡忘。

原文中治法用药以养阴清热为主,以百合为主,但是有原文补充,强调百合病,见于阴者,以阳法救之;见于阳者,以阴法救之。也是提醒注意临证中常和变的问题,将《金匮要略》的百合病证治与《伤寒论》中间差后劳复的用药互相对照,就容易明白。这还是提醒我们六经证治是一个普遍管用的大道理,始终不应忽略。

有关百合病的讨论,亦是《金匮要略》颇为热闹的地方,如如何对应现代疾病名,如何认识病因病机及临证的治法方药等。若从汉唐时期将本病归在伤寒病中来看,本病最初当与热病(伤寒)关系最密切,故治疗以百合地黄汤及其加减变化,均着眼于甘寒养阴清热,调养为主,属热病晚期或康复期的处理,患者的体力尚未恢复,故不可用峻猛的祛邪之剂,治法可补六经病证中少阴、厥阴之不逮,但仲景还是将它另立出来,其实也只是热病中的一个阶段,在这个阶段中,身体的违和感明显,容易出现各种各样的身体的不适,所以在基本方的基础上,有较多篇幅的辨证及误治以后的处理。如果说本病由情志发病,或认为是病后机体失调综合征(也有认作疲劳综合征)等,只能看作是后人的发挥,有将古病名范围扩大之嫌。当然这样的做法在临床上仍有一定的积极意义,此又是另一回事。

吴坤安在《伤寒指掌》中说:"百合症,仲景论之最详,治法亦备。贞尝留心于此,而遇斯症甚罕,故不敢述。"不知为不知,不敷衍,也是实事求是的态度。我们会有疑问,为什么吴氏几乎遇不到百合病了呢? 而在仲景书中必须作为一个问题提出呢?

三、虚 劳 病

【必读原文】

夫男子平人,脉大为劳,极虚亦为劳。(三)

男子面色薄者,主渴及亡血,卒喘悸,脉浮者,里虚也。(四)

男子脉虚沉弦,无寒热,短气里急,小便不利,面色白,时目瞑,兼衄,少腹满,此为劳使之然。(五)

劳之为病,其脉浮大,手足烦,春夏剧,秋冬瘥,阴寒精自出,酸削不能行。(六)

男子脉浮弱而涩,为无子,精气清冷一作泠。(七)

男子平人,脉虚弱细微者,善盗汗也。(九)

人年五六十,其病脉大者,痹侠背行,苦肠鸣,马刀侠瘿者,皆为劳得之。(十)

脉沉小迟,名脱气,其人疾行则喘喝,手足逆寒,腹满,甚则溏泄,食不消化也。(十一)

脉弦而大,弦则为减,大则为芤,减则为寒,芤则为虚,虚寒相搏,此名为革,妇人则半产漏下,男子则亡血失精。(十二)

夫失精家,少腹弦急,阴头寒,目眩一作目眶痛,发落,脉极虚芤迟,为清谷亡血失精。脉得诸芤动微紧,男子失精,女子梦交,桂枝加龙骨牡蛎汤主之。(八)

桂枝加龙骨牡蛎汤方:《小品》云:虚弱浮热汗出者,除桂,加白薇、附子各三分,故曰二加龙骨汤。

桂枝　芍药　生姜各三两　甘草二两　大枣十二枚　龙骨牡蛎各三两

上七味,以水七升,煮取三升,分温三服。

天雄散方:

天雄三两(炮)　白术八两　桂枝六两　龙骨三两

上四味,杵为散,酒服半钱匕,日三服;不知,稍增之。

虚劳里急,悸衄,腹中痛,梦失精,四肢酸痛,手足烦热,咽干口燥,小建中汤主之。(十三)

小建中汤方:

桂枝三两(去皮)　甘草三两(炙)　大枣十二枚　芍药六两　生姜二两　胶饴一升

上六味,以水七升,煮取三升,去滓,内胶饴,更上微火,消解,温服一升,日三服。呕家不可用建中汤,以甜故也。

《千金》疗男女因积冷气滞,或大病后不复常,若四肢沉重,骨肉酸痛,呼吸少气,行动喘乏,胸满气急,腰背强痛,心中虚悸,咽干唇燥,面体少色,或饮食无味,胁肋腹胀,头重不举,多卧少起,甚者积年,轻者百日,渐致瘦弱,五脏气竭,则难可复常,六脉俱不足,虚寒乏气,少腹拘急,羸瘥百病,名曰黄芪建中汤,又有人参二两。

虚劳里急,诸不足,黄芪建中汤主之。(十四)

于小建中汤内加黄芪一两半,余依上法。气短胸满者,加生姜;腹满者,去枣,加茯苓一两半;及疗肺虚损不足,补气加半夏三两。

虚劳腰痛,少腹拘急,小便不利者,八味肾气丸主之。方见脚气中。(十五)

肾气丸方:

干地黄八两　山茱萸　薯蓣各四两　泽泻　牡丹皮　茯苓各三两　桂枝　附子(炮)各一两

上八味,末之,炼蜜如丸梧子大。酒下十五丸,加至二十五丸,日再服。

虚劳诸不足,风气百疾,薯蓣丸主之。(十六)

薯蓣丸方:

薯蓣三十分　当归　桂枝　麯　干地黄　豆黄卷各十分　甘草二十八分　人参七分　芎藭　芍药　白术　麦门冬　杏仁各六分　柴胡　桔梗　茯苓各五分　阿胶七分　干姜三分　白术二分　防风六分　大枣百枚为膏

上二十一味,末之,炼蜜为丸,如弹子大,空腹酒服一丸,一百丸为剂。

虚劳,虚烦不得眠,酸枣仁汤主之。(十七)

酸枣仁汤方:

酸枣仁二升　甘草一两　知母　茯苓各二两　芎藭二两　深师有生姜二两

上五味,以水八味,煮酸枣仁得六升,内诸药,煮取三升,分温三服。

五劳虚极,羸瘦,腹满不能饮食。食伤,忧伤,饮伤,房室伤,饥伤,劳伤,经络荣卫气伤。内有干血,肌肤甲错,两目黯黑。缓中补虚,大黄䗪虫丸主之。(十八)

大黄䗪虫丸方:

大黄十分(蒸)　黄芩二两　甘草三两　桃仁一升　杏仁一升　芍药四两　干地黄十两　干漆一两　虻虫半升　水蛭百枚　蛴螬一升　䗪虫半升

上十二味,末之,炼蜜为丸,小豆大。酒饮服五丸,日三服。

按: 虚劳泛指因五脏气血亏损所导致的慢性衰弱性疾病,在临床上范围较广,病程较长。《金匮要略》对虚劳病的论述有如下的特点:① 在病机变化上比较重视阴阳两虚。虚劳病在临床上有气、血、阴、阳虚损的不同表现,在临床上单纯的气、血、阴、阳不足较易调治,而在虚劳后期,每多见到阴阳两虚之证。这是由于阴阳互根而使阴损及阳,阳损及阴。这种证型处理时也较棘手,所以本篇作为重点强调。② 在五脏虚损中重视脾胃两脏,因为肾为先天之本,为真阴真阳之所寄,脾为后天之本,是气血营卫之源泉,在治疗上也着重从脾肾着手,培补先天后天,可谓抓到了治疗虚劳的根本。③ 在治疗方法上侧重甘温扶阳,以调理脾肾为先,甘温扶阳是取阳生阴长,从阳引阴之意,其代表方有小建中汤、肾气丸等。但我们也应该看到,本篇在强调甘温扶阳的同时,亦未忽视养阴(酸枣仁汤),在强调扶正的同时,亦未忽视祛邪(薯蓣丸、大黄䗪虫丸)。原文的内容可以分为论和治两个部分,有关的具体治法方药成为后世虚劳证治的基础,为临床常用。

古今临床中,对于虚劳的证治,认识不断有深入,治法也有扩充,而《金匮要略》的奠基作用不可忽视。对虚劳病的治疗,《金匮要略》侧重在甘温扶阳,以调补脾肾为先。《金匮要略》共七首方剂,除了酸枣仁汤及大黄䗪虫丸以外,均以甘温之品为主,调补脾肾,在具体治法方面,属阴阳两虚,脾阳不足的用小建中汤振奋脾胃阳气,从阳引阴,使阴阳趋于平衡,甚者用黄芪建中汤,温中补虚缓急。阴阳两虚属失精家者,以桂枝龙牡汤调和营卫,潜阳入阴。肾虚腰痛,小便不利者,以八味肾气丸滋阴助阳,振奋肾气。虚烦不眠者,以酸枣仁汤养阴清热除烦,宁心安神。虚劳兼有风气的用薯蓣丸调理脾胃,气血双补,祛风以散邪。兼瘀血的用大黄䗪虫丸缓消瘀血,祛瘀生新。另外,有炙甘草汤调补心阴心阳以复脉。若我们联系其他篇章看,则甘草干姜汤的温肺复气,麦门冬汤的养阴清热润燥,百合地黄汤的甘寒清热安神,甘麦大枣汤的甘缓滋养心脾,都可以作为临床证治的参考。

虚劳,习惯上会说是慢性虚损、劳伤,似乎和热病两不相干。仔细阅读体会原文的表述,也许未必,比如有出血的描述,有腹痛腹泻、小便不利的描述,和《伤寒论》的原文可以呼应。酸枣仁汤的不得眠和百合知母汤证,大黄䗪虫丸证的两目暗黑与狐惑的目四眦黑,也许都有一定的关联。从大处着眼,虚劳的甘温扶阳、健脾补肾,在伤寒的恢复期也是完全有着用武之地。后世临床也有"伤风不醒便为劳"的讲法,中医临证的理法方药都是相互贯通的,并没有严格的限定。

《内经》中与虚劳相关的一些论述,如"精气夺则虚",对五虚死的描述:"脉细,皮寒,气少,泄利前后,饮食不入,此谓五虚。"在治疗方面提出:"虚则补之"、"劳者温之"、"损者益之"等。《难经》中有五损的记载:"一损损于皮毛,皮聚而毛落;二损损于血脉,血脉虚少,不能荣于五脏六腑;三损损于肌肉,肌肉消瘦,饮食不能为肌肤;四损损于筋,筋缓不能自收持;五损损于骨,骨痿不能起于床。"另外提出五脏虚损的治法:"损其肺者,益其气;损其心者,调其营卫;损其脾者,调其饮食,适其寒温;损其肝者,缓其中;损其肾者,益其精也。"《诸病源候论》以五劳、七伤、六极来归纳虚劳病因。《备急千金要方》、《外台秘要》从五脏角度分述虚劳。

宋代《济生方》将虚劳与痨瘵区分开来,提出"五劳六极之证,非骨蒸传尸之比,多由不能摄生,始于过用。"而痨瘵"传变不一,积年染疰,甚至灭门","若究其根,惟心肺受虫啮"。以后如李东垣的甘温补中,朱丹溪的滋阴降火等。

明代温补派又崛起,张景岳对前法归纳较好,提出"凡气虚者宜补其上,人参黄芪之属是也;精虚者宜补其下,熟地、枸杞之属是也;阳虚者宜补而兼暖,桂附干姜之属是也;阴虚者宜补而兼清,门冬芍药生地之属是也。""其有气因精而虚者,自当补精以化气;精因气而虚者,自当补气以生精。又有阳失阴而离者,不补阴何以收散亡之气;水失火而败者,不补火何以醒垂寂之阴,此又阴阳两济之妙用也。故善补阳者,必于阴中求阳,则阳得阴助而生化无穷;善补阴者,必于阳中求阴,则阴得阳升而泉源不竭。"

《理虚元鉴》中提出治虚有肺脾肾三本,亦是见解精辟之处。《杂病源流犀烛》在虚损痨瘵源流中提到:"致损者有四,曰气虚、曰血虚、曰阳虚、曰阴虚,阳气阴血,精又为血本。不离气血,不外水火,水火得其正则为精为气,水火失其和则为寒为热,此虚损之大概。"另指出气虚关乎肺脾,血虚不离心肝,而阳虚阴虚皆属于肾。

《医宗金鉴》对虚劳的阐述如:"后天之治本气血,先天之治法阴阳","虚者,阴阳、气血、营卫、精神、骨髓、津液不足是也;损者,外而皮、脉、肉、筋、骨,内而肺、心、脾、肝、肾消损是也。成劳者,谓虚损日久,留连不愈,而成五劳、七伤、六极也。"

《金匮要略》虚劳病的证治,也许脱离热病较多,但是仍然有一定的关联,可以参考。

附:关于热病临床的瘥后调治与护理

外感热病当高烧退后,症情趋向稳定时,特别是来势凶猛的疫病,在最后的恢复阶段如何谨慎调治,让患者的机体得以完全的康复,这也是临床医生必然要认真面对的一个重要方面。《伤寒论》以后的相关医书,特别是温病的证治,在这方面多少都会有所反映。有的突出常见的症状及应对处理的方法,有的则提示常见的原因及应当注意的事项。瘥后调理究竟应该注意一些什么具体的问题,其实是受着罹患疾病的影响。因为都是感染,所以有着基本相同的地方,由于疾病不一,所以各自多少又有着不同的地方。

1. 温病临床中的瘥后调治

《疫疹一得》中历数"差后二十症",作为一个大致的范围,如四肢浮肿、大便燥结、皮肤痛痒、半身不遂、食少不化、惊悸、怔忡、失音、郑声、喜唾、多言、遗精、恐惧、昏睡、自汗盗汗、心神不安、虚烦不寐、劳复、食复、阴阳易等。

《感症宝筏》中有"差后诸病述古",举《伤寒论》中原文提到的水气、喜唾、欲吐、日暮微烦、劳复等。而在"差后诸病新法",举出的感症瘥后的内容就相当多了,而且都有相应的调治方法,如浮肿为脾虚,须实脾利水;昏沉为余邪在于心包,兼见潮热或寒热如疟,仍然用清解之法;汗后头疼为邪未尽,仍可考虑用汗法;汗后额热未除,目神呆滞者为胃中余滞未清,宜清热和胃;若身热已退,腹热未除,此为脾火内甚,养阴药中加白芍;热退以后见耳鸣、耳聋等症,此为余邪留于少阳,于养阴药中加柴胡等清热之品;热退以后,舌体转动不灵,语謇不清者,为邪留肝脾,用逍遥散加减;热退以后见不寐者,为胃气不和,以温胆汤和之;热退之后,咳嗽未除,宜滋养肺胃之阴;余热盗汗不止者,此为阴虚有火,用当归六黄汤,阳虚盗汗者,黄芪建中汤或玉屏风散加牡蛎龙骨;身凉热退后见妄言如痴者,为心神虚散不复,当调养气血;吐涎沫为土虚不能摄水,用六君子加益智仁,若肾气不纳导致者,用都气饮加胡桃、补骨脂或少佐附子、白术;感症解后又见下血,为失汗之余邪,宜清热凉血止血;颐毒为邪结于阳明、少阳,见颈部或耳之前后肿大,宜解毒消散,或补气血以托毒外出。酒复、食复、劳复(气虚、阴虚)、色复、阴阳易等问题,另有调理和禁忌。书中有"差后古今良方",除了《伤寒论》原有的牡蛎泽泻散、理中丸、竹叶石膏汤、枳实栀豉汤、烧裈散等一仍其旧外,还增加了加味逍遥散、当归六黄汤、黄芪建中汤、玉屏风散、都气饮、补中益气汤、生金滋水饮等。

《通俗伤寒论》最后的章节有"伤寒复证"和"调理诸法",伤寒复证提出的是:劳复、食复、房复、感复、怒复。调理诸法提出的是:病中调护法、瘥后药物调理法、食物调理法、气候调理法、起居调理法。药物调理法罗列了 24 种常见症状,如浮肿、少气、微烦、发蒸、咳嗽、自汗盗汗、喜唾、皮肤甲错、发疮、发痿、不寐、昏沉、怔忡、语謇、额热、发颐、耳聋、腹热疼痛、不食、不便、下血、遗精等,并且都有具体的方药以供参考。和前面《感症宝筏》所举的内容对照,大同小异,相比较《伤寒论》中的内容,则要扩展了很多,因为到了清末,绍派伤寒的伤寒是指整个热病了。

从伤寒到温病,不光是临证方药的内容扩展了很多,瘥后调理方面罗列的症状也更多了,这部分证治相对庞杂,可以定位在杂病证治的位置,但是和《金匮要略》杂病明显不同的是,前面有瘥后二字限定,用药更加应该注意谨慎,不要误治添乱。

2. 现代临床上传染病恢复期的调治

从现代医学的角度,对于传染病有了更加深入的了解和仔细的观察,预防和治疗双管齐下,有效地控制了疾病的流行和提高了治疗的效果。从临床的角度,在疾病的恢复期,生活起居方面有必须注意的宜忌事项。常见的症状也是因病而异,更多的是倾向于机体的个体体质差异,一般的对症处理成为常规。

我们可以看一下《流行性出血热诊疗学》中提到的恢复期的治疗:"进入恢复期后,病人仍应注意休息,保证足够的睡眠,逐渐增加体力活动,切忌过量过急的活动,防止过度疲劳。饮食要适当,注意卫生,增加营养,可给予高糖、高蛋白、高维生素易消化饮食,促进体力更快恢复。但胃肠功能仍较差,宜少量多餐。康复出院的病人应当定时到医院复查,包括血常规、尿常规、电解质、肾功能、肝功能、心电图等,至完全稳定正常为止。"关于恢复期的护理,书中提到:"进入恢复期后,尿量逐渐恢复,病人的体力也基本恢复正常,可进行正常活动,可以出院在家继续休息。但仍应限制活动量,不宜进行强体力活动或劳动。适当增加营养,补充高蛋白、高热量和高维生素饮食。一般病人可休息 1~3 个月,再逐渐恢复工作和劳动,危重病人或机体比较虚弱者,休息时间可延长 3~6 个月。"

　　显然,以上都只是一些原则性的提示和指导,落实到个人,需要作具体分析。西医更加注重检查指标的正常与否,在临床上甚至无视病人身体方面仍然存在着的各种违和感,或者已经基本上拿不出什么积极的应对措施了,亦即到了恢复期,特别是检查数值大体正常以后,患者只有在家静养了。当然耐心等待机体自然的恢复,这本身也是无可厚非。

　　由于中医临床关注的是人,更加注重病人机体的状态,而且中药在这方面确实有着更好的帮助机体功能尽快恢复的作用,所以在疾病最后的康复阶段,尤其在今天,中医比西医反而有更大的作为了,患者会自发地找到中医这里来。中医的临证应对,表面上看好像只是对症的处理,本质上还是辨证论治,是对人的状态的调整。可以毫不夸张地说,在瘥后调治方面,临床上中医要优于西医。

第四章　伤寒补遗

与时俱进补充伤寒　之所以有必要立此章节，来观察和思考伤寒补遗的问题，是为了让我们能够有更大的视野，从整个历史时空的穿越中来看清楚热病临床诊疗的基本格局。在热病的证治中，如果把《伤寒杂病论》作为一个开始，眼光仅仅停留在原文叙述的范围中，可能还不容易理解和把握住事物的全部，所以要对看现在温病学的内容。本章节的重心是在后来产生和形成的温病的内容，限于篇幅，这里只能举例议论和提示，希望大家能够进一步阅读其他相关的书籍，举一反三，由此及彼，深入思考。

对伤寒之所以有必要拾遗补缺，因为历史上的伤寒作为热病的整个过程只是开局，只具备了临床诊疗的雏形，所以不免会有各方面的局限，特别是具体的治法方药上，当然这个局限也包括了人们对伤寒和《伤寒论》认识上存在着的种种问题。其实《伤寒论》本身也不是一蹴而就的，从最初的伤寒病，从仲景以前的文字记载，从仲景本身的实践经验，在一个历史过程中，这些内容被不断传抄、补充(也会有脱漏)，最后形成了目前《伤寒论》阅读流传的文本。换句话说，现在我们手中的《伤寒论》在某种程度上也已经被补遗了。有了补遗的意识，也许更加方便我们理解仲景的原文(图41)。

一旦《伤寒论》成了既定的读本，后世医家面对临床疾病诊疗的纷繁变化，就必须对《伤寒论》所述的内容做相应的补充和扩展，才能应付各自面对的临证实际。寒温的分道扬镳，寒温的对立和并立，大概也是由此而产生。这个过程很自然，问题在于后人如果看不清问题之所以产生的症结，就容易被表面上的寒温所左右了。

理解伤寒的广义与狭义　对《伤寒杂病论》做出了基本归纳整理以后，把目光移向后世，转到现实中间以后，必须适当联系和补充扩展，亦即应该适当处理好伤寒与温病的关系，这方面前人已经努力，我们可以注意绍派伤寒的做法，以伤寒统热病，将所谓瘟疫和温病的内容都恰当地汇合在一起了。

过去，我们往往注重了卫气营血和三焦的具体方法，而忽略了热病的整体框

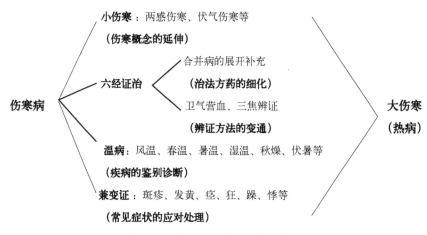

图 41　后世对伤寒的拓展补充的概要

架,其实架构有时更加重要。大家可以注意热病证治四分的方法,从伤寒病中走出来的六经证治(辨证论治),由伤寒病扩展的金匮杂病(对症处理),伤寒的差后调理恢复,类似伤寒病证(温病诊疗的鉴别)的大量补充。这样四大块内容形成的布局,它们在范围上的广狭变化,在历史的过程中表现出了种种的不同。伤寒这个病证概念,有时狭窄到了作为一般感冒、流感的理解,有时广泛到了作为整个热病的概括,这么大尺度的变化,也许不认真做一些梳理是难以接受的。

从本质上理解和把握后世的温病证治　如果将整个温病证治的内容打开看的话,也是精彩纷呈,除了我们常说的叶天士、吴鞠通、薛生白、王孟英建立起来的临证处理的一般规律这一块以外,还有瘟疫的一条线,以《温疫论》、《伤寒温疫条辨》、《疫疹一得》为代表,强调寒温的对立,着力于区别两者的不同证治。也有伤寒的一条线,以《通俗伤寒论》、《伤寒指掌》《感症宝筏》)为代表,从寒温中求同,以伤寒为基础来构建临床证治的体系。清代尽管温病成为主流,但受到整个文化传承背景的影响,也不可能无视伤寒,对于如何处理好寒温的关系,医家们也是煞费苦心。

从金元医家的标新立异开始,以后有倡导"脱却伤寒,辨证温病",以至于对立温疫与伤寒,另辟蹊径的。当温热、温疫证治得到了一定的张扬以后,如何贯通古今,协调好寒温的关系,又是一个必须正视的问题。当时的医家各抒己见,各自的切入点不同,所以就有完全不同的做法了。其实寒温的问题在仲景的年代,甚或再早的年代已经存在,所以从温病、温疫的病名可以追溯到很远,这是由临床疾病的复杂性所决定的,应该不难理解。疾病的种类繁多,每次流行会有主有次,具体每个医家的时空都有局限,所以古代医书也不可能完美无缺。

历史总是在前进,人的认识不免有局限。在对前人肯定的同时,还要看到他们的不到之处。今天当我们具备了深入剖析认识热病的现代知识以后,我们大致上可以把握伤寒和温病的实质了,其中的为什么必然与具体疾病相关,而不是抽象的概念和空论。用今天的眼光回看历史,整个脉络清清楚楚,可以说,伤寒中有温病,温病中有伤寒,两者往往是你中有我,我中有你,不容易绝然分离,但是又有主次,我们面对古人留下的文献,在阅读和整理时要做一定的分析,不应该仅仅停留在文字表面。

临床上辨病论治的重要与鉴别诊断的困难　病的概念应该是一直存在的,只是在多大程度上能够真正把握的问题。当认识上难以到位的时候,当我们只能停留在表面的时候,容易造成混乱。为了做出区别,所以伤寒和温病会对立。伤寒下面有六经病证,温病下面也有不同季节的常见病证,这应该是二个不同的层面。以今天的眼光看,伤寒是一个病,六经病证是具体的辨证应对的方法,这样六经就不是单独成立的病证。那么在温病名称下展开的一系列病证,就可以视为和伤寒病的鉴别诊断了。这些病证的处理尽管在整体上仍然不出六经范围,但是为了临床的简便,后世医家努力走出了一条卫气营血和三焦证治的捷径。温病跨出了一大步,但是仍然没有到位,这个工作由现代医学做了相应的补充。

伤寒概念、六经证治与热病诊疗的历史变化　按照一般的认识,从伤寒到温病,伤寒和温病容易形成两个不同的学派和体系,最多我们会说两者是互补的,不容易从本质上认识到两者的一致。在现实中过多注意了事物的异而忽略了它们的同,至少让初学者倍感困惑,在实践中甚至无从着手。

从伤寒到温病,我们看到的是由寒到温的变化,容易产生寒温对立的误解。从伤寒到伤寒,我们可以体会伤寒的与时俱进,寒温始终一致。伤寒由小到大,由窄到宽,从汉末魏晋的具体的一种病,变化到清末包罗万象的热病大概念。六经的内容也随着发生变化,吸纳了后来临证的相关方药,变得更加通俗实用。从这个角度,我们就没有理由不重视绍派伤寒的作为了。

注意不要被《伤寒论》的原文叙述所拘束　作为经典文本的《伤寒论》,我们必须认真阅读,从而深刻理解辨证论治的原理和基本规律。但是应该注意我们的目的是在临床取效,而不应当把阅读和阐释原文作为最终的目的。前人反复强调过的我们不要做《伤寒论》的奴隶,而要做《伤寒论》的主人,正是这个意思。所以在今天这个时代,与其花费很大的精力倡导对原文的背诵和解释,不如组织一定的力量把六经证治的原理和治法方药的规律尽量解说明白,使大家都能够在临证中举一反三,由此及彼,方便使用。

六经证治的框架和经方诊疗体系始终是临床的基础　温病的医家从各个方面对伤寒六经病证进行了补充,有从疾病(瘟疫)的角度,有从治法方药的角度(卫气营血、三焦),也有从证治框架和体系的角度(绍派伤寒),所以把目光仅仅停留在叶天士的《温热论》和吴鞠通的《温病条辨》，就会有相当的局限。温病最后收尾的是俞根初的《通俗伤寒论》和吴坤安的《伤寒指掌》，当今为了促进和有利于寒温的融合，我们更加有必要了解和熟悉所谓绍派伤寒的格局和内容。

一、正伤寒（六经证治）

对于伤寒，所谓正伤寒或大伤寒，以及具体的六经证治，后人也作出了相应的补充。这是紧靠着《伤寒论》叙述的内容以及六经证治的展开，也可以看作是对伤寒正统内容的认可和扩展。这方面的内容，如果眼光只停留在叶天士的文章和吴鞠通的书上就不够全面，也许不容易懂，而必须要看一下《通俗伤寒论》和《伤寒指掌》，才能够理解。这两本书可以视为历史上热病临床证治的殿后之作，特别是经过多人重订以后，具备了相当的代表性。

我们还应该注意到，对于伤寒病证和六经证治的补充是处在两个不同的层面上，也许我们对于伤寒病证的补充比较陌生，而更加感兴趣的是六经证治的内容是如何被不断充实起来的。下面主要归纳和介绍一些《通俗伤寒论》《伤寒指掌》中的内容，以方便理解。

1. 从伤寒的角度补充伤寒

从伤寒病证概念的角度对伤寒进行补充，这可以看作是对伤寒内涵的挖掘补充。《通俗伤寒论》中相对大伤寒而提到的小伤寒、两感伤寒、伏气伤寒与阴证伤寒，这些也可以视作对伤寒病的补充，尽管不是针对六经证治的，也有别于从温病角度对伤寒的补充，但是也有必要了解。具体的内容概括如下：

1) **小伤寒**

A. 病因病机：四时偶感寒气，或因贪凉冒风。

B. 临床见症：肌肤紧缩，皮毛粟起，头痛怕风，鼻塞声重，频打喷嚏，清涕时流，身不发热，故无传变，舌如平人，舌苔或薄白而润。（俞根初自称：此即偶尔冒寒之小疾，但袭皮毛，不入经络之病，俗称小伤寒是也。四时皆有，吾绍颇多。）

C. 治法方药：宜辛散轻扬法，疏达皮毛，葱白香豉汤主之。

2) **两感伤寒**

A. 病因病机：身受阴寒之气，口食生冷之物，表里俱伤者为两感。其病多发于夏令夜间，因人多贪凉、喜食冰水瓜果故尔。

B. 临床见症：头疼体痛，身重恶寒，目瞑嗜卧，少气懒言，手足微冷，虽身热亦不渴，下利清谷，甚者两脚筋吊，舌苔白而嫩滑。

C. 治法方药：法当先温其里，附子理中汤加丁香、肉果。里温阳回，若犹头身剧痛，恶寒筋急者，以桂枝加附子汤，温通阳气以解表。表解而胃口不开者，以香砂二陈汤温运中阳以健胃，其病自愈。

3) **伏气伤寒**

A. 病因病机：古称肾伤寒,肾经先虚,偶感暴寒之气,得以伏匿于其经。其病有二：从阴化者多阳虚伏阴；从阳化者多阴中伏阳。

B. 临床见症：伏阴者身虽大热,反欲得衣,面赤戴阳,足冷蜷卧,先咽痛,继下利,甚者肢厥自汗,烦躁不得眠,舌苔虽黑却浮胖而滋润不枯；

伏阳者身虽大寒,反不欲近衣,胸满恶心,头痛脊疼,指末虽冷而内热烦躁,舌苔绛底浮白,甚或嫩红胖大。

C. 治法方药：伏阴证当大剂温补以救其本,反佐童便凉通以滋其标。先与加味金匮肾气汤,继与桂枝橘皮汤；

伏阳证当破阴达阳,使水升火降,得汗而解,重用破阴丹,或用来复丹交通阴阳,终以育阴养胃法调理收功。

4) **阴证伤寒**

A. 病因病机：胃肾阳虚,内寒先生,外寒后中。寒邪猝时直中阴经,阴邪横发而暴也。病较伤寒为尤甚,当分三阴经证为首要。

B. 临床见症：寒中太阴者,初起怕寒战栗,头不痛,身不热,口不渴,便四肢厥,上吐下利,脘满腹疼,小便不利,舌苔白滑带灰,甚或灰而滑腻,灰而淡白；

寒中少阴者,初起恶寒厥冷,蜷卧不渴,心下胀满,小腹绞痛,下利澄澈清冷,水多粪少,小便白或淡黄,甚者面赤烦躁,欲坐井中,身有微热,渴欲饮水,水入即吐,少饮即脘腹胀满,复不能饮,舌苔淡白胖嫩滑润；

寒中厥阴者,初起即手足厥冷,上吐涎沫,下利清水有生腥气,心下胀满,汤药入口即吐,手足指甲皆青,恶寒战栗,甚者自汗淋漓,筋惕肉瞤,面赤戴阳,郁冒昏沉,舌卷囊缩,舌苔青紫而滑,或淡紫带青。

C. 治法方药：太阴证,轻则胃苓汤为主,重则神香圣术煎为主,极重则附子理中汤为主；

少阴证,轻则真武汤为主,重则附姜白通汤为主,稍缓则附姜归桂汤,再缓则附姜归桂参甘汤；

厥阴证,轻则当归四逆汤加吴茱萸生姜汁,重则通脉四逆汤加吴茱萸紫桂,极重则回阳急救汤主之。

按：从伤寒病证概念的角度对伤寒做进一步的拓展,也可以说是离开了仲景的伤寒病范围,后人进一步来思考,看看伤寒在中医的临床实际中间,还有些什么其他的可能性和具体表现,以及一般的应对方法。相对整个外感热病的大伤寒,或《伤寒论》所说的伤寒,小伤寒显然只能是一般的伤风感冒轻浅之证。无疑,这样常见的病证放在伤寒中间也未尝不可。因为自从有了温病学说和相应的临床证治,我们现在很多人习惯于把《伤寒论》所讲的理解为小伤寒,即狭义伤寒了。应该明白,小伤寒可以归入大伤寒,但是反过来说仲景所述的伤寒就是小伤寒,则问题就大了。

两感伤寒，多见于夏月的感寒，为表里皆寒，亦即太阳风寒与太阴寒湿相合，属于表里同病的表现之一，可以视为太阳太阴的合并病。治疗用温中、温燥、温散，重点放在太阴，用药向温热一边倒。这有点类似于藿香正气散证，有点类似于李东垣清暑益气的温燥治法，属于表里同病偏于寒湿或暑湿以湿气为甚者。

伏气伤寒，伏气套用了后来温病流行的说法，伏气表示病情深重，邪伏于里，由里及外，和一般外感的由表及里不同。另外，里涉及到少阴肾，亦即全身情况差，在治疗上或回阳，或救阴，用药时出手也必须重些快些，才能及时挽回身体颓势。

阴证伤寒，寒邪直中三阴，三阴全线崩溃，病情尤为重笃，主要以消化道症状为主，全身状态也极度低下。因为症情偏在一个寒字上，所以归在了伤寒。其实，这已经偏离了本来的伤寒病。从病情的描述上看，太阴、少阴、厥阴好像病情的轻重缓急也分出了层次。治疗以姜附剂回阳为主，用药以经方为基础，但是多少已经有了临证的变通。

2. 对伤寒六经证治的拓展

《伤寒指掌》中有专门的正伤寒六经证治。《伤寒指掌》称得上是中医外感热病的著述中与时俱进的佳作。书中对伤寒六经证治的归纳整理补充，称正伤寒六经证，用六经本病总论、六经总要述古守住传统，用六经的心得新法、并病新法来补充拓展后世的临证经验，具体的治法方药可以概括如下：

1）太阳经证

太阳主症：发热、恶寒、恶风、头痛、项强、体痛。

太阳主方：麻黄汤、桂枝汤、大小青龙汤、葛根汤、麻杏甘石汤、桂枝加厚朴杏仁汤、桂枝麻黄各半汤、五苓散、桂枝二麻黄一汤、桂枝二越婢一汤、麻黄连翘赤小豆汤。

太阳并病新法：吴氏这段话很重要："北方地厚天寒，人之禀气亦厚，风寒所感，只在本经留连，故多太阳正病。若大江以南，地势卑，天气暖，人禀薄，一感外邪，即从太阳而入阳明、少阳，或从太阳而入太阴、少阴，总属太阳兼证，不得以太阳正病治之。"从地有南北，从天气冷暖，从人的禀赋厚薄来理解伤寒太阳麻桂的辛温发散，这是一般的思维定式，大家已经习惯。但又不是事情的全部，也不能过于绝对化，今天想来，其实深层还有一个具体是什么疾病的问题必须认真考虑。疾病有时决定一切，疾病只有自己的规律，关键在你是否认识到，有没有或者用什么办法解决。

A. 太阳阳明：风寒初感见头疼、发热、恶风寒、腰疼、骨痛、脉浮紧或浮缓，口不渴，无项强，苔薄润。治宜辛散，用羌活、防风、川芎、白芷、紫苏、厚朴、陈皮、生姜、葱白，甚者麻黄、桂枝，用药也注意温中散寒，阳明指中焦胃气。若见口渴、尿赤、苔白燥或微黄,脉浮滑,则宜凉散,用黄芩、山栀、豆豉、连翘、竹叶、薄荷、桑叶、防风、葛根,甚者犀角,这里的阳明指热证,治法属于风热初起的辛凉清热解表法。也有初起恶寒、头痛,继则高热,出现一派热象,治疗就必须转向阳明,主要用寒凉,药如犀角、黄芩、山栀、连翘、竹叶,透表只用豆豉、葱白、薄荷等,一般不用羌活、防风,虑其过燥;

B. 太阳少阳:腠理疏松者多见,症见头痛、身热、口苦、目赤、多眵、胁痛、耳鸣,脉弦数,苔白中红,治从少阳,木火之邪当清,用柴胡、黄芩、连翘、山栀、牛蒡子、薄荷、木通,甚者用生地、丹皮、钩藤、菊花;

C. 太阳兼肺:感邪后头痛、恶寒、发热而兼咳嗽者,属于伤风重证、伤寒轻证。肺与太阳均主表,开肺即开太阳,注意宣肺止咳,寒重见舌润,不渴者用六安煎加紫苏、杏仁,兼喘加麻黄。舌燥口渴者肺火,宜外散寒邪,内清肺火,药用葱白、豆豉、桑叶、杏仁、薄荷、前胡、黄芩、贝母、桔梗、橘皮、羚羊角等,兼喘属寒包火者,用麻黄、杏仁、甘草、石膏;

D. 太阳太阴:胃阳亏虚则寒中太阳,太阴脾经与之并受,发热、恶寒兼泄泻,舌润不渴,脉沉缓,治宜温中散寒,用藿香、紫苏、厚朴、陈皮、茯苓、木香外散寒邪,内和脾胃;

E. 太阳少阴:肾气虚衰则阴邪从太阳而容易入肾,见太阳表证,但脉沉细,肩背恶寒,大便不实,小便清白,治宜温里散寒,用桂枝汤加干姜、附子、独活、细辛,温肾逐邪。如见目上视,气喘促,背反张等症情重者,可以考虑大温中饮(人参、白术、干姜、甘草、麻黄、桂枝、熟地、当归、柴胡)。

按:太阳可以和阳明、少阳、太阴、少阴相关,而以并病的方式表现出来,但没有太阳厥阴并病的提法。另外的变化,增加了一个肺,因为临床呼吸系统的感染较多,呼吸道症状常见,这就弥补了六经在习惯上过分强调太阳膀胱经的偏颇。叶天士、吴鞠通都着力强调肺的重要,温邪上受,首先犯肺,温邪从口鼻入,不能不提到手太阴肺,或直指肺脏,这是后来温病的长处,这样的变通也是出于临床实际的需要。太阳阳明偏于表热,太阳少阳偏于里热,太阳太阴消化道症状明显,太阳少阴则全身状态明显低落。这样的几种证治类别,可以把热病初起常见的表现类型基本概括。我们可以注意到,以上的用药在伤寒方的基础上都有了相应的变化。仲景的用方,如厚朴七物汤、柴胡桂枝汤、桂枝人参汤、麻黄附子细辛汤等,我们可以和以上的方药对照,品味其中不变的是什么?变化了的是什么?这样将会使自己在临证的遣方用药中更加自如。

2) **阳明经证**

阳明主症:胃实不便、自汗、不眠、头汗出、手足汗、潮热、谵语、狂乱、循衣摸床、渴。

阳明主方:麻黄汤、桂枝汤、瓜蒂散、栀子豉汤、白虎汤、猪苓汤、大小调胃承气汤、茵陈蒿汤。

阳明心得新法：江苏闽浙，天气温暖，地势卑湿，乃天下湿热之区。阳明气盛血热，容纳水谷，亦人身湿热之薮。若感风湿、风热之邪，病多不由太阳而直入阳明，或从太阳即入阳明，阳明内热和外感风热相搏，凝滞成毒，每多发斑疹，若不明寒热，概用太阳经药发表，汗不得出，斑不得透，温热内燔，烁干胃中津液而成坏证，死者多矣。

A. 阳明内热引发：发热、身痛、口渴、唇燥，或初起微寒，继则高热，舌苔中黄边白，或黄燥如刺，脉洪滑，为新感引动伏邪，宜清热解毒透斑养阴，用犀角、连翘、牛蒡子、薄荷、黄芩、葛根、竹叶、木通，余毒未清，禁用柴胡、葛根升提；

B. 阳明血分热病：见舌绛如朱，目赤如火，口燥唇裂，汗出津津，此阳明血热，邪从内发，已遍三焦，忌用升散，用凉膈散去芒硝、大黄加石膏、牛蒡子、赤芍、鲜生地、丹皮；

C. 阳明气分热病：见发热自汗，舌白如刺，或黄燥口渴，不恶寒，反恶热，此阳明气热，应苦寒清热泻火为主，栀子豉汤加连翘、黄芩、竹叶、芦根。

阳明并病新法：

A. 阳明兼肺：见发热、恶寒、咳嗽、喉燥、渴饮，苔白中带黄，或燥刺，或边红中白，脉浮数，治从风温清热化痰，用羚羊角、前胡、杏仁、连翘、薄荷、桔梗、黄芩、豆豉、竹叶，或加牛蒡子、防风，或加瓜蒌、枳实、陈皮、贝母、紫苏、莱菔子、竹沥、姜汁。太阳兼肺属寒，阳明兼肺属温；

B. 阳明少阳：非邪入阳明而复传少阳，为邪在肌腠之间，阳明少阳之表证，邪由阳明之表而来。或解肌，或清营，忌汗散，药用柴胡、葛根、连翘、薄荷、黄芩、陈皮，或用犀角、丹皮、钩藤、山栀；

C. 阳明太阴：邪从阳明之里失表失清而及太阴，见身体灼热、口唇燥、脉数滑，苔白带灰黑，或白中带黑点，或前半黄后半黑，或黄燥，作实证治，清热透斑，提邪外达，用犀角、羚羊角、黄芩、黄连、牛蒡子、桔梗、薄荷，便秘热重用承气；

D. 阳明少阴：病在阳明，少阴不支，作虚证治。见潮热、舌燥、唇焦、口糜、气秒、肌衄、烦渴，苔中黄边紫，或前半黄后半紫，或前半白后半黄，脉洪数，宜清热泻火与滋阴同用，用大小甘露、玉女煎之类加减。

按：阳明为成温之渊薮，温疫、温热的证治毫无疑问是以阳明为基础的。所以阳明证治需要补充的内容就相当多了，特别是在后世江南地区医家的临床实践中。以上展开的内容分为两个部分，一部分称为"心得新法"，完全是后来的概念，属于卫气营血证治中的气分、血分的内容，同时引入了"新感引动伏邪"、"禁用柴葛升提"等所谓温病医家的看法或习惯，这样的见解和处理方便于应对临床见到的新问题。另外一部分则称为"并病新法"，阳明兼肺，很清楚也是为了突出呼吸道感染的症状,这样的问题临证多见。阳明少阴则提示机体的阴液亏耗明显,治疗必须注意生津和救阴。阳明少阳、阳明太阴则看不出和阳明实热的显著差别,治疗以清热清营为主,或解肌或透斑,着力于提邪外达。

3) **少阳经证**

少阳主症:口苦、咽干、目眩、耳聋、往来寒热、胸胁苦满、呕。

少阳主方:小柴胡汤、黄芩汤、大柴胡汤、小建中汤、小柴胡去参夏加桂枝栝蒌根汤、黄连汤。

少阳心得新法:冬伤于寒,冬不藏精,寒邪伏于少阴,久则化热,至春阳气升发,新邪引动而发于少阳者为温病,至夏阳气大泄,新邪外触发于阳明者为热病。少阳宜顾肝肾之液,阳明宜存肺胃之津。舌苔白黄而燥者乃阳明之象,纯红而燥者乃少阳之象。

A. 少阳兼营热:见初起微寒,继而发热不已,口苦、目赤、胁痛、胸满、渴而欲呕,脉弦滑数,苔白边红,或淡红。治宜清热凉营,用柴胡、黄芩、丹皮、山栀、黄连、薄荷。若发热四五天,舌红有刺,烦躁不宁,六七日耳聋、颧红、神昏、谵语,或汗出热不退,或斑疹透于胸部,此营分热极,宜重用鲜生地、犀角、钩藤,大忌风药;

B. 少阳兼包络火:见目赤、面红,神呆不语,舌如芒刺,或斑见紫色,此包络之火亦盛,宜用犀角、生地、钩藤、连翘、黄连、丹皮、山栀、菖根,芒刺一退,宜六味甘露等汤加减,养阴生津,寒凉不可太过;

C. 温邪上乘包络:初起即见舌苔鲜红,神昏、谵语,烦躁不宁,此温邪上乘包络,治宜清热化痰开窍醒神,药用犀角、银花、连翘、钩藤、薄荷、丹皮、石斛、菖根、竹叶、天竺黄、人中黄;

D. 温邪入心肺两经:见谵语、咳嗽,舌苔红中兼白,此风温入心肺两经,透营分热,泄气分邪,用羚羊角、连翘、薄荷、黄芩、贝母、杏仁、瓜蒌、丹皮、山栀、玄参,再用梨汁、蔗浆、麦冬、石斛、沙参、花粉养肺胃阴;

E. 痰入络中:斑疹透后,依然神昏、谵语,目睛微定,舌色鲜红,此痰热乘于心包,宜用犀角、菖蒲、天竺黄、贝母、连翘、钩藤、丹皮、竹叶、朱砂,清心包化痰热,神清热退后,见虚烦、呕恶、惊悸不寐,用温胆汤和之;

F. 热结小肠:见斑透热未退,舌绛、神呆,语言颠倒,小便赤涩、点滴如稠,此热结小肠,逆乘心包,治宜清心化热导热下行,导赤散加连翘、黄连、山栀、赤小豆。

少阳并病新法:

A. 少阳阳明:少阳不解,炽热入胃,见耳聋、颧红、发热、便秘、舌苔边红中黄燥,宜和表攻里,仿大柴胡意,用柴胡、黄芩、连翘、枳实、赤芍、大黄,若见黄苔中有黑点,烦闷、恶心、身痛、足冷,此胃中热毒欲发斑,治宜透斑解毒,用犀角、黄芩、山栀、银花、连翘、牛蒡子、薄荷;

B. 少阳太阴：见面红、目赤、唇燥、口渴、齿缝出血或衄血、舌苔尖红根黑，或边红中黑，或红中带有黑点(黑为太阴舌)，治宜清热解毒透斑，用犀角、黄芩、连翘、芩、薄荷、生地、玄参、丹皮。

C. 少阳少阴：见耳聋、齿枯，舌燥，唇焦，午后发热，神昏不语，或郑声作笑，脉弦细而数，舌苔尖红根紫，或纯红起刺，治疗或清热保阴，用柴胡、黄芩、黄连、山栀、连翘、生地、丹皮、菖蒲，或滋阴清火，用六味饮、一阴煎之类加减；

D. 少阳厥阴：见舌红起刺，或黑中有红点，发热恶寒如疟，手足乍温乍冷，烦满、消渴、谵语、二便不通、脉弦而数，治从少阳清热散邪，用柴胡、黄芩、丹皮、山栀、钩藤、生地、薄荷。

按：少阳内寄相火，少阳为热，入春阳气逐渐升发，这是一般的概念。伤寒六经病证中的少阳仍是邪热为主，但是正气已经有所不支，表里寒热虚实混杂而不典型。少阳为枢，少阳是个用以表达症情错杂的区域，所以治法必须和解，对于表里寒热虚实应该两头兼顾，用小柴胡汤辛开苦降甘补，扶正达邪。此处提出的少阳证治，已经离开了《伤寒论》六经病证中的小柴胡汤证，而偏向于热邪深入营分，同时突出了心包的见症，补充了大量后世温病的治法方药。作为并病，有少阳阳明、少阳太阴、少阳少阴、少阳厥阴，临床上可见由寒热往来转成的壮热，多伴有明显耳聋、目赤、口苦、咽干、胸胁苦满、脉弦细等所谓少阳特有之症，实际上斑疹、出血、神昏、谵语等已经随时可见了，治疗以清热贯穿始终，解毒透斑凉营，同时视病情的变化，或养阴，或开窍等。

4) **太阴经证**

太阴主症：腹满、腹痛、发黄、吐利。

太阴主方：理中汤、桂枝汤、五苓散、四逆汤、四逆加人参汤、三物白散、桂枝加芍药汤、桂枝加大黄汤。

太阴心得新法：东南之地，水潦归焉，居其处者，多受湿邪之害。然闽广湿胜，江浙则湿热相兼。若感而为病，内应太阴居多，以太阴湿土所主也。

A. 太阴感寒：见腹痛、吐利交作、脘闷不食、口不渴饮，苔黑滑或白滑，六脉沉细或伏，此太阴感寒本证。治宜温中散寒，用香砂理中为主，或加紫苏、厚朴、青皮、陈皮、丁香、木香、藿香、木瓜；

B. 湿热内结：见腹痛痞满、呕吐不纳、舌燥、渴饮，或泄泻、小便不利，或二便俱秘，治宜清利湿热，辛开清解，药用半夏、茯苓、厚朴、蔻仁、黄连、陈皮、滑石、通草，兼阳明用枳实、大黄；

C. 湿邪内着：见发热不已、头痛、身痛、大便顺、小便涩、脘满不饥，苔白腻，脉弦细而缓，治宜温燥寒湿，药用二陈、苍术、厚朴、猪苓、泽泻、茵陈、米仁、大腹皮；

D. 风湿流注：见发热而一身尽痛，兼四肢微肿，治宜祛风利湿通络，用二陈加米仁、桂枝、秦皮、防己、羌活、姜黄、木瓜，足胫红肿者合二妙散；

E. 湿热发黄：见热甚不解，但头汗出、腹满、尿涩、目黄、口渴，舌苔黄腻，治宜清热利湿通利二便，药用茵陈、茯苓、枳实、厚朴、黄柏、山栀、苍术、秦皮、车前子、泽泻。若二便俱秘、小腹胀满转阳明者，用茵陈蒿汤；

F. 肌表风湿：发热而解表清里不应，苔白滑黏腻、脘闷、恶心、口不渴饮、虽热不欲去衣被，此风湿着于太阴肌表，病在气分，治宜解肌温散祛风化湿，药用桂枝、秦皮、紫苏、半夏、茯苓皮、姜皮、陈皮、厚朴；

G. 内外寒湿：见寒热泄泻，此外感湿邪，内伤生冷，治宜温中化湿，脾胃同治，用太无神术散加减；

H. 阳邪传入太阴热证：见舌纯黄或纯黑、唇齿焦躁、目黄、面赤、腹大热或晡热，手足不欲暖盖，小便赤涩，大便热泻，舌无芒刺者热毒暴下，治宜清热解毒，药用犀角、黄芩、黄连、山栀、连翘、金银花、人中黄，舌起芒刺者大便不通，治宜清热导下，用枳实、厚朴、大黄、槟榔；

I. 阴邪内陷太阴斑证：见发斑（斑色有五）、脉静、身凉，苔纯黄中见黑点，或黑苔聚于中心，治宜清解毒火，宣通气血，药用犀角、金银花、连翘、赤芍、黄连、瓜蒌、牛蒡子、槟榔、人中黄、僵蚕、皂角刺。若见面白、目青、肺闭气陷者，不治。身汗津津，元气已泄者，亦不治。

按：太阴湿土，作为证治，偏重在寒湿。上面的补充，用"心得新法"在湿字上做足了文章。三阴不提并病，也许是遵循《伤寒论》原文叙述的规矩，其实换一种讲法，或者作为补充也未尝不可。治法用温中散寒、温燥寒湿、温中化湿，其实还是原本的太阴病证。针对胸脘痞闷、身黄尿涩等，用辛开清解、清热通利的治疗湿热的方法，则显然已经涉及阳明。风湿流注所致的身痛肢肿、肌表风湿所致的寒热脘闷，似乎偏向于太阳湿病的证治。从严格意义上讲，用清热解毒治疗的太阴热证，用清解毒火、宣通气血治疗的太阴斑证，已经离开了六经中太阴病证的本位，所以把它移到阳明或者别处更加合适，这样做不容易造成混乱，尽管原来和太阴寒湿有涉，是由湿郁而转化成为燥热的。

5）**少阴经证**

少阴主症：但欲寐、口燥咽干、咽痛、吐、吐利、下利。

少阴主方：麻黄附子细辛汤、麻黄附子甘草汤、附子汤、四逆汤、通脉四逆加人参汤、真武汤、猪苓汤、黄连阿胶汤、四逆散、大承气汤。

少阴心得新法：少阴为生死之关，传经热邪若兼阳明，犹可养阴退阳，自感寒邪，正气未溃，犹可温肾散寒，均非死证。凡热病六脉沉细，似寐非寐，皆属少阴，宜兼少阴以治。如兼咳嗽，邪在肺肾，兼泄泻，邪在脾肾，兼昏昧，邪在心肾。

A. 肺肾虚寒夹湿：微见恶寒、发热不已、咳嗽、不渴、六脉沉细、身静、卷卧、苔微白兼红，或淡红而润，治宜扶正达邪，温助肺肾，治以桂枝汤加羌活、半夏、陈皮、杏仁、茯苓，如不应，则可以投用金水六君煎加杏仁、生姜、胡桃、苏叶；

B. 脾肾虚寒夹感：发热、恶寒、泄泻，苔白嫩兼少阴脉，治宜温中散寒，药用桂枝、紫苏、陈皮、厚朴、山药、干姜、焦曲、茯苓；

C. 阴虚有火夹感：见初起恶寒、发热、口渴、唇燥、舌嫩红而干，或见绛底浮白，或兼咳嗽，或兼烦躁，六脉弦数或浮洪无力，宜养阴兼散邪止咳，药用金水六君去半夏加生地、石斛、丹皮、豆豉、葱白；

D. 脾寒肾逆夹感：见头痛、恶寒、发热不止，因口燥渴而食生冷，遂致泄泻，苔微白兼淡红，舌形虽湿而干，治宜温中健脾、滋肾清热，药用生地、丹皮、茯苓、山药、陈皮、石斛、米仁、莲心；

E. 少阴病起吐利：初起吐利，止后发热，脉沉细，手足冷，舌紫绛无苔，舌润不渴者宜温中，药用金水六君加丁香、沉香。舌燥口渴者宜滋液，药用金水六君加麦冬、沙参。吐泻伤津，口大渴而小水不利者，急用左归饮加人参、麦冬、当归、芍药敛阴生津，若妄利小便则死；

F. 心肾热邪：初起发热，神呆不语，六脉沉细短数，似寐非寐，或烦躁狂言，宜清心泻火豁痰，用茯神、菖、天竺、贝、丹参、麦、钩、薄、朱砂，若舌绛燥，口渴唇干，六脉沉数，前方加地、丹、竹，便秘加犀、金汁；

G. 心肾虚邪：见发热欲衣被，神昏、谵语，目睛上视，大便不实，舌紫绛而圆，虽干无刺，虽有躁扰，忌用寒凉，不得妄投石膏犀角。治宜壮水制火，用左归、六味加麦冬、贝母、朱砂；

H. 阴盛格阳：身热、足冷、面赤戴阳，脉沉细无力，或数大无力，阴阳俱紧，烦躁欲狂，扬手掷足，或欲坐卧水中，舌紫少神，或胖嫩，或淡红圆厚，虽湿而干，急用八味汤或参附汤加熟地，补火扶阳回阳救逆。

按：少阴属于心肾，少阴症情危重，处在生死存亡的关口，少阴预后较差，治疗必须及时，不允许有些许迟疑和闪失。以上的补充同样用"心得新法"表述，伤寒六经证治的基本精神仍在，少阴病证提示全身状态的低下，基本的见症为脉微细，但欲寐，手足厥冷等。同时少阴病证须分出寒化、热化两端。咳嗽者涉及肺，泄泻者涉及脾，阴虚有火、心肾热邪、心肾虚邪属于热证，阴盛格阳则为寒证，而脾寒肾逆夹感则偏向于错杂的情况了，治疗采用温中健脾、滋肾清热的兼顾的方法。

6）厥阴经证

厥阴主症：气上冲心、吐蛔、厥、下利、少腹痛满、囊缩。

厥阴主方：当归四逆汤、桂枝汤、白头翁汤、干姜芩连人参汤、乌梅丸、刺期门法、四逆散、白虎汤。

厥阴心得新法：六经主病，仲景非专为伤寒立言。若从三阳传至厥阴，则热极生风，九窍将闭，所形皆败证矣。（何廉臣有按语强调：厥阴动风三证，最要辨明：① 火旺生风，便秘者用犀连承气汤，便通者用犀羚白虎汤，昏厥加瓜霜紫雪、活命金丹等宣窍急救；② 血虚生风，神清者用黄连阿胶汤，神昏者用叶氏神犀丹；③ 液涸动风,症多不治,虽有鞠通三甲复脉、大定风珠、专翕大生膏等大剂补救,终归无济)。

A. 肝邪犯胃:在热病中见干呕、渴饮,胸膈满闷,格食不下,或两胁抽痛,苔黄黑,或兼吐蛔,此即证兼厥阴,肝邪犯胃,治宜辛开苦降,寒温并用,药用桂枝、白芍、黄连、黄芩、半夏、干姜、茯苓,寒热似疟加柴胡引邪出少阳,或用青蒿清宣少阳;

B. 肝风内袭:伤于暑湿,呕吐青绿黑臭之水,或黄黑浊饮,或兼吐蛔,此邪犯厥阴,肝风袭胃,治宜清热化湿,补虚和胃,以桂枝、白芍、黄连、吴萸、半夏、茯苓、花椒、乌梅泄厥阴,以人参、甘姜、茯苓、半夏、代赭石、黄连、乌梅安胃逆。阳明虚馁者当安胃为主,药用人参、干姜、黄连、吴萸、白芍、茯苓、半夏、乌梅、代赭石;

C. 湿温干厥阴:见身热、耳聋、口渴、胸腹板石、入暮谵语、呕逆吐蛔,苔黄中带黑,此湿热结于厥阴,病势最险,治宜清热燥湿,药用黄连、枳实、半夏、茯苓、菖蒲、乌梅、姜汁;

D. 阳邪传入:邪从三阳传入,太阴多危候,少阴生少死多,厥阴属坏证难治,欲勉强挽救,唯用白虎、竹叶石膏汤加犀角、羚羊角、紫雪、牛黄清心,清热养阴,息风开窍,尽人事以听天命;

E. 厥阴死证:见面青目白、面黄目青、面白目紫、筋急直视、角弓反张、舌焦耳聋,此皆厥阴将败,肝肾将竭,症多不治。

按:厥阴属肝,厥阴风木,肝风与厥阴关联,这也成为后世的一般看法。由于伤寒六经原文表述的不到位,也许本来就难以清晰表达,所以厥阴留下的疑问也多。好在临证看重的是治疗,所以我们还是着眼于临床究竟出现了什么问题,应该用什么方法解决这一点上。肝邪犯胃,寒温并用,辛开苦降,用药上可以联想桂枝汤、半夏泻心汤的治法,当然讲到厥阴病的证治,绕不过乌梅丸。但是乌梅丸用药偏温,一般作为蛔厥的治疗被认可,而在热病的最后阶段到底起什么作用? 确实不容易理解。在临证的应对上,到了热病的晚期,或清热化湿补虚,或养阴开窍息风,症情错综复杂,处理上容易顾此失彼,所以医者也往往只能勉为其难,所谓"尽人事以听天命"。

最后我们可以注意一下,《伤寒指掌》中除了六经证治的古方以外,还补充了不少六经证治的新方(图 42),如六安煎、大温中饮、凉膈散、甘露饮、小甘露饮、玉女煎、二陈汤、太无神术散、金水六君煎、左归饮、桂附八味汤、参附汤、右归饮、白虎加犀羚紫雪汤、竹叶石膏加牛黄清心汤、犀连承气汤、瓜霜紫雪丹、活命金丹、阿胶鸡子黄汤、叶氏神犀丹、三甲复脉汤、大定风珠、专翕大生膏等。古方应该参考,古方可以今用,古方要注意变化,古方今方其实有着内在的联系。临床上惟疗效是求,从这一点考虑,又不必太在意古方与今方。

太阳　温散		太阳　和营卫		太阳　凉泄 太阳兼肺；
太阳太阴、风湿流注、肌表风湿、内外寒湿；		太阳少阳；		太阳阳明；
太阴　温补 太阴感寒、湿邪内着；	少阳太阴；	少阳　调升降 兼营热、兼包络火、邪乘包络、邪入心肺、太阴阳明、痰入络中、湿热发黄、湿热内结；	少阳阳明；	阳明　寒泻 阳明兼肺、气分、血分、阳明内热、阳邪传入太阴热、阳邪传入太阴斑；
太阳少阴、肺肾虚寒夹湿、脾肾虚寒夹感；	少阳少阴；	少阳厥阴、湿温干厥阴、脾寒肾逆夹感；	少阴阳明；	阳明少阴、阴虚有火夹感、阳邪传入；
少阴　回阳 少阴病起吐利、阴盛格阳；		厥阴　顾寒热 肝邪犯胃、肝风内袭、厥阴死证；		少阴　救阴 心肾热邪、心肾虚邪；

图 42　《伤寒指掌》对六经证治的拓展补充

3. 对伤寒六经证治的简约

《通俗伤寒论》中有伤寒本证（大伤寒）的治疗归纳，俞根初别出心裁，从寒、热及寒热错杂三方面着手，把问题处理得十分简单便捷。如病情热化（火化）有三：少阳相火、阳明燥实、厥阴风热；病情寒化（水化）有三：阳明水结、太阳寒湿、少阴虚寒；病情的寒热错杂（水火合化）则分为太阴湿热、少阴厥阴寒热错杂。这样一来，治法也变得相对简单，以发汗、温热的方法对应寒证；以寒凉、攻下的方法对应热证；以和解的方法对应寒热错杂之证，另有滋补的方法，可以偏温（温补），也可以偏寒（凉润），与和解的方法也可以一起运用。下面将俞氏的归纳方法简单地作一个提示。

对于伤寒病（大伤寒或正伤寒）的初期，先以太阳经表证标病的证治，作为一个起始或基础，如见头痛身热，恶寒怕风，项强腰痛，骨节烦疼，无汗而喘，胸痞恶心，舌多无苔而润（或淡白或薄白滑），脉浮紧或滑而有力，治疗所用的方剂无疑还是偏于辛温发散的，方药如苏羌达表汤、苓术二陈煎、张氏五苓散等。然后做如下的展开：

1）寒凉泻下法

在六经证治中偏于火化者，即为热证，治疗应该用寒凉剂，具体内容如下：

少阳经证：见寒热往来、头痛、耳聋、目眩、胸胁满痛，苔白滑，脉弦滑浮大。此为邪郁膜理，逆于上焦，偏于半表证。法当和解兼表，用柴胡枳桔汤。

少阳腑证：见寒轻热重,口苦胸闷,吐酸苦水,甚则干呕呃逆,胸胁胀疼,舌红苔白,脉弦滑数。此为相火上逆,少阳腑病,偏于半里证。法当和解兼清,用蒿芩清胆汤。或和解兼开降,用柴胡陷胸汤;或和解兼轻下,用大柴胡去生姜半夏加厚朴芒硝。

阳明胃经：见身热,汗出,不恶寒,反恶热,大渴,大烦,揭去衣被,斑点隐隐,溺短赤热,甚则谵语发狂,舌尖红,苔边白中黄,脉浮洪弦大而数。此为弥漫无形之燥热,内外蒸灼,属阳明外证,宜清透不宜攻下以辛凉泄热为主,兼甘寒救液,用新加白虎汤。若有逆证,则可参考人参白虎汤、孙氏生脉散、许氏二加龙牡汤。

阳明胃腑

A. 太阳阳明：表邪未净,肢冷身热,微微恶风,腹满而痛,大便不通,苔浅黄薄腻,或黄中带白,脉洪数,或浮缓。此太阳转属阳明热结,宜攻里兼解表,用厚朴七物汤。

B. 正阳阳明：轻者泻热润燥和胃,用调胃承气;重者苦寒泻火兼辛通,用小承气;危者急下存阴兼息风开窍,用大承气汤加犀角。

C. 少阳阳明：热结膈中,膈上如焚,寒热如疟,热重寒轻,心烦懊恼,口苦而渴,大便不通,腹满而痛,舌红苔黄,脉弦大而数。轻者和解兼攻下,用大柴胡汤,重者攻里兼和解,用柴芩清膈煎。

D. 太阴阳明肺胃合病：咯痰黄厚或白黏,胸膈满痛,神昏谵语,腹满胀痛,便秘溺涩,脉滑数而实。此肺中痰火,胃中热结,宜肺与大肠并治,开降肺气以通大便,用陷胸承气汤。也有加味凉膈煎、蠲饮万灵汤、大柴胡加甘遂等方可以参考。

E. 太阴阳明脾胃合病：发痉撮空,谵语妄笑,脘腹壮热灼手,大便不通,尿赤短涩,甚或二便俱闭,苔黄刺干腻或兼灰黑,脉沉弦数实。此脾中湿浊与胃中热结而成下证,急与开泄下夺,用小承气加至宝、川连。

F. 少阴阳明：轻者微苦微辛,轻清开透,先用连翘栀豉汤,后用五汁一枝煎清润,宣畅络气。重者急下存阴,用大承气加犀角、鲜生地峻泻。危者神昏谵语,大便不通,急用开泄下夺,泻燎原之火,救垂竭之阴,用犀连承气汤加西黄、麝香。

G. 厥阴阳明：轻者苦辛通降,下气散结,用六磨饮子去木香加郁金。重者清燥泻火,散结泄热,四逆散缓不济急,用白虎承气加郁金润下,或投雪羹合更衣丸。危者热深厥深,先刺穴放血泄毒,再用紫雪、飞龙夺命丹,或用犀连承气汤加羚羊角绛雪等,凉通芳透,或可挽回一二。

厥阴经：一身筋挛,寒热类疟,热重寒轻,头痛胁疼,耳聋目赤,指冷或手足乍温乍冷,胸满痛,舌紫苔黄,脉弦滑。治宜清泄肝热,用清肝达郁汤,或用四逆散加香附、川连、桑叶枝、郁金等疏通。

厥阴脏：口苦消渴,气上冲心,心中疼热,饥不欲食,食则吐蛔,或泄利下重,或便脓血，或溺血赤淋，舌紫赤，脉弦数。治宜大泻肝火，用龙胆泻肝去柴加白头翁、胡连。肝风内动者宜息风开窍，用羚角钩藤汤加紫雪急救。

清法的扩展及主方：① 清宣包络痰火法：玳瑁郁金汤；② 清宣包络瘀热法：犀地清络饮；③ 清宣包络痰瘀法：犀羚三汁饮（至宝、紫雪、安宫牛黄、牛黄清心）；④ 清宣心包气机法：连翘栀豉汤；⑤ 清润心包血液法：五汁一枝煎；⑥ 清泄包络心经实火法：增减黄连泻心汤；⑦ 清降包络心经虚热法：导赤清心汤；⑧ 清疏肝郁法：清肝达郁汤；⑨ 清降肝逆法：增减旋覆代赭汤；⑩ 清通肝络法：连茹绛覆汤；⑪ 凉泻肝火法：龙胆泻肝汤；⑫ 凉息肝风法：羚角钩藤汤；⑬ 清肝安蛔法：连梅安蛔汤；⑭ 清肝和胃法：芩连二陈汤；⑮ 清肝坚肠法：加味白头翁汤；⑯ 清肝健脾法：香连治中汤；⑰ 清肝益肾法：龟柏地黄汤；⑱ 清肝保肺法：桑丹泻白汤；⑲ 清肝镇冲法：新加玉女煎；⑳ 清肝滋任法：滋任益阴煎；㉑ 清肝胃辛凉心肺法：新加白虎汤。

下法的扩展及主方：① 缓下胃腑结热法：调胃承气汤；② 直下小肠结热法：小承气汤；③ 峻下大肠结热法：大承气汤；④ 缓下脾脏结热法：三仁承气汤；⑤ 肺与大肠并治法：陷胸承气汤；⑥ 心与小肠并治法：犀连承气汤；⑦ 清下胃腑结热法：白虎承气汤；⑧ 急下肠中瘀热法：桃仁承气汤；⑨ 峻下三焦毒火法：解毒承气汤；⑩ 润燥兼下结肠法：养荣承气汤；⑪ 攻里兼解表法：厚朴七物汤；⑫ 攻里兼和解法：柴芩清膈煎；⑬ 下气通便法：六磨饮子；⑭ 下滞通便法：枳实导滞汤；⑮ 下痰通便法：加味凉膈煎；⑯ 攻补兼施法：陶氏黄龙汤；⑰ 滑肠通便法：五仁橘皮汤；⑱ 缓下食滞法：枳实导滞丸；⑲ 峻攻痰火法：礞石滚痰丸；⑳ 峻攻痰涎法：控涎丹；㉑ 峻攻瘀热法：代抵挡丸；㉒ 峻泻肝火法：当归龙荟丸；㉓ 缓攻虫积法：椒梅丸；㉔ 肝与小肠并治法：雪羹合更衣丸；㉕ 急下停饮法：蠲饮万灵汤；㉖ 增液润肠兼调气法：张氏济川煎。

按：从热病尤其是温病的角度补充，无疑寒凉方药的临证运用成为一个重点。按照习惯归纳，少阳、阳明、厥阴走在病情热化的范围，其中尤以阳明的证治成为基础。少阳分经腑，用以区别病在半表或在半里，此亦直接关联到具体治法方药的选择。厥阴分经脏，也是分出证治的轻重缓急，在用药上做出区别。阳明经证大体与伤寒原文所述的内容同，而腑证的治法方药就被充分扩展细化了，除了正阳阳明即阳明本证外，再分出太阳阳明、少阳阳明、太阴阳明、少阴阳明、厥阴阳明，围绕阳明清热泻火攻下，做出了很多变通，或表散，或和解，或通利痰湿秽浊，或开窍醒神等等。治法方药这样的变化，可以让我们体会到经方时方的融通，经方是根干，时方为枝杈，完全没有必要将二者过分地对立起来。

2）**温热发汗法**

在六经证治中偏于水化者，即为寒证，治疗应该用温热剂，具体内容如下：

太阳表证未罢顺传阳明：表热里寒，肌肉烦疼，头身无汗，手足汗出，下利清谷,小便不利,苔白滑,脉浮迟。此胃中虚冷,水谷不别,先以桂枝橘皮汤解表,次以香砂二陈汤温里,终以白术和中汤温脾和胃。

太阳表寒虽解而阳明中有水气:胃中寒,不能食,食谷欲呕,脘腹满,小便难,大便自利,甚者吐水肢厥,下利清谷,舌淡嫩苔白滑,脉沉弦而迟。此脾胃阳虚,又加表寒,呕多先用吴茱萸汤,利多与胃苓汤,后用香砂理中汤,温脾阳,升胃气。

邪传太阴经:体痛肢懈,手足微厥,肌肉烦疼,午后寒热,头胀身重,胸脘痞满,咽干口腻,苔白腻浮滑,脉濡滞。此太阴经标病,法当芳淡温化,用藿香正气汤。

邪传太阴脏:口淡胃钝,呕吐清水,大腹痞满,满而时痛,自利不渴,渴不喜饮,小便短少色白,甚则肢厥自汗,神倦气怯,苔黑滑黏腻舌胖,脉沉濡无力。此寒邪直入太阴脏证,法当温健脾阳,用香砂理中汤,重则温助脾肾,用附子理中汤。

太阳之邪内陷少阴经:初起发热身痛而头不痛,惟腰脊堕痛,痛如被杖,大便不实,小便清白,恶风怕冷,神静倦卧,四肢微急,苔薄润舌淡胖嫩,脉沉缓。此太阳未解,少阴先溃,治宜温调营卫为主,兼以扶阳,用桂枝加附子汤。麻辛附子汤峻汗,究嫌冒险,不可轻与。

太阳寒邪内陷少阴脏:上吐下利,恶寒倦卧,但欲寐,或微烦,身重痛,口中和,手足冷,小便白,苔白滑舌胖嫩,脉沉微欲绝。此下焦虚寒,不能制水,先以附子理中汤加肉桂、茯苓,温阳化水。或用真武汤回阳摄阴,或用新加八味地黄汤镇元纳阳。

汗法的扩展及主方:① 辛温发汗法:苏羌达表汤;② 辛凉发汗法:葱豉桔梗汤;③ 益气发汗法:九味仓廪汤;④ 养血发汗法:七味葱白汤;⑤ 滋阴发汗法:加味葳蕤汤;⑥ 助阳发汗法:参附再造汤;⑦ 理气发汗法:香苏葱豉汤;⑧ 和中发汗法:葱豉荷米汤;⑨ 宣上发汗法:新加三拗汤;⑩ 温下发汗法:麻附五皮饮;⑪ 化饮发汗法:小青龙汤;⑫ 蠲痰发汗法:越婢加半夏汤。

温法的扩展及主方:① 温中化浊法:藿香正气汤;② 温中流气法:仁香汤;③ 温中疏滞法:神术汤;④ 温中利湿法:苓术二陈煎;⑤ 温化湿热法:大橘皮汤;⑥ 温调营卫法:桂枝橘皮汤;⑦ 温健脾阳法:香砂理中汤;⑧ 温理脾阴法:理阴煎;⑨ 温运胃阳法:香砂二陈汤;⑩ 温利胃湿法:胃苓汤;⑪ 温和脾胃法:白术和中汤;⑫ 温和肝脾法:加味小建中汤;⑬ 热通脾肾法:神香圣术煎;⑭ 热壮脾肾法:附子理中汤。

按:温热之剂,或辛散发散通达,或补气助阳燥湿,或回阳散寒救逆,针对的主要是阴寒之证,在六经病证中,主要涉及太阳、太阴和少阴。以上的归纳更加看重水寒湿邪的停滞,与此相随的是阳气的虚衰或郁阻。上面所谓的太阳内传阳明,其实称太阴更加直截了当,提示表寒未解,里湿已见。太阴经证为轻,脏证为重,少阴也是一样,用经证和脏证区分,体现用药的轻重。以上基本的治法方药靠在经方,但也不乏临证中的变通。这部分偏于使用温热剂的证治内容,在温病的一般表述中不容易得到充分的重视和张扬,因此,还是要退到六经证治的框架来看,视野开阔一些有利于看清事物的位置,温热助阳的方法临证不可或缺,和寒凉降下的方法是相辅相成的。

　　3)　**寒温并用法**

　　在六经证治中偏于水火合化者,即为寒热错杂之证,治疗应该寒温并用,所谓辛开苦降,具体内容如下:

　　脾湿胃热其证有四

　　A. 湿重于热:头胀身重,寒热如疟,汗出胸痞,肢懈体痛,渴不引饮,口腻胃滞,便溏或泻,小便不利,苔白滑厚腻,脉弦细而缓,或沉弦而濡滞。此太阴证多而阳明证少,治宜辛淡温化为主,兼以芳透,用藿香正气汤,或用大橘皮汤。

　　B. 热重于湿:始虽恶寒,后但热不寒,目黄而赤,唇焦齿燥,耳聋脘闷,胸腹灼热,午后尤重,心烦恶热,大便热泻,溲短赤涩,苔黄腻带灰中见黑点,脉洪数或大坚而长,此阳明证多而太阴证少,治宜苦降辛通为主,兼以凉淡,用增减黄连泻心汤清解。

　　C. 湿热并重:起即胸膈满闷,神识瞀乱,大叫腹痛,继即昏不知人,欲吐不吐,欲泻不泻,身发壮热,指冷甲紫,苔中黄尖红,甚则灰腻满布,中见红点黑刺,脉沉弦而涩。此湿遏热郁,俗称闷痧,即湿热夹痧食之干霍乱。先放血,继涌吐,又次宣畅气机,用连翘栀豉汤调服红灵丹,终与枳实导滞汤缓下。若病势较缓者,法当三焦分消,先用连翘栀豉汤开上,继用增减黄连泻心汤疏中,终与枳实导滞汤逐下,或用大橘皮汤去苍术、肉桂加茵陈、贯众清利湿热。

　　D. 湿热并轻:身热自汗,胸脘微闷,知饥不食,便溏溺热,苔薄腻黄白相兼,脉滞微数。此湿热阻滞上焦清阳,胃气不舒,肠热不清之轻证,宜轻清芳淡法,用苇茎汤去桃仁加藿佩、枇杷叶、竹叶等,宣畅气机,肃清三焦。

　　邪传少阴经

　　A. 水为火烁:心烦不寐,肌肤枯燥,神气衰弱,咽干溺短舌红尖绛,脉细数。此外邪挟火而动,阴虚液不上济,用黄连阿胶汤壮水制火。

　　B. 火为水遏:四肢厥逆,干咳心悸,便泄溺涩,腹痛下重,苔白舌绛,脉沉弦滑。此阳气内郁不能外达,水气上冲而下注,用加味四逆散达郁通阳。

　　C. 水火互结:下利口渴,小便不利,咳逆干呕,心烦不眠,舌绛苔薄白,脉沉细,或浮大虚软。此水热下注,郁火上冲,宜滋水泄火,用猪苓汤加味。

　　厥阴

　　A. 外寒内热:但指头寒为厥,微觉烦躁为热,嘿嘿不欲饮食,渴欲饮水,微热汗出,小便不利,苔浅黄薄腻或正黄微白,脉沉滑弦数。此所谓厥微热少,法当辛凉泄热以利尿,用新加白虎汤。若热利下重便脓血,用加味白头翁汤。

B. 内寒外热:下利清谷,汗出肢厥,身有微热,面少赤,或郁冒,舌苔青滑,脉沉迟。此阴多阳少,所谓戴阳、下虚,宜急温通回阳,用通脉四逆汤。

C. 上寒下热:热在脘膈,水在肠中,心下痞硬,嗳腐食臭,腹中雷鸣下利,或呕吐,或下利,苔黄白相兼,脉弦而涩,此寒格于下,热拒于上,当清上热开寒格为主,兼益气健胃,先以生姜泻心汤加减止其吐,继以乌梅丸止其利。

D. 下寒上热:水结胸胁,热结在肠,呕吐清水,或吐黄黑浊饮,饥不欲食,食则吐蛔,肢厥心悸,腹痛热泻,泻而不畅,或便脓血,里急后重,溲短赤热,苔前半白滑,根部厚腻而黄,脉沉弦或迟或数。此寒格于上,热结于下,治法先逐其水,用蠲饮万灵汤,继清肝泄热,用加味白头翁汤。

和法的扩展及主方:① 和解表里轻剂:柴胡枳桔汤;② 和解表里重剂:柴芩双解汤;③ 和解三焦法:柴胡达原饮;④ 和解胆经法:蒿芩清胆汤;⑤ 和解偏重温通法:柴胡桂姜汤;⑥ 和解偏重温燥法:柴平汤;⑦ 和解偏重清泄法:新加木贼煎;⑧ 和解偏重清降法:柴胡白虎汤;⑨ 和解兼开降法:柴胡陷胸汤;⑩ 和解兼轻下法:大柴胡汤;⑪ 和解兼益气法:小柴胡汤;⑫ 和解兼补血法:柴胡四物汤;⑬ 和解兼通瘀法:加减小柴胡汤;⑭ 和解偏重破结法:柴胡羚羊汤。

补法的扩展及主方:① 滋阴润燥法:清燥养营汤;② 滋阴清火法:阿胶黄连汤;③ 滋阴息风法:阿胶鸡子黄汤;④ 滋阴潜阳法:坎气潜龙汤;⑤ 滋阴通脉法:当归四逆汤;⑥ 滋阴复脉法:复脉汤;⑦ 滋阴濡络法:四物绛覆汤;⑧ 滋阴调气法:新加酒沥汤;⑨ 滋阴补气法:补阴益气煎;⑩ 滋阴纳阳法:加味金匮肾气汤;⑪ 回阳破阴法:四逆汤;⑫ 回阳摄阴轻剂:桂枝加附子汤;⑬ 回阳摄阴重剂:真武汤;⑭ 回阳通脉法:通脉四逆汤;⑮ 回阳生脉法:回阳急救汤;⑯ 回阳通格法:姜附白通汤;⑰ 回阳温营法:姜附归桂汤;⑱ 回阳兼补气血法:姜附归桂参甘汤;⑲ 回阳攻毒法:正阳四逆汤;⑳ 补阳镇冲法:新加八味地黄汤。

按:寒热错杂,以上从湿与热、水与火、上与下等不同角度展开,对于临床的具体证治做了提示。湿热证治主要关联脾胃,湿为太阴,热为阳明,以上用太阴证、阳明证的多少来表示湿与热的偏胜,湿偏胜者以辛淡温化为主,热偏胜者以苦降辛通为主,湿热并重者用药再分出轻重不同的区别,总的原则都要注意宣畅三焦气机。水火的调治在心肾,用黄连阿胶汤壮水制火,用加味四逆散达郁通阳,用猪苓汤加味滋水泄火,以上所举的都是经方。寒热的错杂在厥阴,寒热的内外有真假,外寒内热是真热,外热内寒是真寒,医者临证不应被外表的假象所迷惑。

当年何廉臣对以上用六经正治六法所归纳的方药(凡101方)(图43),大加赞赏,认为"方方有法,法法不同,正可谓门门透彻,息息通灵者矣。先祖谓伤寒专科,必先通杂证,而后能善治感证。今观俞氏方法,益信而有征。"

以上俞根初对治法的归纳尽管十分简单,但是在具体的方药上却相当详尽。每一个大法之下,分出很多细则,在六经证治的基础上有了充分的拓展,虽然没有提到卫气营血或三焦辨证,但是温病临证中常用的具体治法方药都在其中包罗无余了,这也提示,对于伤寒温病的证治用六经证治的方法来归纳,一竿子到底也未尝不可。

水化(寒)	水火合化 (寒热错杂)	火化(热)
太阳　温散	太阳　和营卫	太阳　凉泄
太阴　温补 太阳表证未罢顺传阳明、 太阳虽解而阳明中有水气; 邪传太阴经、 邪传太阴脏; 太阳之邪内陷少阴经、 太阳寒邪内陷少阴脏;	少阳　调升降 湿热并重、湿热并轻、 湿重于热、热重于湿; 上寒下热、下寒上热、 外寒内热、内寒外热; 火为水遏、水为火烁、 水火互结;	阳明　寒泻 少阳经证、 少阳腑证; 阳明胃证、 阳明腑证(太阳阳明、正阳阳明、少阳阳明、太阴阳明肺胃合病、太阴阳明脾胃合病、少阴阳明、厥阴阳明); 厥阴经证、 厥阴腑证;
少阴　回阳	厥阴　顾寒热	少阴　救阴

图43 《通俗伤寒论》对六经治法方药的简约

4. 卫气营血、三焦辨证在六经证治框架中的位置

把卫气营血辨证的内容和六经证治的框架重叠,可以得到以下的结果。六经的范围大,而卫气营血可以看作是六经证治格局中某些局部的细化和扩充。

温病学中的卫气营血和三焦辨证,表面上看好像自成体系,是专门用以应对温病的方法,与六经辨证可以并立。其实仔细分析,尽管可以说它是脱胎于伤寒六经证治的方法,也有相对的独立性,但是本质上并没有跳出六经证治的范围,所以把它看作六经证治的补充和延伸,也许更加方便理解(图47~图50)。六经证治的框架大而且粗疏,卫气营血及三焦辨证的应对相比较狭小而且细密。可以说,凡是从辨证论治角度做的补充,都是对六经证治的扩展,在这个意义上都是补遗正伤寒,和从疾病角度对伤寒补充的类伤寒(温病)就完全是两个概念了。但是有意思的是,扩展了的正伤寒六经证治用来应对类伤寒的温病证治是没有问题的。

要理解这个问题必须注意,六经辨证也好,卫气营血辨证也好,在本质上都是对疾病在阶段和层次上把握的一种方法,是人脑在反复临床实践中的总结,是一个

相对抽象的规律、模式,对实践有一定的指导价值。但是又必须明白,这样的模式或规律只是一个大概,现实中的事物千变万化,有很多特殊性。中医的病名本身就比较宽泛,即便是西医的疾病,临床表现的不典型也多。至于为什么伤寒是六经辨证,温病是卫气营血辨证,也许从疾病的角度更加容易理解。

为了方便理解,下面先用两个插图简要地表示一下一般认识,然后再看六经九分法的归纳(图44)。

太阳　温散 **汗法**:新加三拗汤、麻附五皮饮、小青龙汤、越婢加半夏汤、苏羌达表汤、九味仓廪汤、参附再造汤、葱豉荷米汤;	太阳　和营卫 **汗法**:桂枝橘皮汤;	太阳　凉泄 **汗法**:葱豉桔梗汤、七味葱白汤、加味葳蕤汤、香苏葱豉汤;
太阴　温补 **温法**:藿香正气汤、仁香汤、神术汤、苓术二陈煎、大橘皮汤、香砂理中汤、理阴煎、香砂二陈汤、胃苓汤、白术和中汤、加味小建中汤、神香圣术煎、附子理中汤;	少阳　调升降 **和法**:柴胡枳桔汤、柴芩双解汤、柴胡达原饮、蒿芩清胆汤、柴胡桂姜汤、柴平汤、新加木贼煎、柴胡白虎汤、柴胡陷胸汤、大柴胡汤、小柴胡汤、柴胡四物汤、加减小柴胡汤、柴胡羚羊汤;	阳明　寒泻 **清法**:玳瑁郁金汤、犀地清络饮、犀羚三汁饮(至宝、紫雪、安宫牛黄、牛黄清心)、连翘栀豉汤、五汁一枝煎、增减黄连泻心汤、导赤清心汤、清肝达郁汤、增减旋覆代赭汤、连茹绛覆汤、龙胆泻肝汤、羚角钩藤汤、连梅安蛔汤、芩连二陈汤、加味白头翁汤、香连治中汤、龟柏地黄汤、桑丹泻白汤、新加玉女煎、滋任益阴煎、新加白虎汤; **下法**:调胃承气汤、小承气汤、大承气汤、三仁承气汤、陷胸承气汤、犀连承气汤、白虎承气汤、桃仁承气汤、解毒承气汤、养荣承气汤、厚朴七物汤、柴芩清膈煎、六磨饮子、枳实导滞汤、加味凉膈煎、陶氏黄龙汤、五仁橘皮汤、枳实导滞丸、礞石滚痰丸、控涎丹、代抵挡丸、当归龙荟丸、椒梅丸、雪羹合更衣丸、蠲饮万灵汤、张氏济川煎;
少阴　回阳 **补法**:四逆汤、桂枝加附子汤、真武汤、通脉四逆汤、回阳急救汤、姜附白通汤、姜附归桂汤、姜附归桂参甘汤、正阳四逆汤、新加八味地黄汤;	厥阴　顾寒热	少阴　救阴 **补法**:清燥养营汤、阿胶黄连汤、阿胶鸡子黄汤、坎气潜龙汤、当归四逆汤、复脉汤、四物绛覆汤、新加酒沥汤、补阴益气煎、加味金匮肾气汤;

图44　《通俗伤寒论》治法方药的六经九分归纳

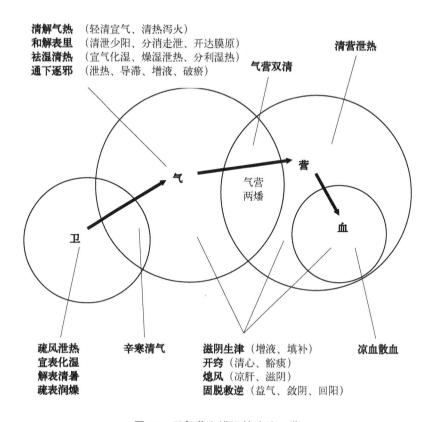

清解气热（轻清宣气、清热泻火）
和解表里（清泄少阳、分消走泄、开达膜原）
祛湿清热（宣气化湿、燥湿泄热、分利湿热）
通下逐邪（泄热、导滞、增液、破瘀）

气营双清

清营泄热

气营
两燔

气

营

卫

血

疏风泄热
宣表化湿
解表清暑
疏表润燥

辛寒清气

滋阴生津（增液、填补）
开窍（清心、豁痰）
熄风（凉肝、滋阴）
固脱救逆（益气、敛阴、回阳）

凉血散血

图 45　卫气营血辨证的治法一览

　　按：如图 45 所示，温热之邪引起温热之证，温热之证注重使用寒凉之药，所以温病的治法贯穿始终的是一个"清"字。病起表卫，初用凉散，邪入气分，即可放手寒泄，气营两燔成为顶点。热入营血，虽然仍应守住清法，然变端歧出，常常是数法并用了。清法须用又不能过用，所谓"凉遏、寒凝、冰伏"，便是过用的弊端。所以伴随着清法的又有一个"透"字，邪入营分，尚可透热转气，遑论卫气？透是对清的补充，体现了治疗中对人体机能的顾护。

　　气分的治法最多，与清法相伴的一个是通腑，一个是行气化湿。

　　营血的治法最重，与清法相伴的一个是养阴，一个是开窍息风。

　　按：外感热病的治疗有明显的阶段性（图 46），外感热病的治疗与病机密切相关，阶段性的变化中体现出病机的不同。显然，一切都可以用六经病证来归纳和表达，六经中有脏腑经络，六经中有寒热虚实，六经中有表里轻重，六经中有升降沉浮，六经中有干湿润燥……六经是个布局，后世的补充与发展，大体于此都可以找到起始和归宿，把握事物的大体脉络（图 47～图 50）。

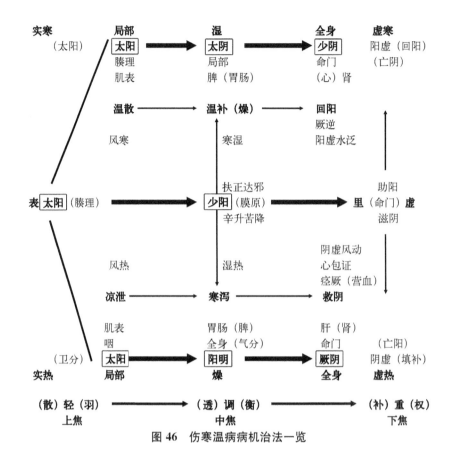

图 46 伤寒温病病机治法一览

太阳 温散	太阳 和营卫	太阳 凉泄 泄卫透表
太阴 温补	少阳 调升降 和解表里	阳明 寒泻 清解气热 祛湿清热 通下逐邪 清营凉血 开窍息风
少阴 回阳 固脱救逆	厥阴 顾寒热	少阴 救阴 滋阴生津

图 47 六经证治框架与卫气营血辨证的主要治法

太阳　温散 卫气受郁、肺气失宣	太阳　和营卫 湿热阻肺、肺失清肃	太阳　凉泄 邪热壅肺、肺气闭郁
太阴　温补 湿蒙心包	少阳　调升降 湿热困阻、升降失司	阳明　寒泻 邪陷心包 阳明热炽津伤 肠道热结 湿热积滞肠道
少阴　回阳	厥阴　顾寒热	少阴　救阴 肾精耗损 虚风内动

图 48　六经证治框架与三焦辨证的主要病机

太阳　温散	太阳　和营卫	太阳　凉泄 疏风散热：银翘散； 解表清暑：新加香薷饮； 宣表化湿：藿朴夏苓汤； 疏卫润燥：桑杏汤； 滋养肺胃：沙参麦冬汤、益胃汤； 增液润肠：增液汤；
太阴　温补 分利湿热：茯苓皮汤； 豁痰开窍：菖蒲郁金汤、 苏合香丸；	少阳　调升降 清泄少阳：蒿芩清胆汤； 分消走泄：温胆汤加减； 开达膜原：达原饮、雷氏 宣透膜原法； 宣气化湿：三仁汤；	阳明　寒泻 轻清宣气：栀豉加竹叶汤； 辛寒清气：白虎汤； 清热泻火：黄连解毒汤； 燥湿泄热：王氏连朴饮、杏仁滑石汤； 通腑泄热：承气汤； 导滞通便：枳实导滞丸； 增液通便：增液承气汤； 通瘀破结：桃仁承气汤； 清营泄热：清营汤； 气营两清：化斑汤、清瘟败毒饮； 凉血散血：犀角地黄汤； 清心开窍：三宝； 滋阴熄风：三甲复脉汤、大定风珠；
少阴　回阳 回阳固脱：参附汤；	厥阴　顾寒热	少阴　救阴 滋补真阴：加减复脉汤；

图 49　六经证治框架与温病(教材总论)的主要治法方药

太阳 温散	太阳 和营卫	太阳 凉泄 风热：银翘散； 燥热：桑杏汤； 邪遏卫气：藿朴夏苓汤； 风热毒邪犯卫：葱豉汤、桔梗汤； 温热毒邪犯卫：清咽栀豉汤；
太阴 温补 秽浊郁闭中焦： 玉枢丹、行军散； 疫困脾土： 胃苓汤； 湿重热轻： 雷氏芳香化湿法合三仁汤；	少阳 调升降 热郁少阳：黄芩汤加豆豉玄参； 邪阻膜原：达原饮、雷氏宣透膜原法； 暑湿郁阻少阳：蒿芩清胆汤； 清浊相干：燃照汤、蚕矢汤； 湿热并重：王氏连朴饮；	阳明 寒泻 泄热壅肺：麻杏甘石汤； 燥热伤肺：清燥救肺汤； 肺热腑实：宣白承气汤； 热在胸膈：栀豉汤； 邪热犯胃：白虎汤； 邪热在肠：承气汤； 肠热下利：葛根芩连汤； 邪传阳明：白虎汤、承气汤； 热重湿轻：雷氏芳香化湿法合三仁汤； 湿热蕴毒：甘露消毒丹； 暑湿积滞肠道：枳实导滞丸； 毒盛肺胃（上焦）：普济消毒饮； 毒燔气营：凉营清气汤； 疫毒充斥：清瘟败毒饮； 疫漫三焦：甘露消毒丹； 热灼营阴：清营汤； 热盛动血：犀角地黄汤； 热与血结：桃仁承气汤； 热陷心包、热闭心包：清宫汤、三宝； 暑湿内陷心包：清营汤、六一散、至宝丹； 胃阴耗伤：七鲜育阴汤； 余热未清：竹叶石膏汤； 余毒伤阴：清咽养阴汤；
少阴 回阳 正气欲脱：生脉饮； 内闭外脱：参附汤、三宝、大定风珠；	厥阴 顾寒热 热盛动风：羚羊钩藤汤；	少阴 救阴 阴虚火灼：黄连阿胶汤； 邪留阴分：青蒿鳖甲汤； 虚风内动：三甲复脉汤、大定风珠；

图50 六经证治框架与温病（教材各论）的主要证治

5. 用六经证治看八纲的寒温归纳

理解了辨证论治的基本原理和规律，再来看寒温统一这个问题应该不难了。

伤寒也好，温病也好，内伤也好，外感也好，从辨证论治的角度是一致的，只是因为具体疾病不同,治法方药的应用在临证中会有所偏重。

几十年前,江西万友生先生的《寒温统一论》(1988 年上海科技出版社),以八纲分证,以六经、三焦、卫气营血分目,纲举目张,力主以八纲统寒温,具体归纳如下:

1) **表寒虚实证治**

A. 太阳表寒实证治:麻黄汤、大青龙汤、小青龙汤、射干麻黄汤、麻黄加术汤、人参败毒散、参苏饮、香苏散、柴葛解肌汤、九味羌活汤、川芎茶调散、葱豉汤、玉屏风散;

B. 太阳表寒虚证治:桂枝汤、麻桂各半汤、桂二麻一汤、桂二越一汤、桂枝加桂汤、三附子汤、黄芪桂枝五物汤。

2) **表热虚实证治**

A. 卫分表热实证治:银翘散、桑菊饮、桑杏汤;

B. 卫分表热虚实证治:加减葳蕤汤、七味葱白饮。

3) **半表半里寒热虚实证治**

A. 少阳证治:小柴胡汤、青蒿鳖甲汤、达原饮、蒿芩清胆汤;

B. 少阳兼太阳证治:柴胡桂枝汤;

C. 少阳兼阳明证治:大柴胡汤、柴胡陷胸汤;

D. 少阳兼三阴证治:露姜饮、厚朴草果汤、扶阳汤。

4) **里热虚实证治**

A. 里热实证治

a. 温热证治

气分温热证治:白虎汤、承气汤、宣白承气、导赤承气、牛黄承气汤;

营分温热证治:清营汤;

血分温热证治:安宫牛黄丸、紫雪丹、至宝丹、化斑汤、犀角地黄汤。

b. 湿热证治

上焦湿热证治:三仁汤、藿朴夏苓汤、栀子豉汤类;

中焦湿热证治:加减正气散、连朴饮、甘露消毒丹、陷胸汤、泻心汤、茵陈蒿汤;

下焦湿热证治:五苓散、猪苓汤、白头翁汤、加减芩芍汤。

B. 里热虚证治

上焦虚热证治:生脉散、沙参麦冬汤、清燥救肺汤;

中焦虚热证治:益胃汤、增液汤、新加黄龙汤、护胃承气汤;

下焦虚热证治:加减复脉汤、大小定风珠、黄连阿胶汤、青蒿鳖甲汤。

5) **里寒虚实证治**

A. 里寒实证治

上焦寒实证治:三物白散、桔梗汤、瓜蒂散;

中焦寒实证治:大黄附子汤、三物备急丸;

下焦寒实证治:椒桂汤、天台乌药散。

B. 里寒虚证治

太阴虚寒证治：理中丸；

少阴虚寒证治：四逆汤等；

厥阴虚寒证治：乌梅丸。

八 纲 表 述			寒 温 原 称	代表方(基本方)
表寒	实		太阳病	麻黄汤、青龙汤、人参败毒散、川芎茶调散；
	虚			桂枝汤、桂枝加桂汤、黄芪桂枝五物汤；
表热	实		卫分证	银翘散、桑菊饮、桑杏汤；
	虚			七味葱白饮、加减葳蕤汤；
半表半里			少阳病	小柴胡汤、蒿芩清胆汤、达原饮；
			少阳兼太阳	柴胡桂枝汤；
			少阳兼阳明	大柴胡汤、柴胡陷胸汤；
			少阳兼三阴	露姜饮、厚朴草果汤、扶阳汤；
里热	实	温热	气分证	白虎汤、(加减)承气汤；
			营分证	清营汤；
			血分证	犀角地黄汤、化斑汤、三宝；
		湿热	上焦证	三仁汤、藿朴夏苓汤；
			中焦证	正气散、连朴饮、甘露消毒丹；
			下焦证	五苓散、猪苓汤、白头翁汤；
	虚		上焦证	生脉散、清燥救肺汤；
			中焦证	增液汤、益胃汤；
			下焦证	黄连阿胶汤、加减复脉汤、大小定风珠；
里寒	实		上焦证	瓜蒂散、桔梗汤、三物白散；
			中焦证	大黄附子汤、三物备急丸；
			下焦证	椒桂汤、天台乌药散；
	虚		太阴病	理中丸；
			少阴病	四逆汤；
			厥阴病	乌梅丸。

图 51　寒温证治一体化的八纲归纳

按：从临证角度考虑,寒温从来是一体的(图51)。但从治法来看,寒温又是对立的,张景岳所谓"以寒热分阴阳则阴阳不可混",也是这个意思。在外感热病的过程中,寒热容易出现极端的表现,临证必须及时加以纠正,但病程有久暂,病位有深浅,体力有盛衰,邪毒有强弱,决定治法方药之前必须有一个综合性的判断,简单一点,可以用表里寒热虚实来归纳,复杂一些则还是六经和卫气营血等表述方便,由于伤寒和温病的证治各有所到,各有格局,故也许用八纲来展开可以减少些无谓的争执,但八纲又总嫌过于简单和僵硬。

太阳　温散 麻黄汤、大青龙汤、小青龙汤、射干麻黄汤、麻黄加术汤、人参败毒散、参苏饮、香苏散、柴葛解肌汤、九味羌活汤、川芎茶调散、葱豉汤、玉屏风散、三物白散、桔梗汤、瓜蒂散;	太阳　和营卫 桂枝汤、麻桂各半汤、桂二麻一汤、桂二越一汤、桂枝加桂汤、三附子汤、黄芪桂枝五物汤;	太阳　凉泄 银翘散、桑菊饮、桑杏汤、加减葳蕤汤、七味葱白饮、生脉散、沙参麦冬汤、清燥救肺汤;
太阴　温补 理中丸、大黄附子汤、三物备急丸、五苓散、五加减正气散;	少阳　调升降 小柴胡汤、青蒿鳖甲汤、达原饮、蒿芩清胆汤、柴胡桂枝汤、大柴胡汤、柴胡陷胸汤、露姜饮、厚朴草果汤、扶阳汤、三仁汤、藿朴夏苓汤、栀子豉汤类;	阳明　寒泻 白虎汤、承气汤、宣白承气、导赤承气、牛黄承气汤、清营汤、安宫牛黄丸、紫雪丹、至宝丹、化斑汤、犀角地黄汤益胃汤、增液汤、新加黄龙汤、护胃承气汤、连朴饮、甘露消毒丹、陷胸汤、泻心汤、茵陈蒿汤、猪苓汤、白头翁汤、加减芩芍汤;
少阴　回阳 四逆汤、椒桂汤、天台乌药散;	厥阴　顾寒热 乌梅丸;	少阴　救阴 加减复脉汤、大小定风珠、黄连阿胶汤、青蒿鳖甲汤;

图52　用六经证治看八纲对寒温的归纳

按：图52按照八纲辨证对伤寒温病治法方药的归纳,首先以表、里、半表半里分,表寒走太阳,表热走卫分证,半表半里走少阳,里热走气分、营分、血分,或三焦证治,里寒实证走三焦,而虚证仍旧回到六经中的三阴证治。这样的归纳比较巧妙地将六经辨证和卫气营血及三焦辨证糅合在了一起,可以概括热病治疗中的基本方治,好像也有利于避开寒温之间直接的争执。整体上看,六经框架中的内容布局相对比较平均,如果自从温病证治强调,则显然有所偏颇。用八纲归纳,避开寒温的争论,但仔细推敲,似乎略嫌执滞而动感不强,治法方药之间内在的相互关联性特别是历史的沿革不容易充分体现出来。

六经辨证与八纲辨证，其实并无二致。只是六经病证偏于传统的认识和表述，八纲辨证则更加倾向于现代的归纳和概念。二者比较，八纲相对直露、僵硬且模式化，而六经相对含蓄、灵动而富有变化的余地。无疑，六经证治的框架体现着中医临床长期的历史积淀，也许我们不应该轻易地舍弃六经的表述而改用其他方法。就像针灸的穴位离不开经络一样，临床遣方用药，六经证治始终能够起到导向的作用。对于《伤寒论》中提出的六经证治我们必须达成共识，求同存异。临床上作为一个证治的框架和基本的规律，还是要回到六经病证，六经作为辨证论治的基础不可动摇，六经证治在这方面有着无限的包容性。

另外，我们必须注意卫气营血、三焦辨证在六经中的位置，还是俞根初的话简单明了到位："以六经钤百病为确定之总诀；以三焦赅疫症为变通之捷诀。"我们不妨这样理解，六经证治是常，三焦辨证是变。伤寒之所以会出六经，温病之所以要辨三焦，各有其特定的临床疾病背景，并非某个或某些医家聪明过人或心血来潮而思考出来的东西。

【结语】

以上的补遗有二个不同的层面，一个是从伤寒病证的层面，一个是从六经病证的层面，伤寒病证的层面仅限于伤于寒邪的概念范围，暂时还不涉及温病的内容。而六经病证的层面，则是对六经证治展开的更多补充。

在伤寒的概念范围内进行补充，是对整个伤寒病证而言，不是在六经的层面上，也不进入另立的温病领域，因为病性仍然属于寒，无法归纳到温病之中，但又不完全等同于《伤寒论》叙述的病证，比如我们现在一般受寒以后发生的伤风感冒或流感之类的，就称为小伤寒，相对属于比较轻浅之证。二感伤寒，表里皆寒，太阳表寒与太阴里湿相合，类似后来的藿香正气散证。阴证伤寒，与太少两感的麻黄细辛附子汤证类似，治疗用温补、温燥助阳散寒化湿，严重的用回阳救逆的姜附剂。伏气伤寒的提法，变通得厉害，强调了病情的严重和急遽，处理上和温法有涉，也许从疾病的角度离开本来的伤寒病更远些。

用正伤寒的提法，将《伤寒论》中间的六经证治接住，六经证治是《伤寒论》的精华部分。古代医家不管主观上的认识是否到位，一般不可能完全无视六经证治，或把六经证治另立到他处，总是体现出对传统的重视、承袭和敬畏，这是对的。但同时我们又必须看到，六经证治在这里已经发生了变化，按照临床的具体诊疗实际删繁就简，概括浓缩出来了，临床医家一般不按照原文的罗列做过多的解释。可见，临床医家和原文注家眼光确实有所不同，立场一变，对事物的认识和处理就会表现出明显的差别。

《伤寒指掌》对六经病证的归纳简明扼要，用六经总要述古、六经本病述古承旧，凸显出六经治法方药的主要脉络。同时旧瓶可以装新酒，用六经心得新法、六经并病新法拓展补充，大量接纳了温病临床的治疗经验，很好地沟通了古今，同时在合并病方面下功夫,极大地丰富了原来六经证治的方药。并病方面提出的新法有十多种,如太阳阳明、太阳少阳、太阳太阴、太阳少阴、太阳兼肺、阳明兼肺、阳明少阳、阳明太阴、阳明少阴、少阳太阴、少阳少阴、少阳厥阴等,都有相应的方药可以参考。另外根据临证的经验,以心得的方式,从六经的位置提出很多新的治法方药,其实是更多吸纳了温病临证用药的经验,如温病中卫气营血证治、心包证治、湿热证治等。很明显,这样一来就把六经证治的内容又细化扩充了不少。

《通俗伤寒论》的归纳更加简洁,对于六经证治以寒、热、寒热错杂分类,寒者热之、热者寒之,寒热错杂和之,直接从治法化简六经证治,倒也能够让人执简驭繁,左右逢源。《伤寒指掌》和《通俗伤寒论》的做法大同小异,前者比较正统,按部就班补充,后者变化较大。二者本质上都是对六经证治的扩张,让六经证治可以吸纳更多后世的方药。

今天我们回看清代医家对正伤寒的补充,能够体会到这样的做法是让原来在《伤寒论》中的六经证治走出《伤寒论》,目的是为了使六经可以应对更多临床上的问题。因为如果伤寒原来主要是一个病的话,尽管总结归纳出来的规律有着普遍的指导意义,但是作为具体治法方药仍然不免有所局限。因而这方面的补遗是有必要的,同时结合我们每个人的临证,本质上也都是在不断地在进行补充和扩展。

二、类伤寒(温病鉴别)

类伤寒或伤寒类证提法,容易理解。提醒这些病证与伤寒病类似,或者说与《伤寒论》所述的伤寒相类似,临证要注意鉴别诊断,作出区分。区分的目的主要不在于理论上的满足,而在于追求实际治疗中的效果,因为不同的病证在治法方药上会有较大的不同,各有其一般的证治规律。用这样的观点来看后世温病证治的内容就容易理解,即温病的医家其实是在临床上遇到了不同于伤寒的疾病,必须强调在治法方药上的特殊性,已经不能完全套用或固守六经病证原来的成方了,必须变通以应对,也可以说是事出无奈。

所以温病的另立,以今天的眼光看,是突出了疾病的鉴别诊断,具体的疾病(即便是疫病)在漫长的历史时空中不可能一成不变,这是问题的一个方面。另一方面,我们还应该认识到,温病证治的具体内容再怎么变化,仍然还是六经证治的框架之中,说到底也还是对六经证治的补充和扩展。

从整个外感热病的范围看,温病是处在类伤寒这个位置上,是从概念外延的角度对伤寒进行补充。对于这样的问题,如果看一下绍派伤寒的书容易懂,所以这里主要还是参照并整理了《通俗伤寒论》《伤寒指掌》中的方法与内容,并且由此再看现代温病学所做的归纳。

《伤寒指掌》中首列类伤寒,如冬温、春温、寒疫、热病、湿温、风温、霍乱、痉、湿痹、风湿、中暍、伤食、痰、脚气、内痈、虚烦、蓄血、黄耳、赤胸等,内容相对简略,不作展开。而在后面提到的伤寒类证(类伤寒)中,具体的罗列有风温、温热、瘟疫、暑证、湿证、湿温、霍乱、伏暑晚发、虚烦、痰证、痰饮、脚气、伤食、蓄血、痧秽等,其中的表述详略有所不同,有的体现了卫气营血不同阶段的证治,很多甚至已经有了现代内科分型证治的雏形。

类伤寒的内容,在《通俗伤寒论》中是以伤寒兼证的方式提出来的,归纳其中的罗列,大约有有 21 种,如风、湿、痧、疟、疫、风温、风湿、湿温、春温、热证、暑湿、伏暑、秋燥、冬温、大头、黄耳、赤膈、发斑、发狂、漏底、脱脚等。

以上的内容,意思已经到了,但是归纳则不免杂乱。如果删除一些次要的,那么主要的部分大体上和今天温病学中说列举的病证相仿。下面就风温、春温、暑温、湿温、暑湿、伏暑、秋燥、疫疹、大头瘟、烂喉痧、疫疹等 10 个病证做一个简单提要,更加详细的内容可以参看温病学相关的书籍。

1. 风温

本病是感受风热病邪而引起的急性外感热病,好发于春冬两季,发于冬季的又称冬温。发病的初期,多见肺卫表证,继则里热壅盛(肺热气分),后期则以肺胃阴伤为主。本病发病急,传变快,容易逆传心包,出现心包证(图 53)。

病初的肺卫表证,以发热,微恶风寒,咳嗽,口微渴,苔薄白,脉浮数等为主症。继而出现邪热壅肺等气分证候,见壮热,烦躁,多汗,口渴,咳喘等症。后期多表现为肺胃阴伤,见舌红,脉细,或有低热,咽干,失眠,大便干结,食欲不振等。邪在肺卫,宜辛凉宣解,以凉泄法驱邪外出;如邪传气分,则宜辛寒清热或苦寒攻下,用寒泻法直折阳明邪热;若见高热神昏,则为热入心包,宜清心开窍。至于本病后期,邪热已退而肺胃阴液未复,则治宜用甘寒之剂,清养肺胃之阴。

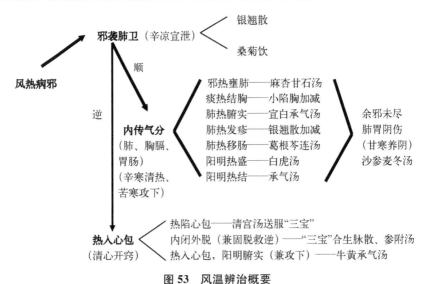

图 53　风温辨治概要

风温病名,在《伤寒论》原文中,作为误汗坏证提出:"若发汗已,身灼热者,名曰风温。"以后叶天士明确为春季的新感温病,陈平伯归纳称:"风温为病,春月与冬季居多,或恶风,或不恶风,必身热,咳嗽,烦渴。"春季乍暖还寒,呼吸道的感染临床多见,所谓"风温吸入,先伤太阴肺分。"从现代医学的角度,急性支气管炎、流感、大叶性肺炎等大体上都在风温的范围中。

按: 风温(冬温)可以和秋燥对看,发生的季节不同,疾病的过程比较简单,相对比较轻浅。今天考虑,主要是呼吸道的感染,发病多和受凉相关。初起有发热恶寒,所以一般属于新感温病。病情由表入里,由肺卫到阳明气分,严重的有心包症或厥脱症,较少见到热入营血的出血或斑疹等表现,治疗由辛凉到辛寒、苦寒攻下,最终以养阴清热生津收尾。

风温如果从六经九分法的角度看,起病于表,风热在肺卫,应该是在太阳凉泄越婢汤证的位置,内传气分,很明显是在阳明里热的位置,要用寒泻,有白虎、承气或者芩连山栀苦寒清热的选择。至于心包证仍然以阳明邪热为基础,后世所谓凉开,前提是清热泻火。如果见到肢冷厥脱,则又必须用少阴寒化的四逆姜附剂回阳救逆。由于一般高热以后津亏阴虚者多见,故晚期或恢复期以清热养阴为主。

从六经的框架看风温,风温主要补充了太阳表证和阳明里热这一块,突出了初起时的呼吸道症状,强调了一开始要重视对凉药的运用,始终走在肺胃,或清肺,或泻胃,如果邪热传入心包,必须及时运用清热开窍之剂,此又丰富了阳明的治法。这样一看,风温的走向相对简单,整个过程偏在太阳表热、阳明里热、少阴热化这条线路上。以此看类似的秋燥,大概也在这个范围中。

2. 春温

本病是发生在春季或冬春之交的急性外感热病。初起即可出现高热烦渴、舌红苔黄,甚则神昏、痉厥等里热炽盛的表现。本病起病急,病情重,变化快,故多认为是邪热内伏所致,而被视为伏邪温病的代表。初起即表现为热甚者为"伏邪自发",而略兼表证者为"新感引发"。

本病的治疗当以清泄里热为原则,同时应注意顾护阴液(图54)。热在气分,初起即宜苦寒清泄里热;热在营分,主以清营泄热,透邪外达;如兼有表证,在清热同时,佐以解表。如热盛动血,迫血妄行而见斑疹或出血,治宜清热凉血解毒;热盛动风者,治宜清热凉肝息风;热入心包者,治以清心开窍醒神;后期病入下焦,肝肾阴伤者,治宜滋养填补真阴。

从现代医学的角度,发生在春季或冬春之交的重型流感,流行性脑脊髓膜炎、病毒性脑炎、败血症等见有上述临床特点者大致在春温的范围中,显然不是一般的呼吸道的感染了。

同样发生在春季的温病,春温与风温有明显的不同。临证又用新感和伏气来区别初起发病的不同,以方便治疗。同样是里证,又须用气分和营分来把握疾病的轻重及预后,治疗上应当加重清热的力量,后期的肝肾阴虚又有别于风温的肺胃阴虚。毫无疑问,邪入心包、热盛动风在春温中也更加多见。

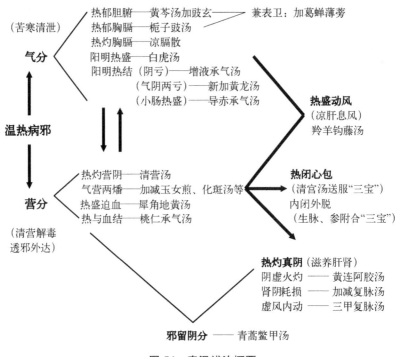

图 54　春温辨治概要

按:春温可以和暑温、伏暑对看,都在伏气温病的范围,提示发病急遽,来势凶猛,病情较危重,所谓由里及外,不循表里规则。起始就要用清热解毒药,径走阳明,注意及时兼投凉血、息风、开窍之剂。和暑邪相关者,应注意兼夹湿邪的问题,用药视病情偏在少阳还是太阴,权衡温燥之品的轻重,一旦化燥入阳明,则可放手重用寒凉剂。

春温的证治,扩充了阳明证治的方药。其实,阳明病也有本经自发的说法,此应该和伏气温病相当。阳明自发,来势比较凶猛,症情比较重,进展也相对快,因此治疗也要求出手快而狠,用大剂的清热解毒凉血药成为一般规矩。另外,热盛容易耗阴、容易动风、容易神昏,温病的很多重要的治法方药于此能够比较集中地体现。

春温如果从六经九分法的角度看,发病即见气分或营分见症,气分属阳明里热炽盛,营分是在气分基础上的深入,有时也称气营两燔。春温发病来势较猛,不经过太阳,而直走阳明,发病即见高烧,所以证治的基础是在阳明。从阳明扩展延伸出针对斑疹、出血的营血证治,同时必须注意高热多见的息风、开窍的处理。症情平稳以后,或清余热,或养阴液。春温、暑温、伏暑这一类温热性质的病证,和风温不同的是病初表证不明显,在阳明的应对中有很多讲究,内容庞大,收尾还是以少阴热化为主,养阴生津,并肃清余邪。

3. 暑温

本病是夏季感受暑热病邪所引起的急性外感热病。其特点是发病急骤,初起即见壮热、烦渴、汗多、脉洪大等阳明气分热盛的表现。本病传变迅速,病情较重,临床上容易出现闭窍动风和津伤气脱等危重症情。

暑温的治疗以清泄暑热为基本法则(图55),在病变初期,暑入阳明气分之时,宜辛寒清气,涤暑泄热;如暑伤气阴宜甘寒清热涤暑,益气养阴;若暑热已解,气阴欲脱,则宜用甘酸之品益气敛阴,酸苦之品泄热生津。张凤逵所说的"暑病首用辛凉,继用甘寒,再用酸泄酸敛",基本可以概括本病的治疗大法。若腑实已成,则当攻下腑实。暑热化火,生痰生风,则多内陷营血,导致闭窍、动风、动血之变,应分别采用清心开窍、化痰息风、凉血止血之法。暑温后期正气耗伤,治以益气养阴为主;余邪挟痰、挟瘀留滞络脉者,法当清除余邪,并同时化痰行瘀通络。

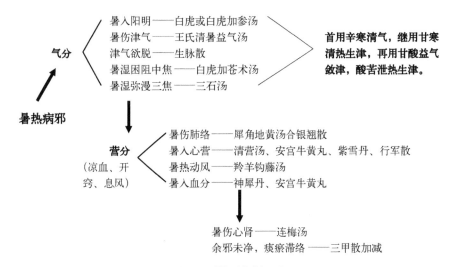

图 55 暑温辨治概要

暑温热盛则动风、动血,在整个病程中,内闭、外脱等危重之症也多见。治法则清热一以贯之,或凉血,或息风,或开窍。从现代医学的角度看,发生于夏季的流行性乙型脑炎,钩端螺旋体病、登革热,小儿夏季热等急性传染病及中暑大体与本病相当。

暑乃季节,温为邪热。由于《素问·热论》中有"凡病伤寒而成温者,先夏至日者为病温,后夏至日者为病暑"的说法,叶天士有"夏暑发自阳明"的说法。暑为热邪,本病的发生季节性明显,性质与春温大体相同,所以在处理上相类似处亦多,在六经证治中主要也是走在阳明的位置上。

4. 湿温

本病是感受湿热病邪所引起的急性外感热病。初起以身热不扬、恶寒头痛,身重肢倦,胸闷脘痞,苔腻脉缓为主要临床表现。起病较缓,病势缠绵,好发于雨湿较盛的夏秋季节。湿热病邪主要稽留于气分,以脾胃为主要病变部位;病变过程可湿热化燥伤阴,也可湿盛困阻伤阳。

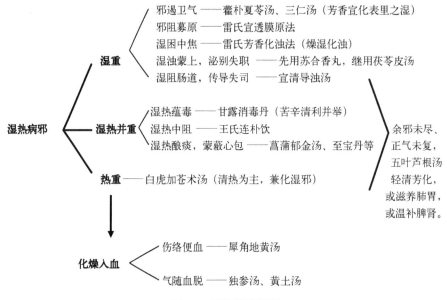

图 56 湿温辨治概要

湿温的治疗(图 56),总以分解湿热,使湿去热孤为原则,即要祛湿,又要清热,正如吴鞠通所说:"徒清热则湿不退,徒祛湿则热愈炽。"首先是针对湿邪而化湿,如湿郁上焦,以宣肺化湿为主;湿阻中焦,以苦温燥湿为主;湿留下焦者,以淡渗利湿为主。同时要针对热邪治以清热,如热在上焦者,轻清气热为主;热在中焦者,苦泄热邪为主,热在下焦者,苦寒通导为主。化湿与清热孰主孰次,应根据湿重于热或热重于湿的辨析以及病变阶段的不同来拟定,一般湿郁卫表者,当宣化透邪;湿热在气者,可清化湿热;湿热化燥入营者,应清营凉血。从现代医学的角度看,凡发生于夏秋季节的伤寒、副伤寒、钩端螺旋体病、沙门菌属感染(某些肠道病毒感染性疾病)以及其他一些以湿热证表现为主的感染性疾病,均可参考本病辨证治疗。

关于本病发生,如薛生白说:"太阴内伤,湿饮停聚,客邪再至,内外相引,故病湿热,此皆先有内伤,再感客邪。"湿温病由于其病邪性质的特异性,因此病机传变与一般温热为病有所不同。因湿为阴邪,其性重浊腻滞,与热相合,蕴蒸不化,胶着难解,故本病传变较一般温病缓慢,病程较长,往往缠绵难愈。

同样发生在夏季的热病,偏于湿热者以湿温命名。从外界看是雨湿偏盛,从内部看是脾虚湿滞,内湿外湿互相结合,故病湿温。其实,用湿字要表达的是病程的缠绵、消化道功能的障碍,也有医家径直以阳明和太阴来区别湿与热的偏胜。针对湿热,临证治疗比较讲究,细分有芳香宣透、苦温开泄、苦辛通降、淡渗利湿等法。亦即寒温并投、升降并调为常法,在没有完全热化时,当慎用苦寒。寒凉容易抑遏阳气,阳气不伸则湿邪难除。

按:湿温可以和暑湿对看,重点都落在了湿字上。病情一般比较缠绵,临床上以身热不扬、肢体困重、胸闷腹胀、恶心呕吐、便溏泄泻、舌苔厚腻、脉濡等表现多见,消化道症状比较明显,治疗忌过用苦寒压抑之品,应该始终注意阳气的通利透达。

湿温发于夏季,湿和热纠缠在一起。湿温如果从六经九分法的角度看,具体证治的主要位置在少阳,移动或偏太阴,或偏阳明。湿在太阴,热在阳明,湿热互结应该位于少阳,但具体证治与伤寒少阳还是有着明显的差别,即少阳是寒热往来,而湿热是身热不扬,少阳是胸胁苦满,湿热是胸脘痞闷。少阳是两边兼顾的做法,这直接影响到治法方药的定夺,换言之,偏在太阴者注意温燥,偏在阳明者多用清热,但是基本的立点是在少阳,最为典型的我们可以从小柴胡汤、半夏泻心汤想到达原饮及其以后的变化。

湿热居中,时有移动,辛开苦降的治法可以作为基本原则,随湿热的偏胜,可以向两边移动,但毕竟还是在六经证治的框架之中。温病更加注意运用通利的方法,或通大便,或利小便,使邪有出路,而少用或不用参枣草之类甘补,此又是和伤寒不同的地方,也是十分切合温热病证治的。暑湿的处理相对简单,甚至也可以由表入里或表里同病,也许和具体的疾病直接相关,展开的内容就不及湿温那么多。

5. 暑湿

本病是感受暑湿病邪,发生于夏季或夏秋之交的急性外感热病。暑湿病邪既有暑邪炎热酷烈、传变迅速的特点,又有湿邪重浊,易犯中焦或弥漫三焦,病势缠绵的特点。暑湿亦是暑病的一种,临床以暑热见症为主,同时伴有胸痞、身重、苔腻、脉濡等湿邪阻滞表现。

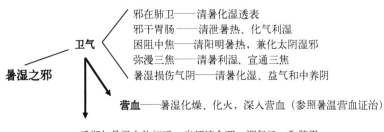

图 57　暑湿辨治概要

本病的治疗(图57)当以清暑泄热为主,兼以宣化湿邪。病初邪在肺卫,宜清暑化湿,透表祛邪。病至气分,如邪干胃肠,宜清泄暑热,化气利湿;困阻中焦,宜清阳明暑热,兼化太阴湿邪;弥漫三焦,宜清暑利湿,宣通三焦。若暑湿损伤气阴,则当清暑化湿,益气和中。一旦暑湿化燥化火而深入营血者,一般可参照可暑温营血证治。在暑湿后期,尚须清余邪、调气机、和脾胃。本病与暑温大体相近,暑温临床上热化者多,而暑湿偏湿者多。从现代医学的角度看,凡发于夏季或夏秋之交的上呼吸道感染、急性胃肠炎、钩端螺旋体病、夏季热及流行性乙型脑炎等病,可参考暑湿的具体证治。

6. 伏暑

本病是由郁伏于内的暑热或暑湿病邪所致,发生在秋冬季节的急性外感热病。本病初起即有高热、烦渴、脉数等里热症。感受暑湿为主的,还有脘痞、苔腻等暑湿郁蒸气分表现;感受暑热为主的,还有口干不甚渴饮、心烦、舌红等热扰心营表现。

本病发病急、病情重,暑湿在气分则往往病势缠绵。伏暑因其初起以里热证为主,所以属于伏气温病。在发病季节上又有迟早的不同,因而又有晚发、伏暑晚发、伏暑秋发、冬月伏暑等不同称呼。

伏暑的治疗(图58)以清泄里热为主,初起兼以解表。然里证有在气在营之分,若是气分兼表,则宜解表清暑化湿;若是营分兼表,则宜解表清营。如表邪已解而暑湿之邪郁于少阳气分,则宜清泄少阳,分消湿热。如湿热挟滞而郁于肠腑,则须苦辛通降导滞通便,以疏通其郁热湿滞之邪。若暑湿完全化燥而进入营血,出现邪闭心包,或热盛动血,或肝风内动等证,其治法即与一般邪入营血证治同。伏暑

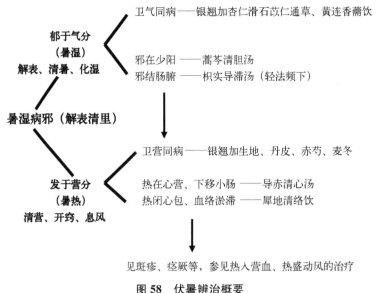

图 58　伏暑辨治概要

走在阳明,初起就见阳明里热之证,治疗当重用清热之剂。从现代医学的角度看,凡流行性感冒、流行性乙型脑炎、钩端螺旋体病、流行性出血热等发于秋冬季节的疾病,可参考伏暑的证治。

伏暑指夏暑受邪,蕴伏至秋冬才发病者。伏暑病名,类似的表述,还有"伏暑秋发"、"冬月伏暑"等称呼。一般而言,秋季当燥,冬令主寒,在秋冬季节而见偏湿或偏热之象,所以用伏暑来解释更加妥当。由于起病急遽,本病归在伏气温病的范围之中,临证时根据偏于热和湿的不同而遣方用药,大法与暑温和湿温的证治大体相同。

7. 秋燥

本病是秋季感受燥热病邪所引起的外感热病。初起病在肺卫时即有咽干、鼻燥、咳嗽少痰、皮肤干燥等津液干燥表现为其特征。本病多发生在秋季,病情大多比较轻浅,除极少数可以传入肝肾者外,一般传变入里而重笃者较少,病程亦短,容易痊愈。

疾病初起邪在肺卫,以辛凉甘润为先。病至中期,病邪已进入气分,燥热已炽,津伤尤甚,宜清热养阴兼施,即在泻肺、清胃、通腑之时,注重养阴增液。少数因燥热化火,内陷营血者,治宜清营凉血,此时与其他温邪深入营血病证的治疗基本相同。其邪热如深入下焦,耗伤肝肾之阴,病属后期(末期),须滋培真阴。燥热为患,最易消耗津液,故治疗以滋润为原则,一般首用辛凉,继用甘凉,而忌用苦燥。所谓"上燥治气,中燥增液,下燥治血,"大体可以概括秋燥初中末三期的治疗方法(图59)。

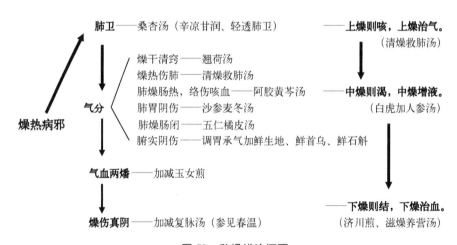

图59 秋燥辨治概要

秋燥走在太阳(热)和阳明,和风温相近,但有明显的季节不同,所以润燥贯穿始终。秋季干燥,初秋温热,深秋寒凉,因为是温病,所以一般凉燥被排除在外。本病在整个温病中属于病情较轻者,病程短,传变少,晚期也只是多见肺胃阴伤。此又有些类同于风温,都是以呼吸道感染为主,只是本病临证燥热之象明显,故治疗中除了清热之外,甘寒滋润贯穿始终。从现代医学的角度看,凡发生于秋季的上呼吸道感染、急性支气管炎、大叶性肺炎等疾病,可参考秋燥的具体证治。

8. 大头瘟

本病是感受风热时毒而引起,以头面焮赤肿痛为特征的急性热病。该病多发于冬春之季,起病急而变化较快,初起即见憎寒壮热,头面或咽喉红肿热痛,有相当的传染性和流行性。本病的治法以疏风清热,解毒消肿为主。如邪偏卫表,宜疏风透邪,兼以解毒消肿;若毒壅肺胃则宜清热解毒为主;如局部红肿严重,又当以解毒消肿为主。此外也可配合外敷清热解毒、行瘀止痛的方药,以增强临床的疗效。

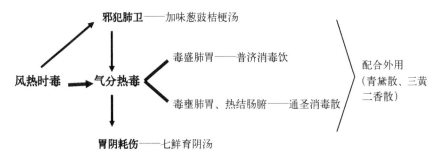

图 60 大头瘟辨治概要

大头瘟的表现有独到之处,疾病的进展也有一定的规律,治疗重在清热解毒。过去所谓的大头瘟,或大头病、大头风、虾蟆瘟、大头天行、大头伤寒等,现在一般习惯用颜面丹毒和流行性腮腺炎等来对应了。中医注重临床见症的观察,偏向于根据表现特点来表述病名,所以我们不应忽略,历史上肆虐过的鼠疫,曾经也是以大头来称呼的。由于临证所见局部的红肿热痛明显,所以归因于温毒、热毒、邪毒,这也容易理解的。在治疗上清热解毒消肿,相对其他病证较为简略,主要用普济消毒饮加减,患部外用敷药,或配合其他疗法。

按:大头天行、大头伤寒,憎寒壮热、身重,头面肿大(耳前后肿),目不能开,或咽喉不利,普济消毒饮最妙,不宜峻药,恐上热未除,中寒复起,其死尤速。不速治十死八九。这是古书中的记载。《伤寒指掌》还指出:"岁荒普患者,不宜峻剂,宜扶正祛邪、调理脾胃为主。有已汗而热不解、身责责汗出、右关脉大无力、舌苔白嫩、四肢倦怠者,此中气虚弱,汗后虚热也,补中益气汤主之。"我们注意其他相关的表示,如虾蟆瘟、疙瘩瘟、捻颈瘟、鸬鹚瘟、瓜瓤瘟、杨梅瘟、绞肠瘟、软脚瘟等。这些应该联系鼠疫来思考理解,而不是现今一般的腮腺炎或颜面丹毒的问题,尽管普济消毒饮以及其他相关的清热解毒方剂可以运用于这些疾病的证治。

《通俗伤寒论》中"伤寒兼证"有"大头伤寒"一节,有大头天行病、大头风、大头伤寒、大头瘟,因感受时毒而发,提出法当内外并治,治之速,十全八九,不速治,十死八九,内治益辛凉发散、宣气解毒为主,局部针刺放血和药物外敷。徐荣斋在按语中提出,治疗应该注重病因和证候,而不必在三阳、厥阴中兜圈子,但是将金元时期的大头伤寒、大头天行,大头瘟对应于头面部丹毒,仍然留下疑问。因为我们只看到头面部的肿大不够,还有局部淋巴结的肿大、咽喉不利等。《外科正宗》中专门有"时毒论",指出是天行时气之病,劳役凶荒,沿门传染,严重的项以上俱肿,光如水色,双目合缝,唇如猪形,口角流涎,肿不消溃,声音不出,饮食不入,咽喉肿闭,牙关紧闭,破流臭水,秽气连绵不绝。指出饥年时毒流行传染者,忌用攻发,当和解,宜养正气。这样描述的临床见症,显然不是一般所谓的颜面丹毒或急性腮腺炎了。

大头瘟如果从六经九分法的角度看,位置无疑主要在阳明。邪毒时行,众人染病,高烧不退,局部症状明显,以重剂清热解毒泻火,只怕力量不够。大头瘟来势凶猛,死亡率高,和一般的温热、湿热等病证的走向不同,有它疾病背景的原因。甚至可以说辨证论治,调整状态的方法,解决不了问题,而必须寻找专病专方,考虑有无针对疾病的特效方法,就像吴又可所说的一病一气一方的应对。这么严重的病证,看整个证治框图,反而显得相对单一,治疗也许束手无策,方药也苍白无力,背后的原因值得思索。

9. 烂喉痧

本病是感受温热时毒而引起的,以咽喉肿痛糜烂、肌肤丹痧密布为特征的急性热病。该病多发于冬春两季,且具有较强的传染性,易引起流行,故又名"疫喉痧"。本病的治疗(图61)重在清泄热毒,即初期邪在肺卫,治宜辛凉清解;病邪传里后,热极化火,治宜清火解毒;如见阳明腑实者可用苦寒攻下以泄热;热毒陷入营血者,宜清营凉血;若气营(血)两燔者,宜清气凉营(血)并施。后期宜清热育阴。

烂喉痧的病名,针对性更强,注重了临床表现的特殊。现在讲的猩红热,由于临证见有发热、咽喉肿痛糜烂、肌肤丹痧密布,故一般认为与烂喉痧相近,清代的《疫痧草》、《疫喉浅论》,可以看作论治本病的专著。本病热毒炽盛的表现外在可见,也是局部症状明显,故治疗要求清热解毒一以贯之,变化无多,所谓清透、清化、清下、清养等等,辛温之品多在禁例。

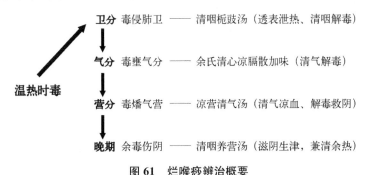

图 61　烂喉痧辨治概要

10. 疫疹

本病是由疫疠毒邪所致,以肌肤发生斑疹为特征的急性热病。本病发病急,传变快,临床见症以壮热、肌肤斑疹为主,同时伴有各种出血的症状。疫疹是温疫中一类病证,其发病有一定的季节性,同时具有较强的传染性和流行性。

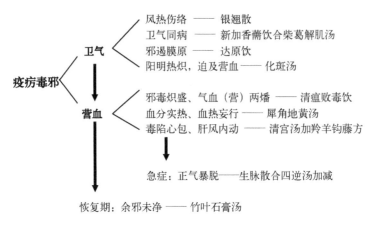

图 62　疫疹辨治概要

疫疹的治疗(图62)总的应该清热透疹、凉血化斑。疾病初起,风热伤络宜疏散风热、宣肺透疹;若暑热阻遏卫气,宜清暑化湿,透疹凉斑。若邪伏膜原,宜疏利透达,辟秽化浊;若阳明热炽、迫于营血者,宜清胃解毒,凉血化斑;疫疹极期见气营(血)两燔,宜清气凉营,解毒化斑;若血热妄行宜清热解毒,凉血止血;若毒陷心包者,宜清心开窍,凉血解毒;若正气暴脱宜益气固脱,回阳救逆。疫疹后期肺胃阴伤者宜滋养肺胃之阴;若肝盛阴伤者宜滋补肝肾;若余邪未净、气阴两伤者宜清泄余热、益气生津。疫疹走在阳明,但有别于阳明的经证和腑证,症情更加重,温病中用气血两燔来表述。

《金匮要略》中有阴阳毒证治,与当今认识到的具有发斑、出血、身痛等临床表现的疫疹十分相似。原文描述过于简略,出方仅升麻鳖甲汤。从阴阳(寒热虚实)的角度对发斑性热病进行把握是一种方法,而温病中更加注重于阶段性的变化,注重斑和疹的不同,并且积累了更多的用药经验,相对更加细致和深入。根据疫疹的临床特征,从现代医学的角度看,凡登革热、斑疹伤寒、流行性出血热等均可参照本病的证治。

　　按:疫疠初起,辛凉解散,次则和解解毒,必里证全具,方可攻下。当分天时寒暄燥湿,病者虚实劳逸,因证制宜,不可执泥。如久旱天时多燥,热疫流行,宜清火解毒,忌用燥剂。天久淫雨,湿令大行,脾土受伤,民多寒疫,或兼泻痢,宜渗湿和脾,忌用润剂。《伤寒指掌》指出:"春应暖而反寒,夏应热而反凉,感此非时之寒为寒疫。宜太无神术散加羌活、紫苏温散之,或藿香正气散加减,亦可从正伤寒治。

秋应凉而反热,冬宜寒而反温,感此非时之暖为温疫。宜用犀角、连翘、黄芩、薄荷、银花、牛蒡之类清解之,宜从温热证治之。"现行的温病教材上分为燥热疫、湿热疫,治疗有偏寒偏热的不同,再加上少阳寒热兼顾的方法,比较全面。

传染病中以出现斑疹为特征者,并非少数,这类疾病在斑疹未见(或初现)时,当从卫分或气分论治,而只要斑疹一出,即为热入营血的明证,治当清热凉血无疑,但又须注意透发,时时顾护机体自身对病邪的抵抗。

疫疹如果从六经九分法的角度看,初起可以在太阳或少阳,或太阳阳明,或太阳少阳,等到高烧同时斑疹出现,主要位置在阳明了,严重的伴见心包证、肝风证。从整个证治过程看,有银翘散、达原饮、化斑汤、清瘟败毒饮、犀角地黄汤,也有四逆汤或竹叶石膏汤,具体证治涉及六经的面比较广。

【结语】

以上用最为简约的表达,把温病具体病证的临床证治做了提要,借助于图表的方式也是为了达到简单明快、脉络清楚的效果,临床的现实不可能这么绝对,一是一,二是二。那么我们应该注意的是,每个病证图示出来的卫气营血证治的走向以及偏重,都会有所不同。作为温病证治的普遍规律,卫气营血、三焦辨证已经有了基本的总结,这是相对抽象的,是个原则性的东西。每个病证又有自己的卫气营血证治的规律,这还是相对抽象和原则性的,落实到每个患者才是具体生动的,我们会判断该患者大体在什么位置,应该如何处理。如果我们把眼界再打开一点,是否有这样的感觉,即每个病证的卫气营血证治后面,有一个总的卫气营血规律,在总的卫气营血证治后面,有一个六经证治规律。道理有大道理、小道理,大道理管小道理。规律也有基本规律和变通了的规律,事物再怎么变化,基本规律总是违反不了的。这样认识的话,伤寒原来应该是和风温等病证处在一个位置上,六经病证提示的是一个处理和把握的方法,卫气营血、三焦辨证和它在一个层面,也可以说是被包括在六经证治的规律之中。具备了这样的认识以后,我们就容易理解为什么伤寒以后还会有温病,六经之外还会有卫气营血和三焦。至于为什么出在伤寒的六经能够包容一切而成为基础,这就必须换个角度思考,请读者参看其他章节的内容。

以上的补遗是从伤寒病证的层面,但是角度切换到温热的方向了。即伤寒、六经前面已经有了既定的东西,现在要努力的是温热方面扩充的内容。如果把伤寒限于冬季,那么很明显,展开的面一下子会很宽,春夏秋常见的疾病种类不是用几个病名可以收住的。所以后来温病临床的内容相对比较纷乱,由于疾病的特殊,以至于必须另立出卫气营血或三焦证治的规律和方法,最终给人们造成了"脱却伤寒,辨证温病"的感觉。

类伤寒的提法,比伤寒兼证更加明确,不容易造成误解。把后世发展出来的温病证治这块内容放在这里,比较贴切,从具体病证这个角度看,温病的各种具体病名也是完全可以和伤寒并立的。这些病证都有一定各自相对的独立性,在临床的诊疗过程中也多少带有各自的规律。后世医家用温病或类伤寒这个框架归纳,然后用卫气营血和三焦辨证的方法提示其中的一般规律,用六淫之邪强调病因,称呼病名,同时用新感伏气或者肺系胃系再做区别。

和伤寒这个病证比较,可见温病(包括温疫)中间的病证临床应对相对要简单些。后世温病临证中虽然也有专著《温疫论》、专论《温热论》、专书《温病条辨》等出现,但是临床诊疗涉及的面显然不能和《伤寒杂病论》同日而语,这也就是为什么《伤寒论》能够成为临床基础,而《温疫论》则不能的道理。温病的证治体系或框架,和伤寒六经证治不在一个层面上,关键在背后左右事实的决定因素是具体的疾病,如果能够想清楚这个问题,对伤寒温病的内容理解就容易一致了。

我们不妨看一下《感症宝筏》伤寒类证药方:败毒散、藿香正气散、普济消毒饮、达原饮、举斑汤、三消饮、生犀饮、双解散、清热解毒汤、人中黄丸、人中黄散、苍术白虎汤、牛黄清心丸、至宝丹、黄连香薷解毒汤、六和汤、麻杏薏甘汤、防己黄芪汤、胃苓汤、桂枝附子汤、大羌活汤、桂苓甘露饮、导痰汤等。显然,这些治法方药基本上都靠在后世温病的临证上了。

要真正理解和把握住温病这部分内容,还要充分注意到历史上医家活动的时空变化,汉末张仲景在中原地区,金元医家主要也在中原地区,而到了明清,特别是清代,江南地区的医家崛起,他们的实践和经验成为主流,因此对汉末魏晋隋唐的医学进行补充扩展,改造活用,也是势在必行,顺理成章的事情。他们另立的一套方法适合他们的临证,使用简便快捷,只是我们后人应该把问题看透,而不要仅仅停留在事物的表面。

对温病的不同病证从现代疾病的角度进行把握,有一定的参考价值,但也不能绝对化,就像我们可以大体说伤寒病证类似于出血热一样,只能是一个大致的范围和方向,充其量仍然是一种粗浅的判断。但是这样的认识作为线索,将有助于我们的思考和理解。在具体的对应上,人们因为不可能身临其境地了解古代的临床实际,凭主观臆测往往差距较大,比如金元时期所提到的伤寒大头、大头瘟、虾蟆瘟等应该大体与鼠疫相当,而我们现在习惯上往往对应于颜面丹毒和腮腺炎了。

从外感热病的范围看,真正从疾病的角度对伤寒进行补充的应该是温病,温病的这些病名应该和《伤寒论》的伤寒是并立的,如果把伤寒概念扩展成整个热病,那么可以包罗温病了,同时也必须包括汉末具体实在的伤寒病。在热病的范围内,金匮杂病还谈不上病的概念,只是并发症而已。后世医家将错就错,把很多慢性病证放到杂病(《金匮要略》)中间了。我们今天离开了历史上事物原来的位置,一切从后来的想当然出发,就会感觉到事物之间的矛盾,相互的抵触。

附：关于热病临床诊疗的进展与四分格局

1. 热病临床的历史进展

作为中医临床的基础,经典读物以《伤寒论》《金匮要略》为主,然后延伸到后世的温病,温病的医家医著就精彩纷呈,举不胜举了。很明显,临床的基础奠定于二千年前的热病诊疗实践。所以,对中医临床证治原理的理解和基本规律的把握,有必要从历史上的热病临床开始,抓住根本,其余的问题迎刃而解。

以下为了便于理解,试用图表的方式,并且借用外感热病(温病)中关于主要流派的提法,从整个历史的走向,看看各自的关系如何。

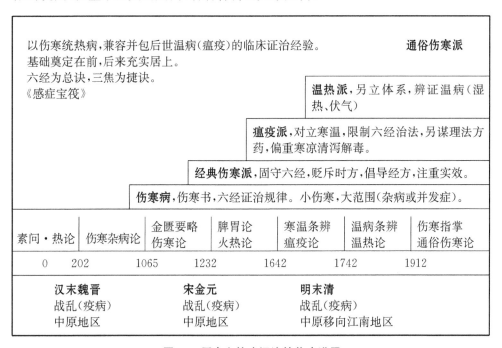

图63　历史上热病证治的临床进展

从以上的图示可以看出,热病证治的头在伤寒,尾还是伤寒,前者是个伤寒病,或者说是小伤寒(并非伤风感冒)的话,后者是个大伤寒,泛指所有热病,已经包容了温病以及瘟疫中的相关内容,可以称为随俗应变的伤寒了。抓住两头,带动中间,伤寒作为一条线,贯穿始终,中间的经典伤寒也好,瘟疫或温热学派也好,出于当时的实际,都是有所偏颇的,但毕竟都是在伤寒六经证治中的动作。伤寒病的六经证治是基础,最后出来的通俗伤寒提供了临床应对的基本框架,已经不限于六经原来的内容了。也可以说,只有后人才有可能具备这样的能力,可谓集大成了。习惯上提的温病学派,以叶天士、吴鞠通为主流,其实叶吴还无法代表温病的全部,我们如果有了整体观察的眼光和把握的能力,很清楚卫气营血和三焦辨证也只是其中的一部分内容而已。

2. 热病证治内容的四分法

热病的证治是中医临床形成和发展的基础,热病的临床走过的路程漫长,在时空的不断变化中,热病证治的内容又相当纷乱复杂。为了对事物表述的简便,一般我们会把外感热病的证治分为伤寒和温病两大块,分别用六经辨证和卫气营血、三焦辨证进行规范。所以寒温的并立成为现今外感热病证治的常识。金匮杂病则似乎更加偏离了热病,另立出一个内伤杂病的范围,用脏腑经络辨证。

伤寒的诊疗是热病证治的源头,成为后来众多医家自觉或不自觉地延伸补充的对象。所以想要全面地理解和把握热病证治的历史脉络,伤寒就是个基础,也是关键所在。无论你从事于临床治疗,或埋头于文献研究,如果能够在这方面下点功夫搞通,将来一定会倍觉方便。追源溯流,放开眼界来看热病的证治,拆除人为的障碍,这样才能够比较全面而且准确地理解热病的历史进展,有利于把握临床诊疗的基本原理和规律。

其实,如何做好伤寒和温病的统一,并非只在今天才受到关注,古人早已着手于这件事情了,并且可以说成效卓著,不过今人不太在意,无视罢了。这里主要依据《通俗伤寒论》《伤寒指掌》(《感症宝筏》)的内容,做一些简单的归纳整理和发挥,让我们来看看清代这些医家是如何沟通和融汇各方面的知识和经验的,是如何根据临床实际的变化而围绕伤寒做出相应调整的,这将会促进我们对事物的进一步理解。以下提出的四分法,将热病的证治内容分作四大块来理解。个人见解,仅供参考。

(1) 伤寒正治的六经病证:伤寒正治的正字,提示了伤寒在热病证治中不可动摇的正统地位,可以理解伤寒在其中的起始位置和主导作用,也可以理解六经证治是后来临床一切的基础,同时也方便理解和它相对的所谓类伤寒或伤寒类证的提法。宋以后,随着《伤寒论》的刊行,伤寒六经病证逐步深入人心,医家无论在临床诊疗中或著书立说时都无法回避这一问题。所以只要讲到热病证治,第一步必须对伤寒六经证治做出正确的理解和把握。

《伤寒指掌》提出:"凡感四时六淫之邪而病身热者,今人悉以伤寒名之。是伤寒者,热病之总名也。其因于寒者自是正病;若夫因暑、因湿、因燥、因风及因六淫之杂感,或因非时之戾气,发为风温、湿温、温病、寒疫等证,皆类伤寒耳。"紧接着作者又强调"伤寒正病绝少,类证尤多。"正伤寒和类伤寒相对,我们应该理解其中的缘由,因为时过境迁,临床的实际情况已经发生了相当大的变化,按图索骥,难以取效,更多的医家将目光移向所谓的类伤寒,据此也可以理解为什么后来会有温病学派的崛起。

正伤寒的提法出自《伤寒指要》,书中提到六经证治,也称六经本病证治,根据六经病证的方式展开,用"述古"的方法提要《伤寒论》中的主要治法方药,另立"新法"以接纳后来补充的常见方治,特别是温病的证治内容。《通俗伤寒论》则用大伤寒的概念来表述正统的六经证治,同时补充了小伤寒与两感伤寒、伏气伤寒、阴证伤寒,试图对伤寒的范围有所拓展。

我们可以注意到,因为俞根初和吴坤安都不采用原文诠释的方式著书,所以尽管书名中有伤寒二字,但他们还是被归纳到了温病学派中,作为一脉分支。然而,尽管他们的著述被归纳在了温病的范围之中,我们仍然可以看到,万变不离其宗,六经证治始终处在无法撼动的核心地位。今天我们必须理解,六经证治就是中医辨证论治的基本原理、普遍规律所在,基础在此,后来的一切出发点在此。

(2)伤寒杂病的兼症应对:伤寒杂病,最初是关联在一起的提法。伤寒杂病的杂字,提示在伤寒病或各种热病的过程中病情复杂,症状百出,也可以称呼为伤寒的兼变证、夹杂证。《伤寒杂病论》中的杂病依附于伤寒,大体类似于伤寒病程中常见的并发症,这样的认识使《金匮要略》的内容回到了最初的位置。在热病证治的过程中,面对随时可能出现的各种各样的并发症,要求医者及时作出相应的处理。至于在一个病的过程中究竟会出现什么样的并发症,有各种可能性,一般和具体的疾病直接相关,也和病人的体质以及治疗是否妥当等有关。并发症的治疗,有一般规律可以遵循,也有特殊之处必须注意。所以除了六经证治之外,后世瘟疫证治的另立,卫气营血和三焦辨证的补充也得以成立,同时也有专病专方应对的扩充。

我们不妨先看《金匮要略》中的杂病内容,罗列四十多种病证,尽管详略不一,但基本涉及到了一般的内科临床所见,涉及到了各个系统的病变。《伤寒指掌》中提出的伤寒变证主要有血证、痞证、结胸、下利、小便、斑疹、发黄、痉、狂、躁、悸、停饮、呕吐、噫嗳、呃逆、喘、奔豚、动气、战栗、筋惕肉瞤、循衣摸床撮空、百合、狐惑、阴阳毒等。《通俗伤寒论》中以夹证、坏证的方式归纳相关的内容,提出伤寒的夹证有湿、痰、饮、血、阴、哮、痞、痛、胀、泻、痢、疝、痨、临经、妊娠、产后等,伤寒的坏证有痉、厥、闭、脱等。用今天的眼光看,以上所谓的伤寒变证、夹证、坏证等类似于并发症,大体处于伤寒杂病的位置上。

我们还可以看一下《疫疹一得》,其中提出的"疫疹之症"竟然有 52 种之多,如头痛倾侧、骨节烦痛、腰如被杖、遍体炎炎、静躁不常、火扰不寐、周身如冰、四肢逆冷、筋抽脉惕、大渴不已、胃热不食、胸膈郁遏、昏闷无声、腹痛不已、筋肉瞤动、冷气上升、口秽喷人、满口如霜、咽喉肿痛、嘴唇燉肿、脸上燎泡、大头、疳腮、颈肿、耳后硬肿、嗒舌弄舌、红丝绕目、头汗如涌、咬牙、鼻衄涌泉、舌上珍珠、舌如铁甲、舌丁、舌长、舌衄、齿衄、谵语、呃逆、呕吐、似痢非痢、热注大肠、大便不通、大便下血、小便溺血、小便短缩如油、发狂、痰中带血、遗尿、喘嗽、发黄、循衣摸床、狐惑、战汗等。

显然,这样的列举过于繁杂琐碎,难免临证时抓不住要点。

必须注意,由于临床上病情的纷繁复杂、千变万化,往往不容易归纳完整,而且很难避免在陈述中的繁琐、模糊、重复。而且,这部分的内容在后世辗转变化,就有可能扩容补充,甚至逐渐脱离热病,成为杂病的专门论述。就如《伤寒杂病论》后来分为《伤寒论》和《金匮要略》,外感热病和内伤杂病开始并行不悖,似乎成了两个体系。以至于形成了伤寒要用六经辨证,而杂病必须脏腑经络辨证的说法,《金匮要略》的杂病甚至被看作了慢性疾病或疑难杂症的集大成。对事情的来龙去脉,如果我们不了解,真是失之毫厘,差之千里了。

(3) 伤寒类病的诊疗鉴别:伤寒类病的类字,强调在热病的临床上与伤寒相类似的病证必须加以区别,《伤寒论》中的"伤寒例"对此似乎已经有所涉及。可以说,寒温的并立和对立,最初起因于此。为了和伤寒区别,后来有温病学的形成,现代中医的温病学中间,温病主要的病名已经有所简约和规范,一般公认的如风温、春温、暑温、暑湿、湿温、秋燥、伏暑、霍乱、疫疹、大头瘟、烂喉痧、疟疾等。

类似于伤寒的病名,在古代医著中的表述要相对散漫些。《伤寒指掌》中首列类伤寒,提出冬温、春温、寒疫、热病、湿温、风温、霍乱、痉、湿痹、风湿、中暍;伤食、痰、脚气、内痈、虚烦、蓄血;黄耳、赤胸等,相对杂乱。在类伤寒与正伤寒的区别之后,归纳和论述伤寒的变证和类证,而类证相当于类伤寒,具体内容有风温、温热、瘟疫、暑证、湿证、湿温、霍乱、伏暑晚发、虚烦、痰证、痰饮、脚气、伤食、蓄血、痧秽等,注意瘟疫、脚气、蓄血等也被罗立其中。

类似伤寒的病证,在《通俗伤寒论》中是以伤寒的兼证提出来的,归纳罗列大约有 21 种,如风、湿、痧、疟、疫、风温、风湿、湿温、春温、热证、暑湿、伏暑、秋燥、冬温、大头、黄耳、赤膈、发斑、发狂、漏底、脱脚等。注意有些名称也只是指症状而已,并无深意。和《伤寒指掌》的内容比较,似乎相对规范些。

很明显,这部分的内容在《伤寒论》以后有了长足的发展,与伤寒相类似的要做出区别,也许这样的意思可以追溯得很远,甚至在《伤寒论》中这样的做法已经初露端倪,原文中有风温、温病的提法。但是真正能够作为一个专门的问题比较全面来展开的还是明清时期的医家,金元时期尽管已经有了这方面临证的经验,但还形不成相应的局面。古代医家对同一疾病,会从不同的角度强调,特别是临床所见的症状,今天我们应当注意合并同类项目。

这部分的内容现今更多地对应了现代病名,传染和感染的问题习惯上都划入温病的范围。论病名,好像有必要与伤寒进行鉴别,论治疗,其实它只是从六经这个根干上分出的枝杈。所以对事物必须要看两面,既要看到与伤寒区别的必要,又要看到不必与伤寒分得过分清楚。寒温的离合,体现了在不同疾病过程中的表现、机制、治疗都有一定的特殊之处,但不同之中总有着一定规律性的东西。

（4）伤寒瘥后的恢复调理：伤寒瘥后的"后"字，强调了伤寒病后恢复过程的漫长和重要，应该予以充分的重视，同时也提示大凡热病高峰以后都有一个恢复期调治的问题。《伤寒论》中用"差后劳复阴阳易"的专篇，强调了恢复期仍然应该谨慎应对，不可大意，既有药物对症的调治，也有饮食以及生活起居作息等方面必须注意的事项。

《伤寒指掌》中用"差后诸病新法"补充了热病后期应对的问题，主要跟着症状走，相对涉及的范围较广，如浮肿、昏沉、汗后头疼、额热、腹热、耳聋、语謇、不寐、咳嗽、盗汗、妄言、吐涎沫、下血、颐毒等，也有酒复、食复、劳复（气虚、阴虚）、色复、阴阳易的提法，另有调理和禁忌。《通俗伤寒论》中则用劳复、食复、房复、感复、怒复等的提法，相对比较简洁。《疫疹一得》中则辟有"差后二十症"，提到四肢浮肿、大便燥结、皮肤痛痒、半身不遂、食少不化、惊悸、怔忡、失音、郑声、喜唾、多言、遗精、恐惧、昏睡、自汗盗汗、心神不安、虚烦不寐、劳复、食复、阴阳易等。

由于伤寒的特殊，恢复期的问题从一开始就引人注目。整个热病恢复期的应对，要跟着疾病、体质以及具体见症走，其实也无非是症状、证候和疾病几个方面的问题。疾病已经大势所去，但人体正气尚未复元，所以处理上更多偏重于辨证和对症。只要运用传统的治法遣方用药，基础还是在六经证治，即便走到今天的临床，事实仍然如此。作为传染病的康复期，尽管疾病不同，调治的方法也会有所不一，但人体只是一个，始终未变。热病中的善后调理，这一问题再作延伸，就进入日常生活中的养生保健了。

以上将临床上的热病证治一分为四（图64～图65），辨证、对症、辨病以及瘥后，本文用伤寒正治、伤寒杂病、伤寒类病、伤寒瘥后来表述。这样，可以看出这样四大块的内容，基本上构成了整个临床诊疗的体系（图64～图67）。此也可以视为能够贯通古今临床的主要脉络，由伤寒延伸到温病，从中医张扬到西医，四个板块的内容始终不变。其中，辨证用六经病证的治法方药来表达，对症由杂病证治来扩展，辨病则靠后世温病各家的认识和经验来补充，瘥后调养的繁简不一，但原则不变，有注意事项，也有对症处理，成为热病恢复期的一般规矩。

热病证治的四大块内容，在《伤寒杂病论》中已见雏形，只是在后世的补充中会更加完善和清晰。用这样四分法的眼光看问题，相对就要方便得多。《伤寒论》中以六经证治为主，其实在"伤寒例"中已经涉及到病证鉴别，六经病证后面也有差后调治的问题，只是展开不多而已。《金匮要略》的杂病如果视为伤寒的补充，就容易理解后来的热病专著，即伤寒杂病如果看作是一回事的话，也就没有必要再分处了。

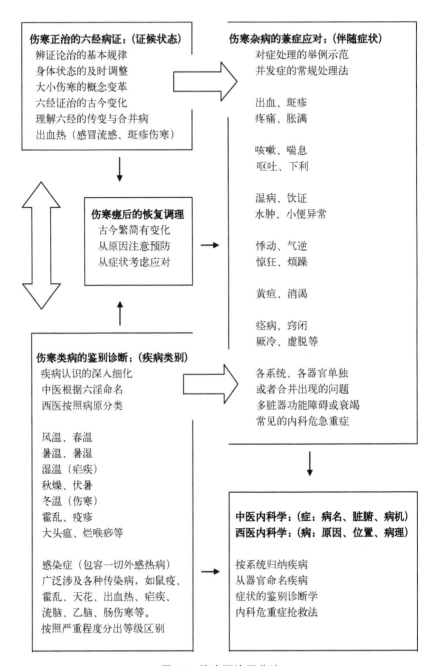

图 64　热病证治四分法

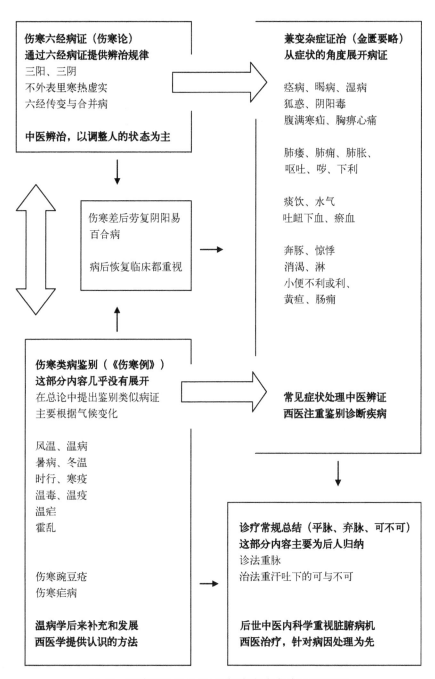

图65 热病证治四分法(最初伤寒病中的证治原形)

对热病证治的四分法定位,即用四位一体的方法看待热病的诊疗,作为中医临床基础的伤寒、金匮、温病,也就很方便找到各自的位置。从疾病的临床过程看,因为有差后,所以是四分法。如果从诊疗的内容看,也可以是辨证、辨病和对症,所谓三分法,差后则无足轻重。从基本的证治原理看,其实只是二分法,无非是证和病的问题,要注意人的状态调整和病的原因去除。只有看清了各部分内容的位置,才容易明白各自所能够起到的不同作用。确定了事物的基本位置以后,可以进一步剖析,层层打开,步步深入。比如伤寒六经证治的细化,由基本方到类变方,到加减方,可以补充大量后世的内容。伤寒病证的鉴别由温病的认识可以走到现代疾病的分类归纳。对于症状的把握还是要追究和依靠病和证的问题,所以本质上还是治病和辨证。

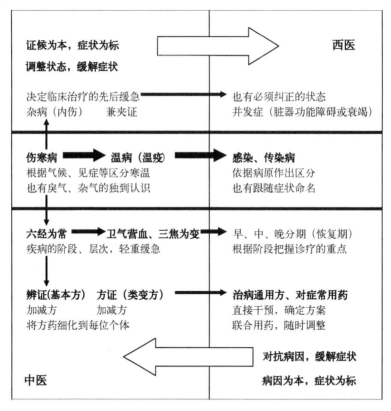

图 66　外感热病临床证治的源流与古今融通

最后,我们清楚地看到,构成中医临床基础学科的《伤寒论》、《金匮要略》、《温病学》,原来都是热病证治的内容,因为其中蕴含了临床治疗的一般原理和普遍规律,所以进而能够成为内科乃至临床各科的基础。用四分法看热病证治的内容,古今中西各方面的事情就相对容易沟通了(图 66)。

《伤寒例》中提到："伤寒为毒,最成杀厉之气,中而即病,名曰伤寒。""伤寒之病,多从风寒得之,始表中风寒,入里则不消矣,未有温覆当而不消散者。""伤寒之病,逐日浅深,以施方治。""搜采仲景旧论,录其神验者,以防世急。"

证候(由伤寒六经展开):		症状(由金匮杂病补充):
六经为常,三焦为变,脏腑为细化 六经病证(八纲辨证) 卫气营血、三焦病证 气血津液、病邪辨证 **现代临床状态(多脏器功能紊乱衰竭)** **辨证基本方(六经九分治法方药)**	⇔	痉、湿、暍、百合、狐惑、阴阳毒、消渴、淋、 腹满寒疝、肠痈、呕吐哕下利、奔豚、惊悸、 吐衄下血、痰饮咳嗽、水气、小便不利或利、 肺痿、肺痈、肺胀、胸痹心痛、黄汗、黄疸、 中风历节、血痹虚劳、肝着、肾著、脾约、 蛔虫、阴狐疝、脏躁、转胞、阴吹、瘀血、 蓄水、蓄血、结胸、痞证、热入血室、霍乱、 厥证、脏结等
⇕		
疾病(由温病证治扩展): 伤寒 温疫(寒疫、杂疫) 温病(暑病) 风温、春温、暑温、暑湿、湿温、 秋燥、伏暑、冬温、大头瘟、烂喉痧、 霍乱、疟病、豌豆疮等 **现代疾病分类(病因或器官、系统)** **治病通用方(专病专方、协定处方)**		发热、恶寒、寒战、肢冷、 头痛、身痛、心悸、口渴、 烦躁、懊恼、谵语、不寐、 便秘、短气、眩晕、短气、 出汗异常、食欲异常等 **现代分析(疾病鉴别诊断,由检验手段帮助)** **对症常用药(病证症三位一体)**
	⇔	
治法方药(归纳的方法和角度不同,繁简不一): **传统按照治法归纳:常法、补要、化裁、综合(参考教材《中医临床经典概要》)** **六经九分法的表述:温散、温补、回阳、凉泄、寒泻、救阴、和营卫、调升降、顾寒热**		

图 67 对中医临床经典主要内容的重新思考与归纳

进一步思考伤寒、金匮、温病原来的位置以及后来的变化,有以上的结果,用图表的方式加以表示,也许眉目更加清楚。作为参考,有助于古今的融会贯通。从图67可以看出,中医尽管有伤寒、温病之分,其实是走在一起的,寒温互为一体,都是在辨证的位置上,虽然也已经有了疾病鉴别的端倪,当然最终还是西医来完成的。同时可以看到金匮杂病的位置,其实这些病证只是并发症的应对,这个问题到温病、到现代疾病都是一样的。

中医的治疗,六经和卫气营血、三焦都只是一个框架和方向,是个出发,在临床上必须进一步细化,由基本方到类变方,再到加减方,经方时方可以打通,不必过分偏执。对症处理,所谓杂病证治,仍然以六经或卫气营血、三焦为基础,方证的类变、加减之外,又必须考虑药物的效应,既不违反辨证的原则,又能充分取得临证的效果。治病取效,尽管有了温病处理的便捷通道,中医在这方面无疑仍然是个短板。今天有了西医的知识以后,中医可以作进一步努力,研究治病的通用方和特效药。病证症和治法方药可以分开讲,但是一旦临证就是互有关联,难以分割的了。古今的临床其实也是不能绝然分割,取长补短,才能取得更好的疗效。

曾经编写过的《中医临床经典概要》教材的框架,是想用最简要的方式勾画出临床证治的脉络线条,主要是辨证、病证、症状、治法、方剂这样几块内容。辨证列出六经、卫气营血、三焦、脏腑经络,病证列出外感(伤寒温病)和内伤(金匮),方剂分为伤寒、金匮、温病三块约不到 100 张方。

认识总是在变化,现在回看,还是有不少问题。比如在辨证的方法上主次不分,强调六经证治的基础性好像并未到位。在病证的归纳中比较杂乱,六经病、卫气营血和三焦证和其他的一些兼变证列在一起,眉目不清。在症状的展开叙述上,将病证和症状分得太清楚,没有突出古代病和症的模糊。方剂的归纳没有完全打通,拘泥于伤寒、金匮、温病的本来格局,可能读者还是不知道如何变通。

3. 融伤寒金匮温病为一体,理解热病把握临床

把握历史上曾经的热病证治,是进一步深入认识和理解中医临床进展的前提。此处归纳和集中了作者的一些不太成熟的观点,只是为了交流,希望能够促进大家的思考,有利于学术的进一步发展。

(1) 中医临床证治规律的总结主要出自热病的诊疗实践:热病的季节性发作,病程的阶段性变化,在生活中或临床上不难观察和记载。热病的临床表现具有一定的规律性(共同点,如发热、中毒症状),发病后对人体内脏的影响也有相当的广泛性。所以在长期的实践中,既可能摸索到一般应对的方法(辨证论治),也可能了解和熟悉各种对症的应变方法,很多规律性的东西在热病的治疗经验中容易形成。对于热病证治的进展我有一个波峰式和阶段式的表述。

(2) 六经证治的框架主要出自伤寒病(出血热)的临床实际:六经证治的框架和临床的诊疗体系不可能靠一个人在书斋中冥思苦想而成,它必定出自临床的实践。医家和医著都出现于某个特定的历史时段,那么与其相应的必然会有一个特定的临床疾病背景。能够提供临床证治基本框架的这个疾病,轻了不行,重了也不行。由此根据《伤寒杂病论》原文的记载,参考至今已经具备的疾病知识,伤寒病大约可以和流行性出血热相对应。六经证治的框架,我用六经九分法来表述。

(3) 伤寒六经证治的奠基在前,各家流派的补充扩展在后:在古代临床尽管也能够对事物的因果关系做出推测,但是无法详细了解病原微生物,尽管也知道对邪毒要攻逐排除,但是缺乏针对性强的特效的手段。所以临床治疗的立点始终离不开辨证论治,也可以说治疗的重点主要在对人的状态的及时调整。尽管随着不同

疾病的表现,处理的重点会发生偏移,但是治法方药始终离不开辨证范围。认定伤寒六经证治以后,看后来其他的东西会十分方便,其实都是六经证治的延伸、细化,不会对立,没有突破,只是丰富,不可能再另立出其他的什么系统。

(4)经方中的诊疗体系是基础,后来的发展补充是延伸:提经方中的诊疗体系,我认为就不限于六经证治了,范围必须再放大,要看整个《伤寒杂病论》。这个诊疗系统以六经证治为基础,再扩大到并发症的处理,疾病的鉴别诊断,临床的对症应急处理等,甚至延伸到疾病恢复期的调治。这个体系,这个临床思路,贯通至今,我用热病证治四分法来表述。以此衡量,现代医学的进步都只是认识和方法上的补充和深入而已。

(5)辨证论治是对病人状态的判断和调整:必须充分理解中医的辨证论治,因为它充其量只是一种对于病人状态调整的方法,主要利用药物的性味功效(升降沉浮),来调整人体功能的过于高亢或低落,来达到一定的治疗目的。在这个过程中不可否认也许会产生对病原的直接作用,但是不占主流。基本上还是要依赖病人本身的应答机能反应来取效,也可以说对病原只是起到间接作用。如果病人的机体应答失灵,即告不治。

(6)辨病使治疗更加具有针对性:寒温后来的对立或者并立,也可以看作是临床辨病的发展,相对伤寒,温病会罗列出很多病名。如果没有后来西方医学的发展进步,治疗也许一直停留在辨证论治。不可否认,辨证论治是一种基本方法,有一定疗效,往往以病原厉害的程度、病人机体应答的强弱为转移。有了病原的认识及相应的特殊方法以后,辨证论治有时可以居后,甚至可以无视。但是事物不能绝对化,辨证和辨病互相并不排斥,在很多场合哪怕清楚了疾病,处理上仍然必须以调整状态为先。

(7)对症处理以辨证辨病为前提:对主要症状的及时缓解也是临证时必须考虑的问题,各种必要的应对措施,临床医生也会十分熟悉。西医强调审因,中医着重辨证,这应该是对症处理的基础和前提。由于病因治疗和状态调整到临床效果的出现有一个或快或慢的过程,所以对症的处理也是十分必要,特别是某些症状严重影响到患者的生存质量时,对症有时也是无奈之举。

(8)伤寒温病不应该并立:这里的寒温,指伤寒和温病。中医临证的奠基在汉末魏晋,证治框架和诊疗体系体现在《伤寒杂病论》中已经基本成熟,以后补充完善的只是具体的治法方药,框架和体系并没有本质上的突破。我们对历史上临床治疗的进展必须分清主次先后,金元以及温病的流派学说不应该与伤寒六经证治对立或并立。有人将温病的卫气营血和三焦证治张扬过分,提出外感热病的证治体系到明清才趋于成熟形成体系,主要是没有看清楚伤寒六经的证治框架和经方中的诊疗体系,以至于认识上造成混乱。表面上看寒温并立,各占一半,似乎顺理成章,其实这样的认识停留在表面,并没有抓住事物的本质。

（9）六经证治不能够另立：目前内科的临床的证治已经走细，但是不能忽略六经证治，这是根干、核心和基础。现在内科强调了脏腑辨证，习惯上都将六经辨证与卫气营血、三焦辨证作为外感病的应对方法置于一边，好像已经过时，而且伤寒六经和温病卫气营血的辨证又并立，在认识上陷入误区而难以自拔。中医的脏腑是一个认识和说理的工具，临证的治法方药全部要在脏腑的细微之处坐实，有一定的难处。临床上有用脏腑归纳病证的，也有用脏腑归纳治法方药的，现今更为普遍的则用脏腑证型归纳成辨证论治体系，作为基准来规范临床。努力形成脏腑的生理病理以及证治体系，以便和现代医学的解剖生理病理相对待。由此造成错觉，以为六经辨证已经过时，六经辨证成为另类，六经辨证对于临床也成了可有可无的东西。真是不知有汉，何论魏晋！

（10）辨证论治在内伤外感的证治中是一致的：伤寒是六经辨证，六经辨证用于外感热病。金匮是杂病，杂病用脏腑经络辨证。伤寒是外感热病，金匮是内伤杂病。外感是急性病，内伤是慢性病。如此概念化、标签化的表述占据着人们的头脑，而且根深蒂固。其实前人早就认识到了，不能治外感者，必不能治内伤。临床的治疗都是相通的，哪有如此绝然划分的呢？古人说：六经乃百病之六经。把握六经证治就能够执简驭繁。六经证治可以用来贯通历史上临证的内容（晋唐积累、金元争鸣、明清充实）。重新认识《伤寒杂病论》，理解杂病最初只是伤寒中的杂病。我们需要宏观视野，这将有助于把握整个中医。今天学习经方，也不应该只注意临证的一方一药，而必须注意到贯穿其中的整个诊疗体系。

（11）由热病证治四分法到整个临床的把握：从古至今，由伤寒到温病，直到今天的临床，整个内容用四分法来把握十分方便。伤寒六经走的是辨证，金匮杂病偏向于对症，温病扩展的是辨病。换一句话说，伤寒病是一个出发，六经辨证奠定了一个基本应对方法，提示了基本原理，提供了基本规律，成为中医临证治法方药的基础，杂病证治是伤寒病伴随症状的处理，方药有独到，基础仍然离不开六经辨证。温病的大块补充是从疾病鉴别的角度对伤寒的扩展，与伤寒并立的有各种不同的温病种类，从六经的角度补充了卫气营血和三焦辨证的方法。当然从症状的角度也有展开，但是不像伤寒和杂病分立了。最后热病的恢复期也必须正视，有各方面的注意事项，以及常见症状的应对措施。用这样四分法看热病证治，伤寒、金匮、温病，各就各位，眉目十分清楚。再以此来看今天的临床，主要脉络仍然如此，疾病、证候、症状，治法方药，认识有进展，方法有改进，基本的框架体系其实并没有变化。

附　录

一、思考《伤寒论》成书的疾病背景

几年前曾经读过付滨等的文章"从疾病演变史探'伤寒'原义",脑海中留下过深刻的印象。最近又一次拜读,又有收获,同时翻阅相关的资料,联想很多,越发感觉这个问题的重要,而在现实中对此加以关注的人并不多。好像"伤寒"是什么病并不重要,大多数人只把注意力放在对《伤寒论》原文的注释和发挥上,热衷于从理论上过度推敲,无限拔高。把《伤寒论》的六经病证原文完全看作是抽象的东西固然很好,各人的理解也是精致细密,各有所到,多少都能让人受到些启发。但这样做了好像总还是缺少些什么,让人感觉还不能完全释怀。于是,事情不得不回到它的原点,即《伤寒论》中所描述的"伤寒"究竟是什么疾病呢?

如果我们一旦搞清了"伤寒"原来是这样的疾病,即《伤寒论》成书的疾病背景,那么我们对原文的理解也许就会方便得多,很多问题都可以迎刃而解,同时也可以平息很多无谓的争论。用现代医学的知识来说明以往所经历过的临床实际,是否有点犯忌? 实在出于无奈,为了要在学术上搞清楚一些问题,有时不得不硬着头皮试试看。本着探讨和交流的目的,以下把我最近学习和思考得到的一些认识,稍加整理,算是与付滨的文章唱和,也希望能够引起大家对这一问题的注意和兴趣。

1. 必须了解现代医学对流行性出血热的认识

其实,现在大部分人对流行性出血热也许不那么了解了,而且都会把它轻轻放过。但是,为了深刻理解《伤寒论》,倒是十分有必要先熟悉一下这方面的现代知识,这是认识问题的前提。这样的知识只有今天才能得到,可以说这是前人所不可能具备的。由于现代知识的详尽,可以写出厚厚的一本书,而古代的记载比较简略和散乱,二者能否对应,也许是个问题,但作个对照还是可以的,应该会有助于思考。如果不联想,我们就只能永远停留在字面上,而无法深入到事物的本质。下面先将有关出血热的情况作一简单介绍。

流行性出血热,可以说是迄今为止临床上病情最重、表现最复杂(并发症 240

多种,与死亡相关因素 140 多种)的疾病,它的表现和治疗广泛涉及到临床各科。流行性出血热,世界上共有 15、16 种,是由某些不同种类的病毒所引起的一组病毒性疾病,病毒常由蚊、蜱、螨及其他昆虫和啮齿动物传播给人(传染源全球有 173 种,我国有 67 种)。该病在 1930 年以后被陆续报道,直到 1962 年才提出"流行性出血热"的病名,据说也有文献曾经记载了塔吉克斯坦在 12、13 世纪出现过该病的流行。世界卫生组织曾在 1980 年将该病命名为"肾病综合征出血热",以强调肾损害在病程中的严重性。

流行性出血热,也可以说是一组由病毒引起的严重的多系统损害的综合征(身体多个器官受影响),其特征是整个脉管系统受到破坏,身体调节能力受到损害,并多伴有出血。出血常因内脏器官、皮肤、黏膜的毛细血管受损而引起,出血本身有时对生命并无大碍。有些病毒引起的临床表现相对较轻,但许多病毒可以引起对生命有严重威胁甚至致命性的病变。流行性出血热以突起发热、肌肉关节疼痛、出血和休克特别是出血为特征。

引起流行性出血热的病毒,有多嗜细胞特性,可以直接侵害全身所有的器官和组织,1978 年被分离出来。在病理上可以造成全身广泛小血管的损害和血液循环的障碍,导致全身器官或组织的损害和功能障碍,出现广泛性的水肿、充血、出血,体腔内多数器官可见出血性坏死。临床的主症为发热、出血和肾损害(也可见脑、肺、心、胃肠、肝等脏器的损害),常见的表现可以分为流感型、胃肠型、急腹症型、肺型、脑型、肾型、肝损型、败血症型、类白血病型等。临床上可以并发休克、弥散性血管内凝血、肾功能衰竭、心功能衰竭、肝损害、肺水肿、脑水肿、脑炎或脑膜炎、腹膜炎、胃肠炎、胸腹腔积液、各种出血、高血容量综合征、酸碱和水电解质平衡紊乱等。病程一般为 10~14 天,常常容易误诊为流感、食物中毒、钩端螺旋体病、急腹症等。初次接触地容易呈现暴发感染,大多数病人 3~4 周恢复。恢复期多见全身疲软、食欲不振,头晕,尿频,多汗,肢麻,腰酸等。该病的流行地域主要在亚洲,我国是重疫区(占 90%),在新疆荒漠、欧亚北部及东北、朝鲜、俄罗斯等世界各地都有不同种类的出血热流行。一般以发生在冬春季多,8 年有一个高峰,罹患者以 20~40 岁从事野外作业(农林水利、军事)的壮年者多。

这里,还必须提一下新疆出血热。新疆出血热流行于春末夏初,一般暴发型在 7~9 天死亡,轻型则在 2 周后恢复,重症患者的中毒、出血严重,多死于休克和出血。该病的临床主要表现可以作如下归纳:① 全身中毒症状:突然畏寒,寒战,极度乏力,恶心呕吐,食欲不振(食欲下降与发热同时,其他如腹痛呕泻迟于发热,持续时间的长短不一),剧烈头痛,腰痛,周身疼痛等。3~5 天后中毒症状仍在,同时见到出血,有些患者呈昏睡状,神情淡漠,颜面颈部潮红。第 7 天起体温下降,中毒症状开始缓解;② 发热中毒症状:突起畏寒发热,多稽留热,也有弛张热或双峰热,一般 7~12 天,大量出血者体温降低或正常(低血压休克或循环衰竭),低血压一般出现在第 5 天；③ 充血出血症状：颜面颈胸潮红，眼结膜及咽部充血，早期可见鼻出血和口腔出血，鼻血可以一日数次，继而出现尿血、便血、呕血、子宫出血等，出血一般出现在发病后的第 3～4 天，部分病人出现黄疸；④ 中枢神经系统症状：烦躁、失眠、谵妄、昏睡、昏迷（出现率为 9%），出现这类表现提示预后较差。部分发生心功能衰竭、肾功能衰竭、肝功能衰竭、肺水肿、脑水肿（占死亡率的 70%）。该病整体上愈后较好，一般不会留下后遗症。

对于流行性出血热，今天我们可以认识的很细，这些都有现代临床资料，但是汉魏时期的具体情况实在缺乏详细可靠的资料，只能作些大概的推测，估计新疆出血热的可能性大，当然，此也仅仅是估计而已。本文的展开，则以流行性出血热为基础。

2. 古代文献中有关"伤寒"的描述

《内经》、《难经》中有"伤寒"的名称，当时呈散发，也许这种热病的发病季节和初始见症决定了"伤寒"的名称。当时的记载，伤寒的死亡皆在六七日间，而痊愈则在十日以上。仲景在"伤寒卒病论"序文中称："卒然遭邪风之气，婴非常之疾，患及祸至，而方震栗，降志屈节，钦望巫祝，告穷归天，束手受败"。据称建安年间人口的骤减，当不亚于后来横扫欧洲的鼠疫，可见医药的能力也是有限，人们更多的只能求神拜佛。

"伤寒例"中的有些基本观点我们必须加以注意：① 伤寒为毒，最成杀厉之气，中而即病；② 君子固密，不伤于寒。辛苦之人，春夏多温热病；③ 伤寒之病，逐日浅深，以施方治。一般认为《伤寒论》中的"伤寒例"以及后面的"可不可"由王叔和所为，可见王叔和仍然面临着疫病流行的局面，所以有必要对《伤寒论》进行编次，其增加的前后部分都是出于当时临床实际的需要。

《诸病源候论》中有"伤寒候"，同时并立在一起的有时气病、热病、温病、疫疬病。尽管区别分类如此，其实界限并不那么绝对，所以应该互参。伤寒候的内容最多，其中列有：呕哕、厥痉、结胸、发黄、衄血、阴阳毒、百合病、狐惑病、瘀血、毒攻眼等 77 候。时气候有时行伤寒、时行寒疫，温病诸候中提到人感乖戾之气而生病，则病气转相染易，乃至灭门，延及外人，有发斑、狂言、发黄、出血、小便不通等，热病与温病大体相仿。

另外，我们也可以从魏晋南北朝时期的一些方书中作一些了解，如当时流行的《小品方》、《范汪方》、《深师方》、《集验方》等书中，都专门有治疗伤寒病的诸方，涉及到与伤寒相关的发热、出血、呕哕、烦渴、咽痛、小便不利、狂语、匿疮、发斑、阴阳毒、百合病等，所出方药，有的与《伤寒论》同，有的则为《伤寒论》中所无。可以说，仲景以后伤寒的流行还没有完，而直到唐代，疫病才平息，所以孙思邈会感叹"江南诸师秘仲景要方不传"。

翻看相关的医籍，很明显宋以后对伤寒的直接记载减少，而更多的则是对《伤寒论》的研究了。

3. 从流行性出血热的临床证治看《伤寒论》

(1) 汉末魏晋流行性出血热肆虐的可能性：一种传染病的流行，必然有它一定的背景。所以，我们还有必要了解汉代的政治军事经济等方面的某些基本情况，如下几点应该加以注意：① 汉代与北方匈奴的战争没有停止过，军队出征，凯旋而归中原腹地，带回了大量的羊群等战利品，同时也有可能带回了疫病；② 匈奴降汉，牧区南移，变耕地为草场，疫区也有可能因此而扩展到了中原地区；③ 病原欺生，长期居住在中原地区的人们缺乏免疫，所以疫病的流行就相对容易发生；④ 北魏以后，匈奴西去，耕区逐渐恢复，疫病也随之消退。由此，后人竟然不知"伤寒"为何物，所以对《伤寒论》会信疑参半。

应该说，仲景之前就有伤寒，古今相传，称伤寒为难治之疾。一说伤寒是雅士之辞，天行、瘟疫是民间的称呼，《肘后备急方》中称："三名同一种耳"。当时只能从发病与节气的角度作出判断，其实，伤寒就是疫病，理论上区别的意义并不很大，因为在治疗上基本变化不大。所以可能针对的都是流行性出血热，只是一件事情的不同表述而已。但是实际中阳明与少阴、阴毒与阳毒的鉴别却很重要，因为治法方药不同。今天，我们才清楚地了解到流行性出血热属于自然疫源性疾病，其病原在自然界不依赖人类及人类活动而存在，人类只是偶然介入了这个循环之中，才得以感染致病，如鼠疫等也如此。

(2) 伤寒六经证治的内容与流行性出血热的临床实际大体相似：伤寒六经病证有明显的传变过程，即阶段性的进展移动，《素问·热论》中所谓"一日一经"的表述再明显不过了。而出血热的阶段性变化也十分明显，先后呈现出发热期、低血压休克期、少尿期、多尿期、恢复期的规律性走向。

流行性出血热的发热期往往有前驱症状，以感冒或消化道症状为主。发热的轻重与病情的轻重直接相关，发热达到 40°C 者低血压休克发生率 37%，38°C 以下者无休克。发热期可以和休克期、少尿期重叠。热退后或休克纠正后又见到发热，则以并发感染的可能性大。发热期也可以见到各脏器功能障碍的症状，神经系统的症状多见迟钝、淡漠、嗜睡，或表现为烦躁、谵妄等。

从流行性出血热的角度，可以把三阳病一起归入发热期。太阳、阳明、少阳把一个发热期区分为几种不同的表现，但三阳也有重叠，故有二阳、三阳合病、并病的称呼。发热以稽留热、弛张热（或双峰热）多见，开始见有头痛、身痛、腰痛，然后见到项背强或痉（脑水肿）、脉迟（相对缓脉）、黄疸（肝损害）、头痛、烦躁、失眠、谵妄（神经精神症状）、目中不了了、睛不和（结膜炎）、痞证（胃炎）、结胸（腹膜炎）、蓄血（便血）、尿血、衄血、阴道出血（热入血室）、肺出血、颅内出血等众多复杂表现。临床观察，腹痛的发生率在 $32\%\sim87\%$，主要由于腹腔血性积液。发热期的临床表现最错综复杂，所以在《伤寒论》中太阳和阳明病的内容最多。阳明病高热后，一般向愈者多,故原文有"万物归土,无所复传"的讲法。当然,出血、休克纠正后也有病情向愈者。治疗上一般以缓解症状为先,同时应该"观其脉证,知犯何逆,随证治之"。所以除了麻黄汤、桂枝汤、白虎汤、柴胡汤、理中丸、四逆汤等基本方之外,还必须有葛根汤、青龙汤、承气汤、陷胸汤、抵当汤、泻心汤、五苓散、十枣汤、建中汤、真武汤等备用。

太阴病以胃肠道症状为主,可见腹满,腹痛,呕吐,腹泻等(胃肠炎),此时全身的一般状况还可以,所以脉缓,肢温。关于治疗,原文强调"脏有寒故也,当温之,宜服四逆辈",临证用大黄、芍药都应该减量。如果小便自利,原文讲不能发黄,是指进入多尿期后一般向愈,不再会有肝损害的情况出现。

少阴病很明显是低血压休克期,少阴病则偏重在厥逆(休克或低血压,如脉微欲绝、手足逆冷等)。低血压休克的发生率一般在 5%～20%,最高可达 50%,多发生在疾病的第 4～7 天,最早出现在第 2～3 天,最迟在第 10 天,仍有发热,休克往往成为死因(病死率 40%～60%)。这种休克又叫作"血管损伤性血浆渗出性低血容量性休克"。低血压期要扩充血容量、调整血管张力、强心。在这个阶段死亡率高,如原文提到:吐利,躁烦,四逆者,死;下利,头眩,时时自冒者,死;脉不至,四逆,恶寒,身蜷,不烦而躁者,死等。通脉四逆汤证有里寒外热,尽管有面赤、不恶寒、下利、腹痛、呕吐、咽痛,但以脉微欲绝,四肢厥逆为急,故当急温。少阴病的治疗,强调脉微沉细数不可汗,尺脉弱涩不可下,手足厥冷不治,手足温可治。少尿期的治疗要利尿、通便,泻下可以减轻腹腔组织水肿和肾水肿,减少血容量,前提是休克状态已经纠正。少阴病有可能多尿,小便排出多,故引水自救,原文讲下焦虚寒,不能制水,故令色白。

厥阴病位于六经最后阶段,病机的特征为厥热胜复,也是发热与休克的交替,临证的处理实际是走在少阴和阳明,作为热病最后危重阶段的治疗,显然仅用乌梅丸搪塞是不行的。热深厥深,热微厥微,提示了发热和厥逆的相关。"四逆,厥不可下"是临证治疗的原则。四逆散证的四逆,则可以伴有咳、悸、小便不利、腹痛等,但这个四逆不重,并不一定是休克,正因为是流行性出血热,所以会有那么多的或有症。当然,"厥应下之"是事物的另一面,但也有前提,应该排除低血压休克,针对的是发热或有腹部症状,仅有轻度肢冷的情况,如用白虎汤的脉滑而厥。原文提到的脏厥当是严重的休克状态,脉微而厥,肤冷,躁无暂安时。而轻者如热少微厥,嘿嘿不欲饮食,烦躁,数日后小便利,欲得食,则疾病向愈。原文提到厥少热多者愈,手足温者生。厥多热少者病进,厥不还者死,脉不还者死等,都是指休克的危重状态。其实在厥阴病的阶段,仍然交错着发热、厥逆、腹满、下利、出血等情况。

流行性出血热的死亡原因,依次为休克、尿毒症、出血、肺水肿、继发感染、多器官功能衰竭、心衰、脑水肿。如果病初就见到低血容量则不能下,而要温,所以原文要强调先表后里的规矩,先用下法则容易导致休克。

少尿期为肾损害(障碍或衰竭)所致,见有尿毒症、出血、水电解质和酸碱平衡紊乱等,主要出现少尿或尿闭。一般出现在第5～8天,早的第3天,晚的第10天。一般出现越早提示病情越重,而且持续的时间与严重程度也成正比。临床多见小便不利(少尿)、眩(低血压,见恶心、厌食、呕逆、尿量减少)、小便自利(多尿)。进入多尿期,如果无意外,一般恢复顺利,可以渡过危险阶段而康复。少尿期也可见高血容量综合征,开始的大量渗出此时由于血管功能的恢复,又急速回流进血管,造成血容量骤增,而肾功能尚未恢复,又不能排出过多的水分。此时血压升高,可以并发充血性心力衰竭,肺水肿、脑水肿、高血压脑病和严重出血。在处理上可以用通利二便的方法来达到缓解的目的。

从流行性出血热的角度,将《伤寒论》六经病证的内容稍加整理,如消化系统(腹部)的症状可见结胸、痞证、懊憹、身黄、呕利、蓄血、卒中等;肾功能障碍的症状可见小便不利、小便难等;神经系统的症状可见痉、项背强、烦躁欲吐、头痛、嗜卧、直视、不识人、独语如见鬼状、喜忘、惊狂、语言难出、嘿嘿不欲食、循衣摸床等;各种出血的症状可见衄血、蓄血、热入血室、便血、下血、便脓血、唾脓血、咽痛(烂)等。从流行性出血热考虑,痉湿暍、百合狐惑阴阳毒等内容都容易理解了,甚至《金匮要略》中的很多病证其实都和"伤寒"有着密切的关联,只是当时无法认识,错把一个疾病看作了多种不同的疾病,如此而已。

作为治疗,在整个疾病的过程中,汗、吐、下、和、温、清、补的用法和适应证的掌握是个关键,所以除了六经的叙述以外,最后还列有"可不可"的归纳,特别是汗吐下治法要用得恰到好处,无过与不及。事实上临证往往把握不好,所以容易出现误治(其实有些病证不完全由误治造成)。今天有了对流行性出血热的全面认识,能够帮助理解,如汗法只用在初期无汗或有汗时。

综上所述,试作如下归纳,流行性出血热临床表现的特殊性决定了六经证治的普遍适用性,它的特殊体现在:① 病程有明显的阶段性,一般的过程为2周;② 对机体影响的广泛性,几乎所有的内脏均被累及;③ 临床见症的丰富多样,发热、出血、肾功能衰竭,各脏器的炎症、充血、水肿等;④ 病毒感染,无特效药物,只能辨证、对症,以调整机体状态为主;⑤ 有自愈倾向,死亡率不是很高(鼠疫在97%),使临证的观察、总结成为可能。设想一下,如果换成像鼠疫那样的烈性传染病,或者是一般流感那样的轻浅之证,那么可以说,再怎么总结也不会有六经病证的出现吧。当然,这里必须补充一句,本文提出伤寒与流行性出血热的相关,只是一个大体轮廓和主要线条,并不排除其他疾病同时发生的可能性,比如流感、鼠疫、斑疹伤寒、急性胃肠炎等等,也正是这样错综复杂的情况,才是临床面对的现实。

(3) 正是流行性出血热使伤寒六经证治具备了临证的普遍指导意义:有一个问题必须正视,即张仲景在当时并不具备全面总结外感热病证治规律的可能性。这话实在大逆不道,因为我们已经习惯了一般的定说和固定的思维。事实上,历史上任何医家都有局限,所以作为个人的经验都应该是具体的。姜春华说过,我们读《伤寒论》,不是读圣经。古代医家尚不具备总结整个热病证治规律的可能性,但是,这并不是说热病证治的规律在古代医家的实践中不可能有所反映。偶然中寓有必然,流行性出血热这一疾病的特殊性产生了六经证治方法的普遍性,从而使六经证治有可能成为临证治疗的基础。由于不了解真正的病因(哪怕真的了解了),因为缺乏针对性的有效疗法,所以只能随证治之,即治疗只能以及时调整病人的当下状态为目标,这也是临证的基本原则,临床上至今仍然如此。

研究历史必须以事实为基础,大凡历史事件都带有一定的偶然性,而偶然中又包含着某种必然的规律,医学的进步应该也是如此。还原历史的现实,回到临床的实践中,我们看到的人都是具体的,疾病也该如此,抽象拔高往往是后人所为。所以,我们是否应该有二个《伤寒论》,一个是在具体的疾病证治中形成的《伤寒论》,一个是反过来具有指导所有疾病证治价值的以六经辨证治法方药体系为基础的《伤寒论》,二者紧密相关,但又有不同。看清楚这一点很重要,也很有意思。作为狭义伤寒研究,必须注意原文的具体描述,将大多数文字落到实处,而不必作过多的无限的发挥。对狭义伤寒的认定,可以免去许多无谓的争论,可以冰释很多疑团。作为广义伤寒被推广(疾病的证治原则、规律),强调基本原理的普遍适用,已经不同于流行性出血热的具体证治规律了,所以作为整个《伤寒论》的研究,应该抓大放小,整体把握住抽象出来的规律、原则、框架即可。

(4) 从时代的疾病流行背景理解热病证治中的寒温变化:伤寒六经证治体系形成以后,特别是在宋代《伤寒论》校订刊行以后,《伤寒论》受到了普遍的重视,但医家对《伤寒论》的态度却褒贬不一。褒者着眼于其中的普遍规律,到清代有"六经乃百病之六经"、"以六经钤百病"等的认识。贬者看到的仅是具体的疾病传变顺序和治法方药,从金元开始,提出"古方今病不相能",努力"脱却伤寒,辨证温病"。到了明清时代进而有瘟疫、温热、湿热等的强调,形成卫气营血和三焦辨证等方法,在热病证治中形成了明显的寒温对垒。有趣的是,流行性出血热的证治孕育出了六经证治的方法,到了现代,对流行性出血热大家反而比较习惯用卫气营血辨证来处理了。从具体治法来看,按照六经的辨治的顺序,开始用温,中间用清,接着再用温,而温病始终用清。辨证直接关联着治法方药,方药本身是无所谓对和错的,有是证,用是方,如此而已。所以对一个病的辨治,六经和卫气营血的方法应该是并存的,当然,六经辨治的框架相对平稳,而卫气营血辨证的针对性更强。

今天我们想要理解历史上曾经发生过的寒温之争,还是要注目于当时的临证事实,即金元时期的疾病有了什么变化?也就是为什么河间要主火主热,东垣为什么强调劳役脾胃?这些医家遭遇到的也许是鼠疫,而不是流行性出血热,如果套用六经方药就要出问题,所以张子和会说:"勿滞仲景纸上语"。明清时代很多温病学家活动在江南一带(吴又可、吴鞠通有在北方的经历),也许遇到的又不完全是鼠疫,而是呼吸道和消化道的重度感染较多,所以有叶天士的温邪上受,首先犯肺。中医的治法方药出自临床实际,实践决定一切。我们今天思考和理解过去,也必须考虑当时临床的实际情况如何,每个医家的具体经历如何。"学问在空间,不在纸上"(吕思勉)。汉唐时期在临床实践中对"伤寒"病证治的归纳总结,至宋金元时期一变而成为对《伤寒论》的研究,医家倾心于对原文的解释,大家着力于文字上的发挥,日积月累,形成了洋洋大观的专门领域,不少人硬是把活生生的学问变成了毫无生气的纸上功夫!这种情况,即便是在今天不也仍然值得我们认真反省吗?

最近阅读费振钟的《中国人的身体与疾病》,书中讲到宋代的医学,对《伤寒论》表达了这样的意思:伤寒是这样一种疾病的完整解释体系,它在张仲景的时代由临床观察和身体阅读而构成。但《伤寒杂病论》经过校理、印刷行世后,这个体系迅速被"文本知识"化。三世纪以来民间秘传式的临床传授,已被多数人抛弃,伤寒惟在知识维度上得以阅读与学习,庞安时的《伤寒总病论》即是这一维度上的继续传播,十二世纪的宋代,"伤寒"已成为主要疾病的知识总汇。临床观察不再成为医学知识的来源,"一种任由形而上学作祟的医学大行其道"。宋代医学的天平倾向文本知识,并且开始由精英文化阶层掌握,左右着医学发展。这个时期的医学不可避免地走向思辨理论、形而上学、哲学乌托邦,临床医学被边缘化,显得冷落萧条,而文字医学大显其道。费氏的如上见解,我认为不乏历史的大视野,确实值得我们认真思考。

将"伤寒"与流行性出血热相联系,并不会限制经方的应用。古方古用,有它针对和特定的范围,古方今用,是它的扩展和变化。中医的方药大多着眼于调节机体的整体状态,所以有时可以万病一方。又因为一种疾病临床也会变化多端,所以一病又必须备万方。这也就是我们经常说的"同病异治"和"异病同治"。从流行性出血热的证治形成一本有113方的《伤寒论》,从伤寒六经证治又走向所有疾病的治疗,这正是一个最有说服力的事实。

在本文的结束之际,要深深感谢付滨等的文章和林永焕先生的著作,没有他们的启发,不会有我以上的思考!

二、窥豹一斑识伤寒

窥一斑而知全豹,如果说伤寒病是全豹,那么《伤寒杂病论》仅为一斑。从常识出发,如果没有对全豹的认识,可能再怎么看一斑都无济于事,反而就像盲人摸象,各执一端,始终也无法一致。所以一旦在整体上对事物有了基本把握以后,窥一斑才有进一步推及全豹的可能。

《伤寒杂病论》偏重于临床的写实,并不是一本论述医理的书,这就使我们有了认识事物的基本根据。它较为集中地记载了那个年代临床上如何应对伤寒这个病证的具体治法方药,以后该书分成了现今大家熟悉的《伤寒论》和《金匮要略》。宋以后随着张仲景医圣地位的逐步确立,能将临床外感热病的证治规律总结为六经证治以昭示后人者,也就非仲景莫属了。由此《伤寒论》上升成为对所有外感热病的泛论,于是读《伤寒论》者必须深入地将所有的原文作广义解。这还不够,《金匮要略》作为杂病论治的专书,外感与内伤并立,伤寒与杂病并行不悖,临证才堪称齐全。于是把仲景原文作为起点,阐微发幽,扩展发挥,在医理上走到极致,对此大家已经习以为常。

其实,古人对伤寒的问题多少已经有所认识,如周正之在《读伤寒论法》中讲到:"伤寒非奇症也,《伤寒论》非奇书也。仲景据其所见,笔之于书。"他接着说:"非既有此书,而天下之人依书而病也。读书须每读一段,即设一病者于此,此揣其病机治法,而后借证于书,不得专在文本上安排。"他还特别提醒:"经脉部位与夫形层表里浅深之事,不可不讲,不可过执。着力乃在气化上推求,不得专在部位上拘泥。"

如果从临床实际出发来追溯原文叙述的本义,即文字的记载原来针对的是什么? 这应该是理解《伤寒论》的基本前提,然后才可以对原文作引申发挥。所以《伤寒论》如果主要是以伤寒病为基础的,那么原文的叙述应该有所针对,我们要善于抓住能够反映事物原貌的关键之处,分清主次,对于原文就不能一概而论,不能满足于空泛之论了。《伤寒论》的学习如果改变一下的话,也就不能仅以原文为归宿,而应该从临床实际出发,删繁就简,把事物的主要脉络讲清楚就可以了。本文从原文的具体描述出发,结合相关现代疾病学的知识,聚焦在临床的主要见症上,作一些议论、分析,希望有助于对《伤寒论》和《金匮要略》的理解。

1. 临床见症的全景视野

临床直接接触到的首先是症状,症状是深入认识问题的基础。由症状进一步上升到证候的辨别或疾病的诊断,需要对症状有一个细致观察和整体把握,有时需要从症状与症状的关联(包括出现先后的时空不一)中发现问题。尽管我们并没有十分的把握,了解《伤寒论》能在多大程度上反映当时临床的全部真实情况,但是凭借文字的描述,在整体上多少还是能够看出一些事情的端倪。

(1) 头面部症状:毫无疑问,头面部的症状最容易观察到,如眼睑的浮肿,结膜的充血水肿,眼部分泌物的明显增多,严重的可能局部的毛细血管破裂出血(皮下),过后出现明显的黑眼圈。如原文中提到的:目窠上微拥、目下如有卧蚕、目如脱状、目赤如鸠眼、目四眦黑等,还有如目中不了了、睛不和、眼中生花等,都是对眼部症状的描摹。其次是鼻部的症状,如鼻塞、鼻鸣,也是和局部的肿胀、分泌物增多有关,严重的可以见到鼻衄。

口腔和咽喉部也是问题较多,容易观察到的地方,如口腔黏膜水肿、溃烂,包括咽喉部的分泌物增多,原文讲的多涎唾,严重的出现咽喉痛、唾脓血。原文中提到的如咽燥吐血、咽干、咽痛、咽中伤生疮、口干咽烂、咽喉不利、咽痛、唾脓血,甚或咽中如有炙脔等。另外还提到的如口伤烂赤、口不仁、多涎唾、喜唾、吐涎沫、口燥但欲漱水不欲咽等,也都是口腔、咽喉部位的症状表现。

头痛、头眩也是常见症状,如原文反复提到的头痛项强,也描述到头痛与心下痞硬满引胁下痛并见者,头痛与干呕吐涎沫并见者,头眩而颈项强,起即头眩,头眩与心下悸并见,眩冒又见气上冲咽喉等。原文对面部变化的描述,如面正赤、面色缘缘正赤、面赤斑斑如锦纹、面热如醉等。原文中对脉象的叙述多,而对舌象的描述较少,在舌诊中提到苔滑,也是水停多见,而不是后来温病中间提出的承气汤证的舌苔焦黄、老黄,显然从具体的疾病出发更加容易理解。

临床上疾病交错的可能性很大,所以尽管出血热眼部、咽喉部等头面部的症状突出。但应该注意鼠疫的少见类型也有以眼部或咽喉病变为主的,原文的记载是否会有混杂? 也许不能排除这种可能性,但是至少头面肿大或颈部淋巴结的肿大,如后来文献中的大头瘟、虾蟆瘟之类的描述在仲景的原文中几乎没有。

(2) 躯干部症状: 在原文的叙述中,躯体部位胸腹的胀满是个大问题,反复提到的有胸满、胸胁苦满、心下痞满、腹满等。《金匮要略》中作为篇名的有腹满、胸满,另外还有胸痹心痛、咳嗽上气、痰饮、水气、黄疸、呕吐、下利等不同角度的展开,都会涉及到胸腹胀满的问题,《伤寒论》中有结胸、痞证等病证的提出和强调。胀满的病机是气滞,是水停,是血瘀,相关的病名不同,表现的程度有轻重,病情有进退,水饮、水湿在体腔或器官中的瘀滞内停始终是个问题,由此而造成全身各种症状的出现。

胀满再进一步是疼痛,胸痹病的喘息咳唾,胸背痛,短气,《伤寒论》原文提到的胸满、胁下满痛、结胸的心下至少腹硬满,也提到腹满(痛)、少腹硬满(急结)、少腹里急等。胸腹部症状进一步作些区别的话,出现在胁肋部的有苦满、痞硬、满痛、两胁拘急、胁下痛等,出现在心下的有痞、痞硬满、痞坚、坚、硬、满、支结、急、痛、心中结痛、心中疼热等。另外,必须注意腰痛,除了原文直接提到的以外,如不能自转侧、难以转侧等,都和腰痛有关系。

原文描述的胸腹和腰部的症状十分明显,以胀满、疼痛为主。胸腹部的症状轻者为呼吸道和消化道的渗出增多,重者多为胸水、腹水的问题了。腰痛难以转侧,从出血热理解应该提示后腹膜部位的肿胀,包括肾脏的肿大(甚者破裂),所以局部胀痛难忍。

(3) 全身症状: 对于发热的描述,有微热、身热、无大热、烦热、恶热、潮热、往来寒热等,与发热相伴随的症状有恶寒、出汗、烦躁、懊憹、谵语、发狂等。关于消渴,有渴饮水浆、欲饮水数升、少少与饮之等。关于咳喘,有咳喘不得息、喘不得卧、息高等。关于饮食,有不能食、不欲饮食、口不能食、水浆不下、消谷引食、能食、饮食如故等。除了呕吐、腹泻,还有便秘如大便硬、燥屎、不大便、不更衣、大便难等。关于黄疸,有身黄如橘子色、太阴身当发黄、小便自利不能发黄等。关于浮肿和身重,有身重乍有轻时、一身尽重不可转侧、腰以下必重而痹、身体重少气、腹满身重难以转侧等。关于小便,有小便难、色正赤、不尿、小便少,或者小便自利、小便清、小便数、小便色白、小便自可等。关于四肢厥冷,如厥、厥冷、厥寒、厥逆、手足逆冷、手足温等。关于出血,有衄血、便血、大便正黑、便(清)脓血、下(清)血、热入血室等。除了眩冒、惊悸,还有冲气如气上冲咽喉(胸、心)、气上撞心、欲作奔豚、必发奔豚等。以上这些描述,可以视为对病人全身症状的记载,我们思考的时候也许应该注意相互间的关联,不要孤立对待。

脉象的描述是原文的重点,且具有时代的浓厚色彩,对于临证判断和把握治法方面无疑有着极大的参考价值,这也许结合具体的疾病表现更加容易理解。对于脉象的浮沉、迟数、滑涩、虚实、长短、洪大小微、紧缓、芤、弦、弱、细、动、促、结、代等都有论及,另外提到的有脉静、脉和、脉平、脉还、无脉,脉不至、脉阴阳俱停,脉绝、脉出、脉不出。提到脉当取太过不及等,脉象有助于对整体情况的判断和把握。

发热、渴饮、咳喘、呕哕、食欲、二便、烦躁、谵狂、发黄、厥冷、眩冒、心悸、出血等,都是临证显而易见的,作为医者必须注意观察了解。脉象的表述更是丰富多彩,必须注意对照才有临证价值,脉象在一定的程度上能够了解循环系统的状态(有效血容量、血压、心脏功能等),帮助判断病情,决定治法。

(4) 特殊症状: 临床上出现的特殊症状,对于疾病的认识和鉴别有时至关重要,不可忽略。试举几例原文中的相关描述,如针刺以后的核起而赤,现在临床可以联系出血热病人注射针孔周围的红肿,面热如醉联系出血热病人的酒醉貌,目四眦黑联系出血热病人的黑眼圈的出现,一身尽重不可转侧、腹满身重难以转侧与后腹膜部位的肿胀等等。特殊症状参考价值大,临床上对医者来说印象深刻,往往过目不忘,也许不一定临床上人人都会遭遇到的,在文献记载中出现有着偶然性,但是其中提示了疾病的必然规律。

从原文的具体描述,将症状归纳,理出主要的线条,当然这完全不是现在意义上的临床统计研究,只是根据文字的记载,捕捉到的一些痕迹来推断某件事物,这样得出的结论,充其量只是推测。好在目前已经有了关于流行性出血热的专书,现代叙述详细,古代记载粗略,两者的对应会有困难,同时疾病相隔的年代久远,可能发生的变化也大,对于这一切都应该有清醒的认识和足够的理解。临床见症的复杂,疾病的交错混杂,即出血热与其他疾病如鼠疫同时存在,或者同时进入原文的描述之中,也都是可能的。

机体受到病原的感染,会有一般的常见症状,作为共性的规律存在,但依据不同的疾病(病原),临床上必然会呈现出各自的特殊的地方,有时把握住几个关键的症状即可作出鉴别,有时根据症状出现的先后顺序也有助于判断,这样的认识无疑也应该贯穿在原文阅读的始终。当然现在有了病原检测的方法更加直截了当了。

在对伤寒病(出血热)整体把握症状的基础上,是否可以有如下的认识:① 局部渗出厉害,以呼吸、消化系统的表现最为明显,眼部也可以直接观察到,腰部的渗出肿胀导致腰部剧痛,颅内的水肿表现为头痛如破(痉),胸腹腔的渗出积液造成结胸、悬饮等病证;② 涉及全身各处的出血,出血贯穿始终,但轻重缓急不同;③ 小便的利与不利,关于小便情况的描述原文最为频繁,直接关联到治法方药;④ 某些特殊症状描述,特殊症状的出现有时能够起到关键作用。如腺鼠疫的淋巴结肿大(颈部、头面部或下肢的明显肿大),肺鼠疫的咯血,这些在《伤寒论》的原文叙述中基本没有涉及。

2. 病机治法的对比分析

既然《伤寒论》是一本论述临证如何遣方用药的书,那么,对《伤寒论》的把握就应该以六经证治规律为基础。然后,再从六经证治的具体方药扩展开来,并且进一步运用到杂病(百病)的证治中,临床的辨证论治大体如此。但是,如果我们还能够进一步想清楚伤寒是什么病,这可以帮助我们从根源上彻底弄懂六经证治的基本原理,弄懂六经证治的规律为什么重要,弄懂为什么六经证治以后还会有卫气营血和三焦,进而理解为什么除了六经证治杂病的辨治也十分必要,这样的基本道理也许对于临证的遣方用药不会有直接的用处,但是一旦我们在这方面有了透彻的了解,临床上对治法方药的理解和把握就不一样了,这就是无用之用能有大用处的道理。

思考种种症状出现的机理,将中医的说法与现代的认识两相对照,不仅有助于理论上的沟通,而且可以更加清楚相关治法方药的原理。假定出血热与伤寒相关的认识能够成立,不妨试从这个立场对原文中所涉症状的机理展开分析。

(1) 古代的病机认识和表述:有关症状出现的机理,作为当时的认识,在原文叙述的文字中也不时有所涉及,如胸上有寒、胃中干燥、胃中虚冷、脏有寒、下焦虚寒不能制水,寒湿在里(于寒湿中求之)、瘀热、瘀血、热结,热在上焦、肺中冷等,都是对病因和机理的推测和判断。用我们现在习惯了的术语来表达,如寒邪束表,中受寒邪,郁而化热,表邪内陷,邪热亢盛,水蓄膀胱,津不上承,阳虚水泛,水饮内停,阳气暴脱,津液亏耗等等,这样的表述着意于对临床见症的思索,如果和治法方药联系起来考虑,就很容易理解它临证的指导价值的,中医的理法方药一气贯通,其实哪一个部分都不可或缺。

如果从整个伤寒病的过程考虑,症状的出现和它所反映的病机还是有着一定规律的。从风寒袭表,到入里化热,或邪正相争,或机体虚寒,水湿内滞,或阳气虚脱,然后到恢复阶段,或助阳,或利水,或生津等,大体上还是有着一定走向的。这是在综合了相当的资料后的整体把握,是对整个事物鸟瞰后的结果,而作为个体医者在有限的时空中的局部所见,完全有可能看不清事物的全貌,把握不住事物的整体规律的。

阅读原文,我们可以注意到许多症状的表述往往有着肯定与否定的两相比较,如恶寒与不恶寒、发热与无热、大热与无大热、头痛项强与头不痛项不强、渴与不渴、不欲饮食与饮食如故、能食与不能食、结胸与不结胸、小便不利与小便自利、下利与大便硬(不大便)、不得卧寐与欲寐(多眠睡、嗜卧)、手足厥冷与手足温等等,在阅读中必须注意前后对照才能加以体会,才能理解文字的价值所在。一般原文中对症状的阴性描述容易被忽略,孤立地看也许一下子不容易明白,但是认真作了相关的联系和对比,则原文那样叙述的目的就很清楚了,即症状的出现与否可以进一步帮助作出病机的判断,如恶寒提示太阳,大热提示阳明,项强关联到痉,饮食与排便相关太阴阳明,小便与肢冷则提示少阴心肾等,然后容易进到具体的治法方药,不至于走错门径。

(2) 现代的病理分析和解说: 众所周知,一般感染初期所见的发热等症状,其病理为机体的免疫反应。而出血热除了一般的中毒症状以外,临床所见的种种症状是由于机体的微小血管的内皮细胞直接被病毒或间接地被免疫复合物所损害,出现肿胀、破溃,大量水液主要从黏膜部位渗出,导致全身的有效血容量不足,出现渴饮的问题理所当然,原文经常提到的"口渴而欲饮水","当少少与饮之"。如果一下子操之过急,饮入过多,则胃不能受纳,水入则吐,此为水逆。原文叙述中十分强调这方面的问题,为了通畅水液的受纳、四布,很多方药的运用与此相关,主要用苓桂剂,如五苓散(猪苓散)、苓桂术甘汤,另外如小半夏汤类方等。一旦有效循环血量不足而出现脉微细、手足厥逆、头眩但欲卧寐等危重症情,则需要马上用姜附剂回阳救逆。

水液的渗出容易出现在组织疏松的地方,如眼部明显易见,在《金匮要略》中有风水的专门论治的展开,狐惑对此也有涉及,可以补充,其他则散在各处,需要在阅读中联系起来思考。咽喉部的症状明显,分泌物明显增多,所以口中多涎唾的描述出现频繁,甚至痛而唾脓血。另外渗出比较集中地反映在消化道(人体最大的黏膜管道系统),水走肠间,沥沥有声,腹满、腹痛、呕吐、腹泻等临证不难察觉,这在原文叙述中占据了大量的篇幅,在《伤寒论》中有太阴病篇,有霍乱病,还有呕吐哕下利的专论,在《金匮要略》中将呕吐哕下利作为专篇展开,另有痰饮病的补充。其次可以注意到呼吸道、泌尿道等的表现,呼吸道的渗出偏多必然影响呼吸,《金匮要略》有肺痿肺痈咳嗽上气专篇,有小青龙汤的加减变化应用,有葶苈大枣泻肺汤,其实胸痹的证治也与此相关,喘息咳唾,胸背痛,短气,用栝蒌薤白剂的加减变化应对。

黏膜的肿胀,到一定的程度破溃,临床见到出血。在原文的整体描述中出血也是一个大问题,《金匮要略》中有惊悸吐衄下血胸满瘀血病篇的作专门的讨论,《伤寒论》中较为集中的是蓄血证治,也有热入血室等证治。出血在六经证治中没有特定的时段,好像和太阳、阳明关联多,少阴、厥阴也会出现。出血的轻重缓急各不相同,有时几乎没有什么规律可循,在治疗上没有什么特效方药,基本上也还是要走辨证论治,常用的基本方如桃核承气汤、抵当汤丸等,《金匮要略》则有血证四方可供参考。

(3) 治法方药的基本原理:中医的治疗,基本八法如汗吐下和温清消补,其中温法、清法是两个极端,和法居中。汗吐下另立,其实汗法偏温,下法偏寒,辛温发散和苦寒攻下也是常法。消法、补法则多被包含在他法中间。如此温、清、和三者可以并立,所谓一分为三,三纲鼎立,可以视为临证整个治法的支撑骨架,汗在温之中,下在清之中,和为二者的重叠或兼容,体现出对气机升降开阖和阴阳盛衰的调整,具体可以参考作者的六经九分法论述。

从《伤寒论》用药的整体来看,治法方药倾向于温,这确实没错。但是我们如果要进一步追问一个为什么? 那就只有真正明白了伤寒的疾病背景,其中缘由才能够破解。中医的寒者热之、热者寒之,表面上看似乎是一种对抗的做法,因为寒热都可以作为病因来看。其实寒热仍然只是病人的表现,所以治疗还是属于调整状态,并非现代意义上的真正针对病原或病因的解决。中医的治疗在并不清楚病原(包括媒介)和病因的前提下,始终注重观察的只是人患病后所呈现的种种状态,在此基础上通过药物来做相应的调整,在长期的临床过程中反复实践,积累经验,摸索规律,从而获取相应的效果。所以在治疗上有一般的规律可以提供参考,如原文所说:"见于阴者,以阳法救之;见于阳者,以阴法救之。"但又必须注意临证繁杂的变化,做出相应的变通,所以原文又说:"观其脉证,知犯何逆,随证治之。"

古人曾经感叹:"仲景书专为伤寒设,未尝遍及六淫也。"认为后人如果"以治伤寒之法,应无穷之变,势必至如凿柄之不相入。"宋元以来诸名家,皆不知温病伤寒辨,以寒治温,自唐宋迄今,千古一辙,于是仲景之道日晦。无疑,我们应该充分肯定前人在这方面的努力,但是事物毕竟还有它另外的一面,即对于《伤寒论》这样记载临床治疗的文字,眉毛胡子一把抓,事无巨细都要拔高到义理上去尽情引申发挥,事物容易走向自己的反面。过于繁琐,反而抓不到事物的精髓,搞不懂六经证治原理的人,往往一辈子难以入门。清代医家陆九芝所谓"学医从伤寒论入手,初若难,既而易",由难到易的转变在于悟透六经证治的方药体系。过分强调对原文的背诵、熟读,在完全不能理解的前提下,日渐消磨了人们的锐气,使大部分人将此视为畏途,敬而远之。即便有少数人兴趣不减,坚持到了最后,往往也是钻进了牛角尖,与实际产生了明显的距离。其实前人多少也已经意识到了这一问题,期望能够从原文的叙述中拔萃出基本的规律,以方便初学者入门,这就是对六经病证的把握,对治法方药的归纳。可惜六经后来被越搞越复杂,反而使人堕入雾中,迷失了方向,这应该是现在学术界必须正视的重要问题。

今天,仅仅理解六经证治还不够,因为我们具备了一定的现代医学知识以后,应该比清代医家(包括民国时期的医家)看问题可以更加深入一层了。原文记载了过去曾经的临床事实,留下的文字成为今天我们联想和认识事物的依据。但原文提供的毕竟只是史实的冰山一角,和当时临床的实际情况比较也许只是窥豹之一斑。现在反过来要推断出全体,其难度可以想知。比如,按照常识,原文中症状描述出现的频率与临床所见应该成正比。但症状出现的概率到什么程度,能否通过原文中叙述的频次来确定,事实并非如此简单。还有,症状和症状之间的关联程度究竟有多大也确实很难测知,所以充其量也只是推断,属于大胆的设想。至于进一步求证的工作可能还是不可能,可能的话能够做到什么程度,确实也是充满了未知。尽管困难重重如此,作为《伤寒论》的研究,不能总是停留在原有的水平,今天,我们不应该回避这一问题,把"伤寒是什么"落实到临床实际中结合现代知识进行考察,《伤寒论》的学习和研究也许将更加充满活力和魅力。

三、循名责实考伤寒

也许是出于近代语言翻译上的问题,古代的伤寒病名,后来主要移用到了肠伤寒和斑疹伤寒的表述,不知当时对译的时候是否有人认真研究过《伤寒论》没有。伤寒作为现代医学的病名,众所周知,一个是肠伤寒,一个是斑疹伤寒。前者致病的是伤寒杆菌,后者的病原是立克次体,这种基于病原体的认识和鉴别,得益于 19 世纪末 20 世纪初病原微生物学的迅猛发展,这在古代社会肯定是难以想象的。

临床上对流行性出血热这一疾病的认识要更加晚些,现在则较为系统而深刻了,该病为病毒所致。如果将《伤寒论》的伤寒主要设定在流行性出血热,那么现代传染病中与伤寒直接相关者有三,这三种疾病尽管病原相异,但临床表现却有很多相似处。本文将此三者放在一起作些对比议论,也许有助于我们加深对事物的认识和理解。

首先,我们可以看一下"伤寒"的英语表达:typhoid 或 typhoid fever,斑疹伤寒为 typhus。Typhoid 源自拉丁或希腊文,在希腊神话中指"百头怪物",它的本意只是强调事物的恐惧和暴烈的程度而已,一旦翻译过来,恰巧对应了"伤寒"二字,类似这样的情况在病名的表述中还有不少。日本对西方医学的全盘接受先我国一步,且早就有了汉字使用的习惯,我国当时的西医学名词主要是从日本直接引进的。问题在于最初的对应合理与否,如果是错的,那么以后就往往将错就错,一错到底了。

1. 伤寒与副伤寒

伤寒(typhoid fever)为急性肠道传染病,也有称为肠热病,主要经水(轻)或食物(重)感染了伤寒杆菌所致,一般夏秋季节多见,自然病程 4 周。主要病变发生在小肠淋巴组织的增生、坏死,细菌释放出的内毒素,引起持续发热、相对缓脉、伤寒病容(神经中枢中毒)、脾脏肿大、玫瑰斑疹、白细胞减少,以及肠出血、肠穿孔等。基本病理特征为持续性菌血症、单核巨噬细胞系统受累、远端回肠微小脓肿及溃疡形成。病原进入巨噬细胞内繁殖,并进入肠系膜淋巴结内繁殖,再由胸导管进入全身血流,引起原发性菌血症。病原随血进入肝脾胆肾脑等脏器,大量繁殖引起第二次菌血症,释放内毒素引起临床表现。典型的临床表现有持续高热、特殊中毒症状、肝脾肿大、玫瑰疹、相对缓脉、白细胞低下等。肠出血、肠穿孔为主要并发症。病原体随血播散到全身各器官而引起临床的各种表现,就不限于肠了。

该病起病缓慢,以中等度发热开始,稽留热呈逐日梯形上升,一周后达高峰。伴有头痛、腹痛、腹胀、便秘,多数有干咳,少数有鼻衄。高热持续2～3周,稽留或弛张,特殊中毒面容,表情淡漠,反应迟钝。右下腹压痛,1/3有缓脉,1/2有肝脾肿大,第7～10天玫瑰疹出现在胸腹部,大便次数增多或有便血。可以出现极度虚弱,可以见到谵妄、昏睡等。3周后体温逐日下降,症状逐渐改善。副伤寒表现轻,病程短。

肠伤寒如果用中医病名表达,一般叫湿温,病变的偏重有阳明、太阴之别。治疗初期芳香化湿,疏表透邪,用藿朴夏苓汤合藿香正气散加减;中期有苍术白虎汤合连朴饮加减或犀角地黄汤合清营汤加减,偏于湿或热的不同证治选择,及早使用轻法频下有一定的好处,另有独参汤、生脉散、黄土汤等益气固脱、止血等方药备用;恢复期有竹叶石膏汤、青蒿鳖甲汤、参苓白术散等的选用。同样由细菌造成的肠道传染疾病还有细菌性痢疾、细菌性食物中毒、霍乱等,现在基本不难鉴别,另外还有肠(肝)阿米巴病等。

日本医家或民国时期的医家曾经将《伤寒论》所述的伤寒对应于肠伤寒,但并不为后人接受。两相对照,差距很大,特别是从发病季节和地域来看,《伤寒论》所述的伤寒的发生在相对干燥的中原地区以及气候寒冷之时,在整个病程中所见到的临床表现更加丰富多彩、复杂多变。

2. 斑疹伤寒

流行性或地方性斑疹伤寒(epidemic typhus),由立克次体侵入局部或全身的小血管内皮细胞所致(增生性、血栓性、坏死性血管炎),造成立克次体血症,病原死后在体内释放出大量毒素,引起临床症状。该病原体进入人体后引起小血管炎,其毒素引起毒血症、微循环障碍、DIC、心血管功能紊乱、肾上腺功能减退及变态反应,出现高热、瘀点样皮疹、中枢神经系统表现(头痛、头晕、耳鸣、听力下降、反应迟钝、谵妄狂躁、震颤、脑膜刺激征等)、脾肿大以及消化和循环系统的各种见症,严重的出现休克甚至死亡。该疾病的病变重而影响广泛,故体温下降后精神神经症状仍然会延续多日。

斑疹伤寒的起始也有高热、出疹等表现,也有较多严重的并发症,同样也主要发生在寒冷的冬季,而且有着较高的死亡率。该病又有许多不同的称呼,如传染性伤寒、出血性伤寒、历史性伤寒、虱伤寒等,根据传播的特点世界上也有称为军队热、兵舍热、囚犯热、战争热等。斑疹伤寒的死亡率可高达40%～50%,发病以青壮年多,病原体由体虱(通过吞食习惯、伤口等方式侵入人体)传播。霍华德·立克次,美国芝加哥的一位病理学家,在 1906～1909 年间研究证明了虱子为该病的传播媒介。1913 年德国汉堡热带病研究所动物研究室主任普洛瓦泽克也证明了这一点。可惜两人都因感染了斑疹伤寒的病原体,先后于 1910、1915 年死亡,所以该病原体被命名为"普氏立克次氏体"。

斑疹伤寒在世界范围内也可以追溯到很远,如公元前 5 世纪,雅典和斯巴达进行伯罗奔尼撒战争期间,雅典暴发一场瘟疫,古希腊著名史学家修昔底德对此有详细记载,19 世纪的英国史学家乔治·格罗特在《希腊史》中称之为"发疹伤寒"。稍近一点的,如 1812 年 6 月,拿破仑率兵讨伐沙皇俄国,由于斑疹伤寒的流行,40 万大军退到华沙时只剩下数千人。一次大战期间塞尔维亚发生斑疹伤寒,不到 6 个月就死亡了 15 万人。据统计,1917～1921 年俄国因斑疹伤寒而死亡的有 250～300 万人,患者达 2 500～3 000 万,以至于当时的革命领袖列宁不得不大声疾呼:"革命消灭不了虱子,虱子就会消灭革命!"1942 年埃及发病 23 000 人,死亡 5 000多。我国在 1940～1946 年,发病 124 552 人,死亡 5 642 人(死亡率 4.52%),中华人民共和国成立后也有 3 次大流行(超过万人以上)。

事物总是相比较而存在的,将肠伤寒和斑疹伤寒对比,很明显斑疹伤寒也许更加接近《伤寒论》所描述的伤寒。但是如果将斑疹伤寒和流行性出血热对照,问题又来了。确实两者的相近之处不少,如好发于寒冷季节,有高热、斑疹,病程一般在 2 周左右,有一定的自愈倾向等。但是不同的地方也是十分明显,如病原不同,传播的媒介不同,而且流行性出血热有着更加复杂多变的临床表现,有着更加明显的疾病进展阶段性的变化,以及少尿、多尿、出血等特殊见症。也正是立足于此,才能够说流行性出血热堪与伤寒病大体相对应,才能够试着以流行性出血热的临床表现来解析《伤寒论》所描述的主要内容。

3. 流行性出血热

流行性出血热(Epidemic Hemorrhagic Fever),是一组由病毒引起的严重的多系统损害综合征(身体多个器官受影响),其特征是整个脉管系统受到破坏,身体调节能力受到损害,并且多伴有出血症状的一类疾病。出血本身有时对生命并无大碍,有些病毒引起的临床表现相对较轻,但许多病毒造成对生命的严重威胁进而导致致命性的病变。流行性出血热以突然发热、肌肉关节疼痛、出血和休克,特别是伴有严重的出血症状为特征。出血常因内脏器官、皮肤、黏膜的毛细血管受损而引起。

流行性出血热,可以说是迄今为止临床上病情最重、表现最复杂(据称并发症有 240 多种,与死亡相关因素达 140 多种)的疾病,它的表现和治疗广泛涉及到临床各科。WHO 曾经在 1980 年将该病命名为"肾病综合征出血热",以强调肾损害在整个疾病过程中的严重程度。流行性出血热,是由某些不同种类的病毒所引起的一组病毒性疾病(全球范围内都有发生,进一步可以细分为十五六种)。病毒常由蚊、蜱及其他昆虫和啮齿动物传播给人。20 世纪 30 年代以来陆续发现(1932 年发现于苏联远东滨海地区,称远东出血热或远东出血性肾病肾炎),1935 年在东北侵华日军中发生本病的流行,当时称为"黑河热"、"虎林热"、"孙吴热"。直到 1962年才提出"流行性出血热"的病名,据说也有文献曾经记载了塔吉克斯坦在十二、十三世纪出现过该病的流行。

流行性出血热为多宿主性自然疫源性动物源性急性传染病,引起流行性出血热的病毒,有多嗜细胞特性,可以侵害全身所有的器官和组织,1978 年被分离出来。宿主为羊、鼠等动物。媒介为蜱、螨等(传染源全球有 173 种,我国有 67 种),病变可以涉及到全身的脏器(肾为主)。在病理上主要造成全身广泛性的小血管的损害和血液循环障碍,进而导致全身器官或组织损害和功能障碍,出现全身广泛性的水肿、充血、出血,体腔内多数器官可见出血性坏死。由于临床见症的不同,分别归纳为流感型、胃肠型、急腹症型、肺型、脑型、肾型、肝损型、败血症型、类白血病型等不同表现。在疾病的过程中可以并发休克、弥漫性血管内凝血、肾衰、心衰、肝损害、肺水肿、脑水肿、脑炎或脑膜炎、腹膜炎、胃肠炎、胸腹水、各种出血、高血容量综合征、酸碱和水电解质平衡紊乱等。流行性出血热病程一般为 10～14 天,容易误诊为流感、食物中毒、钩端螺旋体病、急腹症等。在初次接触病原的人群中容易暴发感染,大多数病人 3～4 周恢复。恢复期见全身疲软,食欲不振,头晕、尿频,多汗,肢麻,腰酸。流行的地域主要在亚洲,我国是重疫区(占 90％)。一般发生在冬春季,8 年有一个高峰,罹患者以 20～40 岁从事野外作业(农林水利、军事)的壮年者多。本病的流行与地形地貌、鼠类密度及带毒情况、人员流动、人群的易感性相关。

这里必须要提出克里米亚—新疆出血热(国际上称为克里米亚—刚果出血热,宿主和传染源为羊、马、骆驼,媒介为蜱,无肾病综合征,简称新疆出血热),新疆出血热最早 1945 年发现于前苏联的克里米亚,1965 年从新疆出血热患者中分离出来的病毒与其一致,证实了这种疾病在我国西部地区的存在。流行于春末夏初(4～6 月),暴发型 7～9 天死亡,轻型 2 周恢复,重症中毒、出血厉害,死于休克和出血,愈后无后遗症。

新疆出血热的临床具体表现主要如下:① 全身中毒症状:突然畏寒、寒战,极度乏力,剧烈头痛,腰痛,周身肌肉和关节疼痛(占半数以上,且消失较慢,有的持续两周以上),3～5 天后中毒症状仍在,同时出现出血,有些呈昏睡状、神情淡漠,颜面及颈部潮红。一般在第 7 天体温下降,中毒症状缓解;② 发热中毒症状:突起畏寒发热,多见稽留热,也有弛张热或双峰热,一般持续 7～12 天,大量出血者体温常降低或正常(低血压休克或循环衰竭),低血压一般出现在发病后的第 5 天;③ 胃肠道症状:恶心,呕吐,食欲不振(除了食欲下降与发热同时出现以外,其他如腹痛、呕泻迟于发热,持续时间的长短不一,有的可达10天以上);④ 充血出血症状:颜面颈胸潮红,眼结膜水肿(部分病人见颜面及下肢水肿)及咽部充血,上半身皮下出血点明显,早期可见到鼻出血、口腔出血,鼻血甚至可以一日数次,继而出现尿血、便血、呕血、子宫出血等(出血一般出现在发病后的第3~4天),注射部位可见血肿或出血斑,部分病人出现黄疸;⑤ 低血压休克:多发生在第4~6天,体温降低和脉率转快可以看作低血压休克的先兆;⑥ 中枢神经系统症状:烦躁、失眠、谵妄、昏睡、昏迷(9%),病情重者,预后较差。新疆出血热的病程一般为10~14天,部分可以合并发生心衰、肾衰、肝衰、肺水肿、脑水肿,死亡率大约在70%左右。作为本病的特点,一般全身中毒症状出现早,无典型条索状出血点,肾脏损害较轻,消化道症状出现较晚。本病的病毒现在已经可以分离。

我国是流行性出血热发病的重疫区,报告的发病例数,80年代高达10万(50年代数百例,60年代数千例,70年代数万例)。由病毒导致的出血热在临床上应该是一个大范围,作为疾病的分类表述,如病毒性出血热、肾病综合征出血热等,其他还有诸如病毒性出血热、黄热病、登革热及登革出血热等。

4. 结语

以上三种疾病,肠伤寒的病原为伤寒杆菌,由细菌的内毒素作用于全身而导致各种症状的出现。斑疹伤寒的病原为立克次体,和出血热相近的是病原体也作用于全身的小血管,出现剧烈且较为广泛的临床症状。而流行性出血热的病原为病毒,整个病程呈现出全身广泛且持久的病变,症状的轻重缓急不一,临床上变化多端,防不胜防。即便是现代医学,也只能"观其脉证,知犯何逆,随证治之"。在没有特效药的前提下,对症或辨证处理,古今一致。根据数十年前出血热临床中西医结合治疗的经验,很明显,死亡率从单纯的西医治疗10%,降到了中医参与以后的1%,所以辨证论治,对于这样的一个疾病,整个过程中的理法方药足以写出一本大书,有人说一个出血热就是一本内科书,有人说《伤寒论》就是一本内科书,道理就在这里。

民国时期,西风东渐,中西医之间的沟通,首先在名称的对应上会产生要求,也许更多的是受到日本的影响,伤寒和肠伤寒最初被捆绑在了一起,后来又有斑疹伤寒的称呼,伤寒作为热病的概念是不变的。当时对流行性出血热还没有认识,而等到逐步认识的时候,伤寒前面已有占用,为了避免混乱,不可能再用伤寒来称呼出血热,这应该也是常识,不难理解。在现代中医的临床,感染性、传染性疾病一般也不会放到伤寒中,大多都归入温病或瘟疫的范畴中了。所以对于出血热的证治,很少有人会从伤寒的角度加以考虑了。

循名质实思考伤寒,还谈不上是对历史事实的考据,考据有相当的难度。说到底,这只是大脑的思考、推测,依据是《伤寒论》和相关的典籍记载,以及现今我们所了解的疾病学知识。事实上临床的疾病流行并不单纯,会有混杂,所以要说清楚并非易事。因此，这样的工作不妨看作一种尝试，作为《伤寒论》研究打开的一扇窗口，换一个角度看问题，也许可以活跃我们的思路，开阔我们的眼界，有助于古今的沟通。这样的研究与我们的临床诊疗工作并不一定直接关联，但是从中得到的启发，足以提升我们每一位中医工作者的素养。

四、杂病原本出伤寒

众所周知，《金匮要略》是杂病证治的专书。但是，杂病究竟是什么，也许深入思考的人不多。其实，清人莫枚士早在《研经言》中已经明确指出过："所谓《伤寒杂病论》者，为伤寒中之杂病说，非为一切杂病说。丹溪谓《金匮》为论杂病之书，以示别于《伤寒论》似也。抑知《金匮》即论伤寒中杂病，非论一切杂病乎！"莫氏看问题有一定的眼力，只是这样的言论，并没有引起人们足够的注意。

丁帆在《寻觅知识分子的良知》一书的序文中谈到读书的真谛："当你在不知其详细的历史背景的情况下，孤立地去读一本书的时候，你是看不清、也看不懂其内容的。只有在你的胸中竖立起了更多的参照系以后，你才有可能去识别其中语码的真伪，你才有可能站在一个更高的境界，来衡量一本书的分量。"（2014 年 10 月 31 日，文汇读书周报）

过去，伤寒曾经作为一个病证的概念被广泛地接受，当然有广义抽象和狭义具体的不同理解。现在如果把伤寒病主要与流行性出血热这一类疾病对照联系，很清楚，引起出血热疾病的病原是一种泛嗜性病毒。病毒直接侵犯、破坏了全身微小血管的内皮，造成了全身各处器官、组织的肿胀、渗漏，甚至出血，特别是黏膜丰富的部位（消化道、呼吸道及眼部）病变明显且严重。基于这样的一个病理基础，所以该病的并发症最为广泛，几乎涉及到全身所有的系统，该病临床表现也最为丰富多彩，轻重缓急各不相同。所幸该病的死亡率没有鼠疫那么高，但该病的表现也并非一般流感那么轻浅。由此该病提供了临证治疗、观察、总结的充分的时空余地。这样也就可以说，正是这一疾病的临床诊疗成就了《伤寒杂病论》。正如有人曾经表达的过这样的意思：一本《伤寒杂病论》，一个流行性出血热，就是一本内科书。我认为这样的说法不无道理。

主要从一个病，从一个病的并发症和鉴别诊断来理解《伤寒杂病论》，这样考虑的话，伤寒金匮的证治内容在临床上就容易落实，原文的描述也不再抽象而难以理解，而且不仅伤寒与温病容易统一，即便外感和内伤也容易一致了。我们应该充分注意杂病与伤寒的紧密关联，早就有这样的说法，所谓不会治伤寒者必不能治内伤，反过来也行，不会治杂病者也不能治伤寒，因为辨证论治的基本原理和规律是普遍的。以此为基础，也方便中医与西医同道沟通，中医药临床治疗的原理和规律也容易被世界所理解和接受。

1.《金匮要略》杂病原来紧跟着伤寒热病

伤寒与杂病原来就是一件事情的两个方面,立点都是在伤寒病。《伤寒论》提供了六经证治的应对方法,《金匮要略》侧重于杂病的对症处理。从现代医学知识的角度思考《金匮要略》中杂病的相关内容,可以作如下的联系和展开:① 痉湿暍与脑、神经系统等;② 百合狐惑阴阳毒与热病恢复期、咽喉与眼部病变、斑疹等;③ 肺痿肺痈咳嗽上气与呼吸系统等;④ 胸痹心痛短气与循环系统、呼吸系统等;⑤ 腹满寒疝宿食与消化系统、急腹症等;⑥ 痰饮咳嗽与呼吸、消化、循环系统、胸腹水等;⑦ 消渴小便不利淋与泌尿、循环系统等;⑧ 水气与泌尿、循环系统等;⑨ 黄疸与肝脏损害等;⑩ 惊悸吐衄下血胸满瘀血与出血等;⑪ 呕吐哕下利与消化、循环系统等。古今的临床在一定程度上可以进行对照,但并不完全能够对应,对照有助于我们认识问题,对照本身不是目的。

《诸病源候论》可以说是魏晋南北朝时期医学文献对临床实际应用较为完整的反映。其中热病是以伤寒为主,然后有温病、热病、时行、疫疬等的补充。无疑,伤寒的内容居首,归纳和描述最为丰富。思考《伤寒卒病论》和流行性出血热,不应该无视《诸病源候论》的"伤寒候"。从时空的角度看,《诸病源候论》的记载离开汉末魏晋时代更近,也更加靠近中原地区,因此作为直接反映临床实际的文献记载,可信度亦高。《诸病源候论》中列举出来的"伤寒候"竟然有 77 种之多,和并立在一起的热病、温病、时行、疫疬等的描述形成了明显的反差。这 77 候主要是对伤寒病临床表现的全面归纳和具体描述,这样多彩的内容,我们既可以结合《伤寒论》、《金匮要略》的原文加以解读,也完全可以从今天流行性出血热的立场进行分析。

从《诸病源候论》的记载中,我们可以清楚地看到,整个热病是以伤寒的内容居多,和它并立的有热病、温病、时行等。当时也已经注意到了临床疾病的鉴别诊断,如与伤寒的关联有天花(豌豆疮)、霍乱(急性胃肠炎)、疟病(疟疾)等,今天看来仍有一定的临床价值。将《诸病源候论》中"伤寒候"的原文作相应的归纳,临床具体见症的描述,比较集中的是消化、呼吸系统的表现。作为常见症状主要是出血,然后有厥逆、心悸、黄疸、口渴、烦躁、痉、小便不利或利等等,其中也包括了恢复期常见的种种表现。

把伤寒与杂病联系在一起可以作如下思考:① 伤寒与卒病(杂病)原来都是出自流行性出血热的临床诊疗实际;② 流行性出血热的并发症涉及的面相当广泛;③《金匮要略》的病证鉴别诊疗是对《伤寒论》六经证治的补充;④ 临床除了掌握六经证治的主要框架之外,还应注意并发症的应对和疾病鉴别诊断的问题;⑤ 以脏腑经络阐释杂病证治是后来的事情,体现了理论与实践结合的倾向;⑥《伤寒论》与《金匮要略》的合一才能够凸显出经方中的基本诊疗体系。

2. 伤寒的六经证治也是应对杂病临床的基础

《伤寒论》主要针对发热(三阳病证)、休克(少阴或厥阴病证)、胃肠道反应(太阴病证)等常见病情的处理,也涉及兼变证(并发症或杂病)。《金匮要略》主要面对杂病(并发症)的处理及鉴别诊断,尽管当时在主观上作了病证方面的张扬和努力,有专门的认识或独到的处理,或许也会有些所谓的专病专方,但是作为具体证治,在本质上其实仍然离不开六经证治。

《伤寒论》的六经病证主要解决热病(出血热)主要的阶段性证治,据此奠定了辨证论治的基础,同时要解决主要治法的适应证(可与不可)。《金匮要略》杂病的展开主要解决并发症的证治及鉴别诊断,是对六经病证的补充,用脏腑经络先后病的方式加以总结、归纳和表述。但并发症出现的先后实在没有规律,治疗的基础仍然是六经证治,不过在病和症的方面已经有所扩展和偏重。

《金匮要略》杂病的应对中六经证治的框架随处可见,如血证治疗的四方、湿热黄疸证治的四方、腹满证治的七方等。原文的叙述中,很多具体的证治偏向于用温药散寒通阳化气利水,偏向于六经证治的一侧,必须理解个中有着具体疾病的原因,而不是感受寒邪或温邪这样简单的原因。

《伤寒论》、《金匮要略》给我们的临床证治体系有如下的基本要点:① 辨证基本方:由六经扩展到气血脏腑病邪,扩展到卫气营血、三焦等,方证相对,六经体系是基础,不能与其他并立;② 辨病通用方:以辨证为基础,但不否认专病专方、协定处方;③ 对症常用药:以辨证为基础,还必须考虑尽快缓解症状。

最后我们应该注意以下几个要点:① 探究古代伤寒病与现代流行性出血热(或其他疾患)的关联性;②《金匮要略方论》中的杂病原本主要是以伤寒病(出血热)为前提的;③ 伤寒与温病、温疫的分道扬镳(认识中医病名)是因为临床疾病谱的明显变化;④ 疾病的并发症处理与鉴别诊断是临床医生的基本功夫;⑤ 必须清楚辨证、辨病、对症与治法、方剂、药物的关系。

3. 思考杂病与热病的离合

从以上的叙述可以看出,《伤寒论》和《金匮要略》两者的关系是这样的,伤寒热病中本来就有杂病,金匮杂病也是以伤寒热病以及六经证治为基础的,《伤寒论》与《金匮要略》只是叙述问题的侧重点不同而已。

古人对病的认识会有很大的局限,仅凭临床观察可以积累一定的经验,但是不容易深入到事物的本质,对病因的了解推断也是如此,治疗主要也只是对状态的调整而已,缺乏很明确的病因对抗,也没有这方面的追求。古代中医的治疗不建立在精细的解剖生理病理学知识上,医家不会也不可能在这方面作进一步的努力,原因在此。

为什么必须注意杂病与伤寒的关联?伤寒决定了杂病的内容,此有助于理解《金匮要略》内容的详略不一,从而注意到如果要把《金匮要略》的内容来应对整个杂病证治的话,就必须认识到《金匮要略》的局限性,而应该充分注意联系后世的方治,作适当的补充。六经证治也提供了杂病治疗的基础,从而不要将六经辨证和脏腑辨证并立或对立。

同样是本文一开始提到的莫枚士，对于《金匮要略》的杂病和临证的问题，进一步有这样的强调，他在《研经言》中说："墨守者以为《金匮》为治一切杂病之宗，而《千金》遂斥为僻书，无惑乎学术隘而治法阙矣。"他认为仅凭伤寒、金匮不足于治杂病，而应该参考《备急千金要方》，对于杂病的证治，《备急千金要方》的论证精详，其中用药之变化，杂病之明备，数倍于仲景书。尽管莫枚士不一定能理解个中的缘由，但事实如此，道理不错。清代能够认识到这个问题的还有徐灵胎，他也提出过，临床上要面对后来所谓的整个杂病，光看《金匮要略》不够，应该注意参考《备急千金要方》。

临床上作为医者，必然会考虑疾病诊断的问题，出现了什么症状？应该诊断为什么疾病？中医应该如何判断或辨证？具体处理上应该用什么治法方药？对于热病过程中出现的各种并发症的处理仍然要以六经证治为基础，但是不够，另外还要考虑一些具有针对性的治疗，有对症或对病的问题，当然也包括六经证治以及用方如何变通的问题。《金匮要略》的杂病主要应对伤寒病的并发症，当然也不能排除鉴别诊断的问题。有了这样的认识以后，通览全体，基本上能够给人以一个比较完整认识。也有助于我们看伤寒温病的关联，有助于我们把握和处理好中医和西医的关系。

纽约大学比较文学系教授张旭东曾经讲到："经典不是为全人类写的，而是写在一个相对封闭的空间。比如希腊的经典是希腊世界的产物，写给希腊人看，写它的挣扎、斗争和想象。如果认为经典天然都是超越具体存在世界，写给全人类看的'普世价值'的话，就弄错了经典的内在含义。"我想，用这样的观点来看《伤寒杂病论》同样也是合适的，即经典的产生是有具体环境的，尽管从经典中抽象出来的原理原则是永恒的。

五、误解种种说伤寒

《伤寒论》的阅读和学习，是目前中医教育的必修。其实，《伤寒论》在历史上也一直作为中医临床的必读。如何从学习中能够真正取得相应的效果，能够事半而功倍，这是我们从事伤寒、金匮教学以及相关研究人员应该下功夫做好的工作。

过去，我们按照传统的做法，比较注重在文字上下功夫，熟读背诵，所谓"读书百遍，其义自见。"这样的方法虽然有一定的道理，但并不是事情的全部。《伤寒论》作为一本在一定历史时期中的临床诊疗实录，和一般人文历史方面的书籍显然有着不同的地方。并不是只要反复阅读就能够充分理解的，也不一定随着人生阅历的增加就能逐渐理解的。许多问题不联系实际，没有一定的相关知识作铺垫，哪怕是读一辈子也许仍然还是不懂。

于是，我们在阅读《伤寒论》时，必须设定一些前提，要做一些外围的工作。即有些属于大道理,属于常识性的事情先要搞明白,所谓"先立其大,则小不能夺。"不要急急忙忙直奔主题,到了里面出不来,或者无法活动,往往欲速则不达。长年累月,我们已经习惯了的一些观念,似是而非,有必要重新思考。然后,我们对原文的理解才会方便快捷,容易达成共识。本文所提的在伤寒理解方面的所谓误区,往往初看都是冠冕堂皇,似乎不存在什么问题,不应该有丝毫怀疑的,但熟知非真知,仔细一推敲,问题就来了。以下抛砖引玉,在这方面试作列举和分析。

1.《伤寒论》的伤寒是多种或所有外感热病的总称

认为《伤寒论》所说的伤寒是多种或所有外感热病的总称,这样就夸大了《伤寒论》。这是最容易犯的错误,因为我们已经讲顺了口,想当然。仲景勤求古训,博采众方,撰用《素问》、《九卷》等,承前启后。毫无疑问,总结了当时外感热病临床诊疗的经验,然后有《伤寒杂病论》的问世,对后世的临床能够起到指导作用。《伤寒论》有仲景的自序明摆在那里,以后,仲景被尊为医圣,也是顺理成章的事情了。作为一个抽象的说法,似无大碍,但细想却未必尽然。

带着以上的观点看原文,398条,当然字字句句都是真理了,原文高大上,渺小的只是后人了。原文具有绝对的权威,不能理解是你自己的水平有限了。《伤寒论》作为经典文本而存在,甚至作为圣经被人不断顶礼膜拜了。对原文的阅读和理解如果不注意当时临床的具体背景,不能够把握主要线索,抓大放小,对于很多原文的具体描述,就会缺乏深刻理解。但又无法舍弃,或尽量自圆其说,或费力寻找前人的根据,人们陷入了相当的困惑之中。任意夸大和拔高《伤寒论》原文叙述的结果是,大多数人最终对于《伤寒论》只能采取敬而远之的态度了。

《伤寒论》的论述原来主要是针对伤寒病的,由伤寒病的临床证治总结出的规律可以应用到其他所有病证的治疗中,这应该是两个不同的概念。不能够反推,即因为六经证治适用于百病,那么《伤寒论》叙述的对象也是百病,逻辑上不成立。如果真的要从伤寒是外感热病总称的角度来认识问题,后世倒也是有这样做法的,最好去认真看一下《通俗伤寒论》和《伤寒指掌》,这样也许可以体悟《伤寒论》过了千百年以后,要真正能够应对临床热病诊疗的变化,究竟会发生什么样的变化,或者说作为《伤寒论》所叙述的内容必须作出哪些相应的调整。

2. 六经病证是各自独立而成体系的病证

认为《伤寒论》中所述的六经病证是各自独立成为系统的,这样就混乱了《伤寒论》。伤寒作为病证的总称,六经病证应该是伤寒下属的一个层次概念。如果对于六经病证过分强调了各自的独立,而不注意它们只是一个暂时的证的表现,那么六经病各成体系,我们就容易忽略六经病证只是疾病的阶段和层次的不同表现这样基本的认识,从病的角度过度发挥,而不注意证的相对性。这样就容易把六经病证的证治方药过度地割裂,把这方面的内容绝对化标准化,于是六经病证都有寒热虚实的应对,而看不到六经证治本身是一个完整的临证应对框架和体系,完全被原文叙述束缚,不敢越雷池一步,不敢归纳整理原文,不敢从临床的角度思考原文。这样就难以理清《伤寒论》理法方药的头绪,伤寒六经的证治框架和诊疗体系就体现不出来,整个《伤寒论》就会显得杂乱无章。

如果确定了伤寒主要是一个病,六经病证只是这个病的不同阶段和层次的证治归纳和表述,这样的表述具备一定的代表性,同时又有一定的相对性,并不是一个绝对的存在。这样就容易理解六经病证是互相关联而较难绝然分割的,就比较容易理解六经病证的传变和合并病的问题了,同时也容易理解古代对病认识的有限。所以尽管都可以作为病来称呼,伤寒病、六经病、结胸、痞证以及杂病中间的诸多内容都容易理解了,对于它们的认识古人有不同层次的把握,有不同角度的眼光。

3. 经方的临床应用不能随意加减变化

认为《伤寒论》所出的方剂在临床应用时不能随意变化,甚至认为用量也一定不能变动,这样就僵化了《伤寒论》。经方的配伍能否加减变化? 经方的用量古今如何换算? 这是《伤寒论》学习中的常见问题,也是学生或医生比较感兴趣的问题。经方的用药品味少而用量重,有它一定的社会和临床的背景,伤寒、金匮中所用药物的种类约 200 种上下,当时还不是现今饮片的形式,应对的疾病主要是伤寒。以后方药用法所发生的变化也都有一定的具体原因,无可厚非,关键是我们对此是否有充分的认识。

从经方到时方,历史演变的本身提示了临床上的变是必然的,世上没有一成不变的东西。从这样的认识出发,今天我们反而要一成不变地去用经方,就十分奇怪了。金元时期有的医家就提出"古方今病不相能",意思也是要强调变通,反对僵化。后来有些人热衷于原封不动用经方,不善变通,不知变通,也不思变通。经方不应该是僵化的,而完全应该是可变的,它的方药作为辨证论治的系统,有基本方、类变方、加减方。它的证治框架和体系具有无限的包容性,一直可以延伸到时方,延伸到现今的临床用药。我们没有必要对经方时方进行褒贬,我们批评的是对方药运用上的局限和刻板,我们反对的只是临床上的敷衍塞责。经方不变的是基本框架,变化着的是具体用药。

4.《伤寒论》的治法方药根源于《内经》理论

认为《伤寒论》所叙述的临床证治一切都根源于《内经》理论,这样就神化了《伤寒论》。人们往往不愿意只把《伤寒论》看作一本临床诊疗实际的书,而宁愿相信书中原文的叙述都是作者根基于理论的创作。说《伤寒论》没有理论,未免太煞风景,说《伤寒论》和《内经》无关,也让人难以接受。或者有的说仲景根据《内经》的理论,结合当时的临床实践,推广应用,加以发挥,写出了《伤寒论》。这样一来,《伤寒论》当然能够上承《内经》《难经》,下启后世各家学说。如此这般,伤寒的理论,金匮的理论,不会受到质疑。人们的思想就可以在理想化了的《伤寒论》中自由驰骋,随意发挥,无限拔高,《伤寒论》原本描述的临床实际似乎不必再追究和考虑了,然后用这样理想化的伤寒来应对临证的一切。

脱离了临床的实际,形成了一定套路的说法,固定为基本理论,用以应试,维护权威,这样产生的尽是教条,反过来会窒息《伤寒论》本身具有的活力。其实,所谓理论,主要体现在对原文的释义之中,主要都是后人的理解而已,有人说《伤寒论》是不讲理的,大概也是这样的意思。对原文的理解发挥都是后人所为,仲景当时是否有此认识另当别论。经典写在一定的时代,是一个时代的反映,而并不是为了写给后人看而写的,所以原文叙述都是具体的。对经典的诠释是后起的另外一回事,对原文记载的具体证治内容,从理论角度拔高,加以认识和归纳,充其量只是探讨,应该允许不同理解的存在,不必要设定标准,也不应该唯古人或权威的解说是瞻。

5. 伤寒是感而即发的伤风感冒或一般流感

认为《伤寒论》所述的伤寒是感而即发的伤风感冒或一般的流感,这样就小看了《伤寒论》。我们可以注意一下伤寒和温病作为病证概念在历史上的变化,由于伤寒在具体病证上无法认识无法着落,由于后来临床的应对实际起了变化,温疫、温病学说的崛起和形成,伤寒在人们的印象中逐渐自限成伤风感冒或者一般流感之类的疾病了。这样一来,现在一般感染或者传染的疾病干脆全部让位于温病学派了,伤寒的位置到哪里去了?临床上外感热病主要进入到了温病的范围,外感热病的临床证治倒过来,主要由卫气营血和三焦辨证再来吸纳伤寒六经证治了。本来伤寒六经证治是一个相当平稳的基础,本来伤寒也是传染病,但是最后伤寒在热病临床中反而失去了自己应有的位置,只是作为一个历史文本被重视而存在,并且也没有太多的人能够把事情说清楚了。

由缩小了的伤寒再看《伤寒论》的原文,实在是无法理解原文叙述的证治内容的,《伤寒论》的整体性也更加无从体现,伤寒六经证治的指导作用也将被架空,人们在《伤寒论》的阅读中会一头雾水。我们是否忘记了这一点,寒温没有必要分得那么清楚,其实也是无法分清楚的。历史上在某个时期要强调寒温的区分,必有当时一定的理由,今天我们总结以往的经验,应当更加注重寒温的同,而不是异。

6. 伤寒和温病证治是两种不同体系的方法

认为伤寒的六经证治和温病的卫气营血、三焦辨证是两种不同的方法、体系,这样就局限了《伤寒论》。历史上,曾几何时,寒温开始对立和并立,分道扬镳,各有自己的体系和方法,这大概是宋以后的事情,特别是以金元时期为烈,到了明清则温疫、温热自谋格局,表面上看来似乎都能够抗衡伤寒。医家要区别寒温,最后固定为伤寒用温助阳、温病用凉护阴的说法,鉴于时代和地域的不同,干脆有了经方时方、南学北学的称呼。历史上一度产生过的寒温之争,有它一定的背景和当时的积极意义,我们不能苛求前人于完美,而应该分析和理解他们的独创所到与欠缺之处,并且进一步思考它的原因,充分理解事物本身所具备的两面性。

寒温的并立或对立,局限了《伤寒论》,伤寒六经证治的基础往往无法充分体现,不被充分理解,《伤寒论》的光辉被掩盖,六经辨证被冷落为仅仅是用来应对伤寒的一种方法,同温病的卫气营血、三焦辨证一起被归在了外感热病证治的范围之中,从而疏远了今天的临床,古今于是产生了明显的距离感,使中医临床的各种辨证论治的方法缺少了整体上一元化的感觉。

以上的列举种种,可以说是认识上的一种误区,也可以说是一种习惯性思维。熟知非真知,对于已经习惯了的说法,一般不再有人会产生怀疑。其实有时不妨用质疑的态度,重新审视一下如何? 这或许将有助于学术的进展。文中所述纯属个人的看法,仅供参考。

六、烈性传染病及其相关的中医临证

过去的烈性传染病(本文主要指鼠疫、天花、霍乱),古人是如何认识如何应对的呢? 疗效又是如何呢? 这真是个吸引人进一步思索的问题。尽管今天我们对疾病的机制认识和临床的治疗手段有了很大的进步,时过境迁,可以不必那么认真地理会过去的事情了。但是理解这些问题,仍然有着一定的现实意义,它将有助于我们全面地认识中医,从而体会中西医互补的必然,体会临床医学的基本立场。今天我们会想,伤寒六经的辨证论治方法,对烈性传染病的治疗如何? 不管是什么疾病,从临证的角度病人一定会有证可辨,医生也有一定的方药可用,问题是疗效的高低,应该是和具体的疾病密切相关的。执事者迷,我们不该苛求古人,古代不可能有多么细致的观察和记录,但是有些事情我们可以作出大体的推测。既然从辨证的角度有方药可出,那么,如果治疗基本无效,是否意味着辨证论治的失灵? 抑或直接归咎于医者的误治? 这样的问题也许只有在今天才能相对清楚地加以认识。本文的题目范围太大,文中的议论挂一漏万,仅供参考。

1. 由近及远看鼠疫(Plague Pestis、Black Death)

鼠疫的起病急遽,病人怕冷寒战,高热(稽留热),有严重的全身中毒症状,如头痛、头昏,呼吸脉搏加快,病人很快陷入极度虚弱状态,重者早期出现神经症状,如意识不清、昏睡、烦躁不安、语言不清、步态蹒跚、颜面潮红或苍白,结膜充血水肿,有的出现中枢性呕吐、腹泻、呕血、血尿、黑便与鼻衄。除了一般的中毒症状,该病的临床特征性很强,即淋巴结肿大,或吐血,大多 6 日之内死亡,感染后病人的死亡率高达 90% 以上(死亡率:腺鼠疫 30%～70%,肺鼠疫 70%～100%,败血症鼠疫 100%)。

鼠疫的称呼出现在乾隆以后,在云南有人观察到疫病的流行与鼠的密切关联。该病在民间的称呼不一,北方多称大头天行、大头瘟、疙瘩瘟、蛤蟆瘟、瓜瓤瘟、捻颈瘟、鸬鹚瘟、羊毛瘟等,南方有称核疫、标蛇时疫,以及更多地方上的种种名目不一的俗称。西方称黑死病，形容患者皮下出血紫黑，鼠疫病名（pest），最初只是大量死的意思。

鼠疫的话题范围太大，一般认为世界上有过 3 次大的流行，这里只举较近的一次。始于 19 世纪末中国华南地区的鼠疫流行，其间先后问世了 7 部医著：① 1891 年的《治鼠疫法》；② 1891 年的《鼠疫汇编》，在廉州、高州、雷州；③ 1894 年的《急救鼠疫传染良方》，在番禺；④ 1901 年的《时症良方释疑》，在肇庆；⑤ 1901 年的《鼠疫约编》，在福州；⑥ 1903 年的《恶核良方释疑》，在南海；⑦ 1910 年的《鼠疫抉微》，在嘉定。这些书中有这样的认为："鼠疫一症，前无所依，后无所仿""遍阅方书，无对症者"。当时从《医林改错》的"京师时疫，死人无数。实由热毒中于血管，血壅不行"所致，受到启发，认识到鼠疫的核起红肿，溃破流血，热惜而毙，乃热毒成瘀，热毒攻心。作为治疗，应当解毒清热，活血化瘀，主方为王清任的活血解毒汤（连翘、葛根、柴胡、当归、生地、赤芍、桃仁、红花、枳壳、甘草）。强调临床见症急，用大剂，切忌温补燥散。据称当时用此方加减，救活已经千万。

王清任的解毒活血汤原来针对的是瘟毒吐泻转筋，是针对霍乱的。王氏指出：时医用温补见效，便言阴寒，用寒泻见效，便言毒火。王氏强调：其实病因无关寒热，瘟毒则一，只是患病后，毒盛人壮时用苦寒有效，毒败气衰时用温补有效。解毒活血汤一般用在病初，而一旦见到吐泻转筋，身凉肢冷，汗多眼塌，则应该马上使用急救回阳汤（党参、附子、干姜、白术、甘草、桃仁、红花），不必担心病人有口渴引饮而不敢用。我们无法了解王氏方药的确切疗效，但是可以相信，寒温两端的做法基本不会有错的。立脚点是在辨证，所以用于霍乱的，同样可以移用到鼠疫。

据称我国在金元时期（金泰和七年 1207 到元至元七年 1270），因鼠疫而死亡的人口约 2 570 万（占当时全国人口的五分之一），可见这一疾病的影响之大，绝对不容低估。刘河间的《伤寒直格》中提到："伤寒谓之大病者，死生在六七日之间。六经传受，自浅至深，皆是热证，非有阴寒之病。古圣训阴阳为表里，惟仲景深得其意。"也许刘河间的感想是对鼠疫而发。李东垣的书中有着更加具体的记载，只不过当时还没有鼠疫病名，一般称为大头天行，临床疗效不理想，医者倍感困惑。看当时的用药，也无非是寒热虚实两端，有普济消毒饮与补中益气汤。

影响欧洲的 1348 年的鼠疫，在意大利作家卜伽丘（1313—1375）的《十日谈》的开场有着具体的描述，病人在腋下或腹股沟处出现"疫瘤"，然后皮下出现黑斑或紫斑，大多在疫瘤出现的 3 天内丧命，多半甚至还没有来得及出现发烧或其他的症状。佛罗伦萨十室九空，人们朝不保夕，互不往来，或节制或放荡，尸体都来不及掩埋。整个城市处在极度恐怖的气氛之中。《十日谈》成书于 1350～1353 年，卜伽丘的亲身经历，在他的笔端留下了历史的痕迹，可以提供给后人参考和追寻。

纵观鼠疫在我国的肆虐，金代的汴京大疫，明末的崇祯大疫，清末东北鼠疫，民国时期山西鼠疫。金有刘河间、李东垣，明有吴又可的应对。清末和民国时期的鼠疫,东北由伍连德搞定,山西有阎锡山的参与。东北和山西经验证明,辟疫(隔离)重于治疗,临床上不是仅仅依靠药物治疗可以控制的。据称,19世纪末至新中国建立,共有6次大流行,波及20多个省区,患者115万,死亡102万。1986～1998年云南有46个县市发生动物鼠疫流行,其中22个县市发生49起人鼠疫流行,确诊273例,死亡2例,所幸都是腺鼠疫,而且病菌的毒性不强,因此并没有造成严重后果。

2. 亦温亦寒治天花(Variolai Small pox)

天花,是人类历史上第一也是唯一的一种被彻底消灭的传染病。该病是由滤过性病毒引起,主要通过空气中的飞沫传播。感染以后病人的死亡率在25％～30％,所以相对鼠疫就没有那么恐惧了。天花病毒不耐高温,最高为38.5℃,在37℃仅能存活24小时,在55～60℃仅30分钟就灭活。所以病人发热,病毒只能存活于皮肤等温度低的地方,侵入真皮层,由斑疹、丘疹、疱疹、脓疱到结痂,一般8天,发病后第3天出疹。病毒通过飞沫附着于呼吸道的上皮细胞,再到淋巴结入血,再到全身的吞噬细胞,再到全身皮肤、黏膜及内脏器官。

天花古称疠疮、豌豆疮,历史上持续有发生、流行。天花在文献中最早的记载,如《肘后备急方》:"比岁有病时行,发疮头面及身,须臾周匝,状如火疮,皆戴白浆,随决随生,不即治,剧者多死。治得瘥后,瘢痕紫黑,弥岁方灭。"在《痘疹定论》中有最早种痘的记载,人痘接种有痘衣法、痘浆法、旱苗痘痂法、水苗痘痂法,相对危险性大。它加害于美洲新大陆的原住民(数十至一百年间死亡95％)是个极端的例子。1796年英国琴纳发明了牛痘接种法,简便、安全而高效。

吴鞠通在《温病条辨·解儿难·痘证》中说:"古方精妙,不可胜数,惟用表药之方,吾不敢信,今人且恣用羌防柴葛升麻紫苏矣。更有愚之愚者,用表药以发闷证是也。(紫闷由禀毒太过,法宜清凉败毒;白闷由本身虚寒、气血不支,法宜峻用温补气血,托之外出。)痘证初起,形势未张,大约辛凉解肌、芳香透络、化浊解毒者十之七八。本身气血虚寒,用温煦保元者十之二三。大约七日以前,外感用事,痘发由温气之行,用钱(仲阳)之凉者十之八九,用陈(文中)之温者一二。七日以后,本身气血用事,纯赖脏真之火,炼毒成浆,此火不外鼓,必致内陷,用陈之温者多,用钱之凉者少也。若始终实热者,则始终用钱,始终虚寒者,则始终用陈。痘科无一定之证,故无一定之方也。近时之弊有三。一由于七日前过用寒凉,七日后又不知补托,畏温药如虎,甚至一以大黄从事,此用药之不精也。治痘若专主于寒热温凉一家之论,希图省事,祸斯亟矣。"

章楠在《医门棒喝》也说:"痘为先天之毒(胎为后天之毒),内贼也;六气之邪,外贼也。外贼之祸缓而轻,内贼之祸速而暴。痘者形象人人皆同,千百人中无一二不出者。(何以上古无痘毒?气化醇厚,人心浑朴,体质坚强)外邪可泻而去,痘毒不能泻之而去,泻毒二字不通之极。自古论治痘者,或主泻毒,或主温补,虽各有见解,而皆一隅之说,未协至理。(有七日前凉解,七日后温补说,斯如刻舟求剑,失之远矣。)发热虽轻,精神委顿者,元阳不振也。若混称阳毒,而必主攻泻,攻泻之药必苦寒,苦寒之味败阳气。是盖认阳为毒,欲去其毒,则必至于阳尽命尽而后已。此所谓夹板医驼背也,可发一笑。"

以上二人的讲法无非寒热虚实的证治,吴鞠通说痘科无一定之方,也可以理解为没有特效的药物。那么临床上只能随证治之,寒泻与温补不要搞错就可以了。说到底,天花最终是通过预防接种搞定的。古代对天花的临床把握,一为接种预防,一为随证调理,可以说基本上也没有什么特效方药。

王清任在《医林改错·论痘非胎毒》中有若干方治可供选择,如通经逐瘀汤、会厌逐瘀汤、止泻调中汤、保元化滞汤、助阳止痒汤、足卫和荣汤。王氏强调瘟毒而非胎毒,指出治痘全在除瘟毒,瘟毒的巢穴在血,所以临证要辨明毒之轻重,血之通滞,气之虚实,所谓知其要者,一言而终。王氏与吴氏、章氏基本相同,只是偏爱使用桃红四物之类而已。

3. 古今相异辨霍乱(Cholera)

印度恒河三角洲,被称为"霍乱的故乡"。19世纪初,还只限于南亚次大陆,以后在短短100年间有了6次大流行。抗生素的出现和输液疗法使死亡率从90%降到1%。霍乱在我国的流行始于1820年(上海)以后,据称在上海就有过46次大流行。1862年的流行,上海曾有一天死3 000人的记载,上海与浙江之间约有八分之一的人死于此病。

1883年,霍乱弧菌被发现。该菌主要定居于小肠,分泌出的外毒素,能使肠道黏膜细胞内的水与电解质大量分泌、丧失,通过剧烈的吐泻丢失了大量的肠液,使机体处于严重脱水和电解质紊乱的状态,血液浓缩、微循环衰竭、代谢性酸中毒、胆汁分泌减少(大便呈米泔水样)、肾血流量不足导致肾衰竭等。菌痢的病变在乙状结肠和直肠端,由肠黏膜上皮细胞的变性坏死导致腹痛和脓血便。

清以前所谓的霍乱,只是指多发于夏秋之际的急性胃肠炎而已。由霍乱弧菌造成的霍乱,中医相关的称呼应该是瘪螺痧、吊脚痧、急痧、冷麻痧、绞肠痧、麻脚瘟等,文字的表述十分形象逼真。也有称时行霍乱、番痧、臭毒等。为了方便临证的鉴别,后人有真霍乱和类霍乱的称呼。古病名的霍乱,被套用在了西医的病名上,我们应该清楚,此霍乱非彼霍乱。真霍乱之所以死亡率高是由于剧烈的吐泻顷刻间导致重度脱水,病人多因脱水而死。该病发生在江南水乡多,主要经由消化道(饮食物)传播。

霍乱如果只限于急性胃肠炎的吐泻,《伤寒论》中所用的方药仍然是六经证治的基本方,如理中汤、桂枝汤、五苓散、四逆散等。后世的处理主要也是循寒热虚实两端,偏寒者用芳香化湿或温中散寒,有藿香正气散、姜附理中汤等。病情重笃则用回阳固脱、补虚益阴。偏热者用清热化湿,辟秽泄浊,现在一般多提王孟英的燃照汤(豆豉、栀子、黄芩、省头草、厚朴、半夏、白蔻仁)或蚕矢汤(蚕沙、薏苡仁、豆卷、木瓜、黄连、黄芩、栀子、半夏、吴萸),另外还有玉枢丹、行军散(牛黄、麝香、珍珠、冰片、硼砂、雄黄、火硝、姜粉)等的用法。其实黄芩汤、葛根芩连汤、大黄黄连泻心汤也未尚不可。

王清任的活血解毒汤是针对霍乱(瘟毒吐泻转筋)的。霍乱的治疗有类于鼠疫,有辨证应对的方法,但是疗效有多大不敢保证,最后在临床上取效,除了隔离,应该是抗菌消炎和及时补充体液,特别是后者十分关键。

4. 结语

1676 年荷兰人列文虎克发现细菌,1872 年德国人科赫分离出炭疽杆菌,1892年俄国人伊万诺夫斯基发现病毒。即便到了科技如此发达的今天,我们对感染(或传染)性疾病的起源和演化,可以说仍然是知之甚少,人类对这类疾病的认识本身有一个发展和进步的过程。这样,就有必要将事物的本身与后人的认识这二件事情分开来说,即万万不可将后人的认识等同于事物的本身。对既往事物的充分认识需要积累大量的事实,但是实际上,这方面的资料总是不能尽如人意。所以,我们只能举例而非系统地、部分而非全面地说明该类疾病的起源和演化,换言之,我们的认识不可避免地会带有推测的成分,或者做得再好,也只能是比较接近事实。

现代医学对感染性疾病的治疗可以分为几条线索:① 一般治疗及必要的措施,诸如隔离、消毒、休息、饮食、护理等;② 对症处理,诸如降温、输液(纠正电解质紊乱)、给氧等,另外如改善机体反应性、调整机体免疫反应性以及增强机体抗病能力的各种措施;③ 针对病原的特殊治疗,这应该是现代医学研究和临床的优势,主要是病原学研究的成果和抗生素的研发和应用。

以上三种疾病,分别由天花病毒、鼠疫杆菌、霍乱弧菌引起。病原体进入人体以后的作用机理,人体的防御机能如何应对,作为临床防治的关键之处,今天大体已经清楚。在现代科技手段的帮助下,毫无疑问,疾病的死亡率已经降到最低限度,此得益于认识的深刻和方法的到位。古今的认识和方法两相对照,几乎不可同日而语,古代看人,现代看病,一个是救人治病,一个是治病救人。认识和方法可以商榷,但是临床思维方面是可以沟通的。

话题最后还是要回到中医的立场。临床停留在表象的观察,只能用××瘟、××痘、××疹作为病名的称呼,视线所及不一,强调的症状不一,所以病名混乱,未能触及事物的本质。很明显,对于烈性传染病中医并非完全无所作为,辨证论治仍然不失为应对的基本方法。讲到辨证,当然还是六经证治的框架,是一个对病人表里寒热虚实的把握。但是面对过于厉害的瘟毒,仅仅依靠调整人体的状态来取效,往往不能尽如人意。所以还是有如何进一步寻找更加有效方法的问题,亦即治病的特效方药也是必不可少的。辨证论治是一个基本方法,但是并非万能,并不能解决 100% 的问题,特别是在烈性传染病的治疗中。我们对这个问题能够理解了,就容易理解整个临床医学的进步,理解为什么中西医能够而且必须互补,同时也能够理解为什么六经证治的基本框架不是出自烈性传染病的临床实际,而是出自流行性出血热的诊疗。

莫枚士在《研经言》中关于寒温的议论十分公允,读起来也许会让今天许多人汗颜。他说:"所以谓伤寒热病有别者,别于诊不别于症,别于法不别于药。气盛身寒,得之伤寒。气虚身热,得之伤暑,诊之别也。然而伤寒传变,则亦身热,伤暑发狂,则亦气盛。非症之无别者乎? 浅人误认,职是故耳! 伤寒皆先汗后下,温病或先下后汗,法之别也。然而汗则麻、葛,下则硝、黄,伤寒之汗下以是,温热之汗下亦以是,非药之无别者乎? 由是推之,伤寒虽因于寒,一经化热,舍黄连、石膏更用何药以凉之? 温热虽已为热,倘或过治,舍干姜附子更用何药以温之? 人生之患,纵有万端,本草之数,止此一定。药可通用,方何独不可通用? 近之解《伤寒论》者,执其中白虎、黄芩等汤,以证此书兼出温热治法。彼将谓伤寒病始终不宜寒药,温热病始终不宜温药乎? 噫! 医可若是之固哉?"此段议论可以帮助理解临床证治中寒温的问题。

关于虚实,我们再看清人韦协梦在《医论三十篇》中如下的议论:"伤寒无补法,谓法宜散而不宜补,非谓不用补药也。盖以散为补,义归于补,仍是补法;以补为散,义归于散,仍是散法。张景岳力辩无补法之非,制大温中饮、大补元煎二方,即祖东垣补中益气之遗意而扩充之。然古方小柴胡汤、人参败毒散,何尝不消中有补而用人参乎?"(大温中饮的用药为:熟地、肉桂、党参、黄芪、白术、炮姜、山药、麻黄、柴胡、炙甘草。)张景岳在"质疑录"中的原话为:"孰谓伤寒无补法耶? 矧今人患夹虚伤寒者十尝六七,传诵伤寒无补法者十之八九,虚而不补,且复攻之,不可胜纪,故力辩之,欲以救时弊,非好补也。"可见治法上的补泻都是相对的概念,我们对于相关治法的理解不可过于绝对。王孟英也说:"守真论温,风逵论暑,又可论疫,立言虽似创辟,皆在仲景范围内也。"

根据现代的思路,将传染病的严重、危害程度分类的话,通常有甲类、乙类、丙类三种,甲类3种,众所周知,天花、鼠疫、霍乱,天花在20世纪通过全球性的预防接种,已经宣告灭绝。丙类在一般情况下形不成太大的流行威胁,发病后的严重程度也不够。所以能够为《伤寒杂病论》提供临床平台的应该在乙类传染病中间。当一个病人处于拉一把能够过来,推一把可能过去的关口,给予适当的治疗是比什么都重要了,中医的辨证论治,调整病人状态的做法也是临床的基础,不容置疑。病毒性的发热或出血热,是个全球性的问题,现代医学有分为病毒性出血热、肾病综合征出血热等,其他还有病毒性出血热、登革热与登革出血热、黄热病等不同。这类疾病归在乙类,中医临床的基本证治规律出自出血热,其中有一定的道理。

从烈性传染病中出不了六经证治,是因为辨证论治也许疗效不高,是因为死亡率高、病程太短,所以无法提供临证观察、总结的广阔平台。当然,话要说回来,这并不意味着六经证治对于烈性传染病完全无用。陆渊雷的这几句话说得很有意思,他说:"远西虽拙,不利于病利于医;中土虽巧,不利于医利于病。虽然神行于规矩之中,熟极而巧生焉,巧岂出于规矩之外哉?"西医相对刻板,便于医生掌握,却常常不符合病情。中医相对灵活,有利于多变的病情,却不方便医生的把握。临床上的病证症与治法方药,中医与西医,古代和现代,应该多做对照和沟通才有意思。

七、对《伤寒论》与《温疫论》的再思考

按照"一切历史都是当代史"的说法,如果能够看清楚历史上的伤寒和温病,那么也就容易理解现实中有关寒温的问题了。历史上是伤寒在前,温病在后,寒温由论争到分道,最终形成了现实中伤寒和温病的并立。

明末吴又可著《温疫论》,其中有"辨明伤寒时疫"一节,从各方面历数伤寒与温疫的不同,这也可看作当时吴又可著书立说的主要目的,即一定要在世人面前把伤寒和温疫的不同说清楚,以免错把温疫当作伤寒治。如此,也许我们不禁要问:当年吴又可究竟遇到了什么情况而非要这么做呢? 时过境迁,今天我们旧话重提又有什么意义呢?

张仲景身处汉末,亲历了疫病流行和家族沦丧,于是有《伤寒杂病论》(以下称《伤寒论》)的撰著。吴又可活在明末,同样遭遇到疫病的肆虐,写下了《温疫论》。两个人,两本书,都是以战乱、疫病为背景,《伤寒论》在前,《温疫论》在后,其间相隔有 1 400 多年。或问:既然说《伤寒论》奠定了临床辨证论治的基础,那为什么《伤寒论》又解决不了明末疫病流行的问题,吴又可非要别出心裁写一本《温疫论》呢?

吴又可和张仲景虽然相隔久远,地点仍然是在中原地区(明末波及华北、江南)。仔细考虑,临床上疫病的具体情况也许已经有了很大的变化,这从《伤寒论》《温疫论》以及当时留下的医籍中可以作出一定的推测。今天如果我们换个角度,利用一些现代医学的知识来回顾、对照和思考过去的记载,应该有助于更加透彻地理解某些相关的问题。

为什么《伤寒论》的原文描述如此,而《温疫论》的文字强调另类? 为什么吴又可要对立伤寒和温疫? 为了方便说明问题,我们不妨先作一个假定,即《伤寒论》讲的主要是出血热,而《温疫论》针对的主要是鼠疫。明末在华北以及中原等地区流行的主要是鼠疫,这在史学界已有一般认同,相对靠谱,但汉末魏晋流行的伤寒病是否主要是出血热尚无定论,此有待于同道深入探讨,达成共识。

1. 伤寒与温疫

吴又可在温疫的流行中,亲眼目睹了"时师误以伤寒法治之"而"枉死不可胜计"的现实,万般无奈,所以在临床的诊疗实际中,特别下功夫对比、区别了温疫与伤寒(主要依据《伤寒论》的记载),对二者作了如下的强调:

(1) 病因不同:伤寒是"感天地之正气""必有感冒之因";时疫是"感天地之疠气","无感冒之因",且"不因所触,无故自发者居多"。

(2) 传染与否：伤寒"不传于人"；时疫"能传染于人"。

(3) 传播途径：伤寒之邪"自毫窍而入"；时疫之邪"自口鼻而入"。

(4) 传变机制：伤寒"感邪在经,以经传经"；时疫"感邪在内,内溢于经,经不自传"。

(5) 病势缓急：伤寒"感而即发","感发暴甚","伤寒发斑则病笃"；时疫"感久而发","多有淹缠二三日,或渐加重,或淹缠五六日,忽然加重","时疫发斑则病衰"。

(6) 邪解方式：伤寒"解以发汗"；时疫"解以战汗"。

(7) 治疗方法：伤寒"投剂,一汗而解……汗解在前","以发表为先"；时疫"发汗,虽汗不解……汗解在后","以疏利为主"。

(8) 治疗效果：伤寒"投剂可使立汗"；时疫"汗解,俟其内溃,汗出自然,不可以期"。

吴又可凭着直觉,敏锐地感觉到了疫病是天地间别有一种异气所感,认为《伤寒论》为外感风寒而设,所以疾病的传变和治法与疫病完全不同。伤寒一般发生在冬季严寒,总似太阳证,每用发散之剂一汗而解,也有不药而愈者,并且也没有见到因为失汗而致发黄、谵语、狂乱、胎刺等症。他认为此类皆感冒肤浅之病,而非真伤寒。最后的结论是"感冒居多,伤寒稀有,温疫多于伤寒百倍,仲景温疫之论散亡!"以我们今天的知识看,吴又可所说的也只具备相对的合理性,在理解上不能绝对化。

相对《伤寒论》的113首方,《温疫论》所出方药更少。其实,书中除了达原饮之外,白虎汤、承气汤、柴胡汤、茵陈汤、抵当汤、猪苓汤等方都出自《伤寒论》。吴又可自立达原饮、三消饮(达原加柴葛、大黄、羌活)、托里举斑汤、犀角地黄汤、三甲散、黄龙汤、半夏藿香汤、槟芍顺气汤,另外还有各种名目的养荣汤,如人参汤、清燥汤、柴胡汤、承气汤、蒌贝汤、参附汤等,用以处理临证的各种兼变情况,可以看到吴又可应对温疫的治法方药比较《伤寒论》更加精简便捷。

如果说,出血热的临床产生了《伤寒论》,而《温疫论》所针对的主要是鼠疫流行的实际,那么我们可能又会进一步追问,吴又可设定的方药对于鼠疫的疗效究竟如何呢? 其实作为传染病,出血热和鼠疫不乏临证的相似之处,如发热、一般中毒症状、出血以及身体的虚弱状态等。所以作为治疗,二者必然也有很多相通之处,如解表攻里、清热解毒、散瘀凉血、化湿利水、通阳行气、助阳滋阴等。问题在于疾病的走向不同,治法方药施用的时机相异,作为固定的套路各有所循,而这只有在整体宏观上才容易把握,当你执事在某一局部时容易迷惑,特别在古代社会。当然即便为同一疾病,临床的表现也是够复杂的,如吴又可提到的有"九传"。不可否认,鼠疫也有症状表现较轻浅者,出血热也有表现十分危笃者,所以二者在临床上或记载中也有混淆的可能。从治法上考虑,至少吴又可反对在温疫初起用《伤寒论》的辛温发散方药是可以理解的。

2.《伤寒论》与《温疫论》

《伤寒论》和《温疫论》,一繁一简,形成了明显的对照。《伤寒论》大而全,治多论少,比较体系化,《温疫论》内容少而杂,相对缺乏规律,议论多而方治少,临证操作不便。二者为什么会有如此的差异呢? 仔细推敲,也许主要是疾病使然! 今天当我们用已知的疾病知识来思考也有助于理解。

(1)《伤寒论》的篇章结构:《伤寒论》的全部内容组成有平脉法、辨脉法、伤寒例、三阳三阴病以及汗吐下等的可与不可,《金匮要略》的展开则有病证40多种。可以看出《伤寒论》的主要内容是六经病证,即便没有后半的杂病部分,本身也已经有一些病证的补充,如蓄血、结胸、痞证、热入血室、霍乱等。

(2)《温疫论》论治的展开:《温疫论》中分列了85个论题,内容包括疫病的病因病机、初起的症状、传变诸证、兼证、治法,以及妇人和小儿时疫的特点、温疫的用药宜忌、调理方法等,并有关于温疫质疑、正误和疫病证治的相关论述等。

《伤寒论》的出现,标志着中医临床辨证论治基础的奠定,六经病证治法方药的框架、六经的传变、六经的合并病、相关病证证治的补充、方证相对以及药物的加减变化等,在《伤寒论》中可以说基本成熟定形,后人要做的只是充分理解,并在实践中进一步补充和扩展而已。所以《伤寒论》成为临证必读的经典,从这一点来看,后世相关的医著不应该和《伤寒论》并立,因为二者并不在一个层次。

一般认为《温疫论》的问世,标志着温病学真正从伤寒体系中脱胎而出,是中医发展史上一次极为重要的学术更新。如《清史稿》中这样说:"古无温疫专书,自有性书出,始有发明"。吴又可的许多论述受到后世医家的高度赞赏,如戴北山说"又可之说,贯穿古今,融以心得,真可谓独辟鸿蒙,揭明于中天矣"。吴鞠通也不得不赞叹吴又可"议论宏阔,实有发前人所未发"。刘奎则更为拔高《温疫论》:"洵堪方驾长沙,而鼎足卢扁,功垂万世,当为又可先生首屈一指也"。在科学尚未昌明,世医墨守成规的年代,吴又可能够提出那么多精彩绝伦的论断和设想,不能不令人肃然起敬! 所以作为《温疫论》的后继,接着有《广温疫论》、《伤寒瘟疫条辨》等的出现,但毕竟在临证中有所偏颇,难以成为百病的基础,即便在温病的领域,最终也不得不让位于后来的《温病条辨》。

3. 张仲景与吴又可

张仲景在南阳,据称做过长沙太守,所以又有坐堂行医的说法。但是《伤寒论》序文中所称的宗族因伤寒而亡者多,疫病的流行应该主要发生在中原地区。仲景重视医药的作用,批评某些人和医生的不作为,勤求古训,博采众方,撰写《伤寒杂病论》,有着深厚的人文社会背景。遗憾关于张仲景的生平事迹,当时的史书中没有留下记载。后来的医话也只是围绕五石散治疗王仲宣的事情,与伤寒疫病的证治关系不大。其实《伤寒论》原文留下的是临证实录,不是纯粹的理论,所以有人调恺仲景是不讲理的,即《伤寒论》不是一本理论的书,医理上的发挥都是后人所为。

进一步说,现行的《伤寒论》贯穿了一个时代,可以看作是我们这个民族集体智慧的结晶,于此,张仲景以后被尊为医圣在情理上也完全可以理解了。

吴又可,明末清初江苏吴县人,生平曾亲历多次温疫的流行,面对疫病肆虐、医者束手的现实,深感痛惜,于是他深入研究,结合个人观察所得及"平日所用历验方法""静心穷理",正如《四库全书总目提要》所说:"有性因崇祯辛巳南北直隶、山东、浙江大疫以伤寒法治之不效,乃推究病源,参稽医案,著成此书,温疫一证如有绳墨之可守,亦可谓有功于世矣。"

从外感六淫到杂气致病,在疫病病因的认识上是明显的进步。杂气病因说是吴又可《温疫论》中的亮点,在十七世纪中叶细菌学研究尚未出现时,吴又可已能根据自己的实践经验而提出此等学说,实在令人惊异而感佩万分!他在应用汗吐下三法的同时,根据自然界生克制化的规律,有了"一病一药"的设想,提出"至于受无形杂气为病,莫知何物能治矣。惟其不知何物之能治,故勉用汗吐下三法以决之……能知以物制气,一病只有一药到病已,不烦君臣佐使品位加减之劳矣。"病因对抗其实并非西方专利,临床上早就存在,有时消除了病因,也就不必烦劳辨证论治了。

吴又可存在的问题是:病因仅是学说,尚未与理法方药紧密联系,因而临床实际价值还无法体现;对临床的传变较拘于形式,虽有九传之说,但无实际规律体现,故无法直接指导辨证;膜原的概念过于含糊且临床较难把握,故名方达原饮虽出,却不如下法实在可行;治疗独重大黄攻导逐邪,而忽视芩连柏栀的苦寒清热,强调下法有矫枉过正处。

张仲景著《伤寒论》,奠定辨证论治的基础,后来成为人们心目中的医圣。吴又可写《温疫论》,发温病学说的先声,在历史上可以视为一个里程碑。两个人的临床实际遭遇不同,成就贡献也就不同。

4. 出血热与鼠疫

根据现代医学的知识,我们可以简单扼要地归纳一下出血热与鼠疫的不同点:

(1) 病原不同:出血热病毒造成全身血管内皮破坏,导致全身特别是黏膜丰富的部位渗出、水肿、出血;鼠疫杆菌造成淋巴结肿胀、败血症、全身的中毒症状严重,来势凶猛。

(2) 发病的季节不同:出血热多在冬季(霜降到春分,11月到次年2月),鼠疫则在春夏、夏秋,3～5月,8～10月。

(3) 发病的缓急来势不同:出血热起病缓;一般鼠疫发病急。

(4) 病程的长短不同:出血热的病程一般一二周,有的算上恢复期将绵延数月;鼠疫厉害的二三天内死亡,一般在五六天。

(5) 对全身器官的影响范围大小不同:出血热几乎影响到全身所有的组织、器官,出血热病理变化的关键在于渗出、水肿、坏死、出血(黏膜、脏器);而鼠疫病理变化的关键在于炎症、中毒、出血。

（6）**临床特征性的描述不同**：出血热有明显的阶段性变化，如发热、低血压休克、少尿、多尿、恢复期等，出血贯穿其中；鼠疫有腺型、败血症型、肺型，另有皮肤、眼、肠、脑膜炎等少见证型。

（7）**死亡率不同**：鼠疫可以高达 90％以上（腺鼠疫 70％、肺鼠疫 100％），明显高出出血热，鼠疫预后极差，影响范围大，故以疫称，而出血热只在传染明显（死亡率高）时称寒疫。鼠疫在金元时期也有"伤寒大头"的称呼。

（8）**治疗的侧重不同**：临床的应对不外病因治疗、状态调整和对症处理，在做不到病因治疗的前提下，调整状态和对症处理是基本的方法，出血热的治疗过程更能体现出辨证论治的完整的系统。

（9）**历史上被认识的早晚不同**：历史上鼠疫流行给人类带来的灾祸惨烈，所谓史上十大严重温疫鼠疫占了大部分。西方社会对鼠疫的关注大，留下的资料（文字、图片）也多，我国古代史书中的记载过简，但医书中还是有形迹可查，也许历史上鼠疫造成的危害并不被人关注。出血热是在现代（不过几十年）才被认识的疾病。

（10）**中医治疗的方法与效果不同**：尽管中医对出血热和鼠疫都没有特效药，但在整个疾病过程中的治法方药会有所不同。对伤寒六经证治我们都有一定的了解和熟悉，下面主要看看鼠疫的治疗。

鼠疫的证治直走三焦，因为发病急骤，主要见到急性中毒症状，如寒战高热，面红目赤，酒醉样貌，剧烈头痛，神萎，步履蹒跚，烦躁谵语，胸痛，咳逆气急，恶心呕吐，斑疹紫黑，吐衄便血尿血，等等。临证的治疗各有所重，如热毒蕴结肌肤，用柴胡清肝汤合五味消毒饮；热毒闭肺用麻杏甘石汤和苇茎汤；热入营血用清营汤合犀角地黄汤、安宫牛黄丸；阴竭阳脱用生脉散合四逆汤。

换个角度看问题，如腺鼠疫当解表清热、解毒消肿，药用黄芩、黄连、石膏、知母、连翘、板蓝根、生地、赤芍、玄参、贝母、夏枯草、马勃、甘草等；肺鼠疫当清热解毒、化痰散结、凉血止血，药用石膏、知母、黄芩、黄连、连翘、大黄、水牛角、丹皮、赤芍、生地、全瓜蒌、夏枯草、白茅根、仙鹤草、三七粉等；败血症当清营解毒、凉血止血，药用水牛角、生地、牡丹皮、赤芍、石膏、连翘、竹叶、黄连、玄参、麦冬、白茅根、紫草、侧柏叶等；一旦气血暴脱则用参附龙牡汤合安宫牛黄丸，固脱开窍。

一般常用的方剂，早一点的有刘河间的双解散、防风通圣散，李东垣的普济消毒饮以及后来余霖的清瘟败毒饮等。值得一提的应该是王清任解毒活血汤（柴胡、葛根、石膏、生地、赤芍、当归、桃仁、红花、枳实、苏木、甘草）、张锡纯的白虎加人参汤（石膏、知母、野台参、玄参、山药、甘草），另有青盂汤（黄连、苦参、知母、连翘、大黄、生地、山药），在临床的应对中均有相当的价值。

5. 结语

《温疫论》强调了寒温的区别，但是治法方药较少，缺乏临床比较规范的证治体系。吴又可否定了疫病初起即用汗法，肯定了下法在整个病程中的疗效。吴氏推出了达原饮,其实可以看作是少阳小柴胡汤的改版,吴氏提出了九传的说法,但并无规律可言,只是临床的种种表现而已。吴氏对病原、病机、治法方药说理可而实用性不强,临证难以依靠。所以尽管吴氏的《温疫论》治有独到,但从临床证治的整体上看要比《伤寒论》逊色得多,换一句话说,二者不可同日而语。

"以六经钤百病为确定之总诀;以三焦赅疫证为变通之捷诀。"在鼠疫的具体诊疗过程中,看不到六经病证的明显传变过程,当时的医家困惑、思索,从而另谋出路,所以金元医家或主火而用寒泻,或主虚而用温补,到了明清时期吴又可主邪伏膜原而先用疏达宣泄后再考虑汗下。吴又可以后,叶天士、吴鞠通有卫气营血、三焦辨证的明确提倡,也是针对了这类疾病的证治特点,走出了一条临证的快捷通道,集中体现了寒凉药物应用的规律和技巧。反过来,如果我们以三焦证治的方法应对流行性出血热,尽管问题不大,但是太阳、太阴和少阴的寒证显然要作相应的补充。两种方法的布局对比,很明显六经证治更加完整而具有体系化,六经证治可以包容卫气营血、三焦的方法,也可以包容金元医家以及吴又可的方法,所以能够成为统领百病的总诀,称得上临床证治的基础。将鼠疫和出血热的证治作对比,很容易明白以上的道理,鼠疫的证治大多从头凉到底,而流行性出血热的整个临床则寒热温凉表里虚实要复杂得多,症情多变,治法方药丰富而相对全面系统。

清代的莫枚士在《研经言》中关于寒温的议论十分公允,今天读起来仍然使人倍受启迪。他说:"所以谓伤寒热病有别者,别于诊不别于症,别于法不别于药。气盛身寒,得之伤寒。气虚身热,得之伤暑,诊之别也。然而伤寒传变,则亦身热,伤暑发狂,则亦气盛。非症之无别者乎?浅人误认,职是故耳!伤寒皆先汗后下,温病或先下后汗,法之别也。然而汗则麻、葛,下则硝、黄,伤寒之汗下以是,温热之汗下亦以是,非药之无别者乎?由是推之,伤寒虽因于寒,一经化热,舍黄连、石膏更用何药以凉之?温热虽已为热,倘或过治,舍干姜附子更用何药以温之?人生之患,纵有万端,本草之数,止此一定。药可通用,方何独不可通用?近之解《伤寒论》者,执其中白虎、黄芩等汤,以证此书兼出温热治法。彼将谓伤寒病始终不宜寒药,温热病始终不宜温药乎?噫!医可若是之固哉?"莫氏的意思很明白,伤寒、温病只是人脑的一种判断、归纳而已,并非临床实际表现。先用寒凉攻下或者先用温热发散体现的只是一种规矩,而药物其实是贯通的。病变纵有万端,药物仅此而已。以为伤寒宜温、温病宜凉,将其绝对化,实在是个误区,称寒邪、温邪以自缚手脚,以为是审因论治,不理解辨证论治的基本点在于对人体状态的调整。医生临证面对病人的复杂病情,怎么可以这样胶柱鼓瑟呢?

谢观曾经指出:"温热治法,始自河间,渐歧温热于伤寒之外。至又可其说又一变,至清代江浙名家其说又一变。《伤寒论》为汉代古书,温热为当今专病。谓《伤寒论》中无治温病之法固不可,若责汉代之人包治后世温热等万有不齐之病,亦未免太迂。但《伤寒论》言简而赅,足为医学入门之模范,善读者由此模范,举一反三,推类而扩充之,则效用自大。若拘其文义,以滋聚讼,与疗病仍无裨益也。"谢观还谈到:"伤寒与温热、瘟疫之别,尤为医家所聚讼。盖伤寒二字古人既为天行病之总名,则其所包者广。后世医者泥于字面,一遇天行,则用辛温,于是阳明成温,见杀于麻桂多矣。后医遇不寒之疫,又谓凡疫皆温,本虑误施辛温,转致末流论温,不敢复言伤寒。执一定之方,驭万变之病,圣散子杀人,正由于此。有此二误,寒温之争遂如长夜不旦矣。"谢氏讲得不错,如果再进一步把话说白,如今注意到疾病的不同,那么对问题就可以从根本上理解透彻了。

伤寒本来也是疫病,但是越到后来越模糊,最终人们反而不了解伤寒究竟是什么。中风、伤寒、感冒、伤风、伤寒大头、真伤寒……汉末魏晋时代伤寒病的流行,留下了一本书,作为经典必读,古今人人都在读,尽管真正读懂的人不多,但谁都知道《伤寒论》对中医的学习和临证有多么重要!温疫如果主要指鼠疫,则后来的走向越来越清楚,特别是从金元到明清,伤寒大头、大头天行、大头瘟、虾蟆瘟、疙瘩瘟、瓜瓤瘟、核疫、鼠疫……温疫产生了许多的医家和医著,出现了许多经验方,也许有效,也许无效,所用方药大部分人一看就懂,也容易使用。

中医的临证都是具体的,《伤寒论》《温疫论》记载的都是真实的临床,后人在阅读学习中要找出临床的真实,即规律性的东西,就不能死在文句之下。对照寒温,要理解为什么六经证治出自伤寒?六经证治为什么具有普遍意义?为什么金元时期会发生医家的争鸣?为什么明清会形成温病证治的体系?为什么现实中会存在伤寒与温病并立?目前我们张扬经方的最终目的究竟是为了什么?等等。

伤寒学派、温病学派的提法在一定的时空中间曾经有它的合理性,但是在今天作为对整个中医临床的学习和把握,应该注意强调寒温二者的同,而不是异。热病证治的历史源流应该从秦汉到明清一以贯之,要讲清《伤寒论》的奠基,讲清后来医家的分流补充,要善于分析其中的原因,归纳介绍临床用药的经验技巧,然后对经典原文原著作适当的选读理解。对中医的典籍和现状应该具备质疑的精神,如此才能保持中医的活力。

八、从六经证治看三焦辨证

历史上伤寒的六经证治奠定在前,温病的三焦辨证形成在后。表面上看来,寒温不同,不容混淆。由此温病流派得以分立,温病学派逐渐壮大。今天我们回顾历史,总结经验,思考临证的基本规律,除了把握事物的不同以外,还应该注意事物之间的共同之处。对待伤寒与温病也是这样,寒温异同的两个方面,都应该重视,二者相辅相成。今天也许更加重要是,如何能够认识到寒温的共同基础,是在伤寒六经证治。

1. 吴鞠通眼中的《伤寒论》

《温病条辨》,吴鞠通写成于1798年,1813年才刻板印行。书中吴鞠通自条自注，集中了温病临证的主要治法和方药，对后来的中医学习和临床影响很大。吴鞠通是饱学之士，也有临证经验，不会对《伤寒论》不熟，我们在读《温病条辨》的时候，不妨试着想想他对伤寒是如何理解的呢？下面这段话能够体现出吴鞠通对《伤寒论》的理解："谓仲景立伤寒温病二大纲……一切外感皆包于内。其说尤不尽然，盖尊信仲景太过而失之矣。若然，则仲景之书，当名六气论，或外感论矣，何以独名伤寒论哉！盖仲景当日著书，原为伤寒而设，并未遍著外感，其论温、论暑、论湿，偶一及之也……瑭非好辨，恐后学眉目不清，尊信前辈太过，反将一切外感总混入伤寒论中，此近代以来大弊，祸未消灭，尚敢如此立论哉！（汪案：谓善读仲景之书，不独可以治伤寒，并可以治六气，则是；谓仲景之书已包六气在内，则非。）"仲景著书为伤寒，并未遍及所有的外感，吴氏能够冷静分析，看到仲景的不足，提出不要尊信仲景太过，需要一定的勇气。今人想定仲景为所有的外感热病著书，这一点反而不及古人了。这和六经证治能够指导百病的治疗，属于两件事情，不应混为一谈。

吴鞠通在凡例中强调了几点：① 本书可以羽翼伤寒；② 本书须竖看，伤寒论须横看；③ 三焦分属为了分治，互不相犯；④ 药必中病（用量无过无不及）；⑤ 大匠诲人以规矩（神明变化出其外，从心所欲不逾矩）；⑥ 本书在前人的基础上，透此一分，作圆满会。从中可以看出，吴鞠通把自己的内容称为羽翼伤寒，可见他对《伤寒论》还是尊信的，并未怀疑《伤寒论》的基础性、主体性。其实，六经和三焦，竖看横看其实都可以，横看是阶段，竖看为层次。提出三焦，为了分治，到什么阶段层次，用什么治法方药，六经证治的原理和规律本来就是如此。后面讲的用药轻重要恰如其分，临证有常有变，吴鞠通也只是将前人的努力再推进一步而已。

把伤寒和温病作为两个不同的对象，两个抽象概念，吴鞠通有如下的归纳论说："阴精有余，阳气不足，又为寒邪肃杀之气所搏，不能自出者，必用辛温味薄急走之药，以运用其阳气，仲景之治伤寒是也。伤寒一书，始终以救阳气为主。阳气有余，阴精不足，又为温热升发之气所铄，而自汗出，或不出者，必用辛凉以止其自出之汗，用甘凉甘润培养其阴精为材料，以为正汗之地，本论之治温热是也。本论始终以救阴为主。此伤寒所以不可不发汗，温热病断不可发汗之大较也。"这样的说法在理论上可以成立，但是在现实中未必这么清楚和绝对，今天如果联系具体的疾病也许有助于我们作进一步的理解。

2. 六经证治与三焦应对的异同

追源溯流，仲景之前已有六经病证，吴鞠通之前也有三焦证治。很明显，六经病证较三焦证治繁杂得多。伤寒六经病证在前，后人为什么要舍六经而取三焦呢？主要是以三焦证治应对温热性病证的治疗更加便捷，所以从刘河间开始，走到明清，最后落实在吴鞠通《温病条辨》中。三焦证治从最初针对瘟疫的治疗，最后成了整个温病证治的辨证方法。在《温病条辨》中，吴鞠通以三焦为纲，病名为目，用三焦归纳病名,再从六经、卫气营血的不同角度扩展引申。因为以三焦定位较粗,所以再用六经和卫气营血的概念有助于认识的细化。书中列举的病名有9种,风温、温热、瘟疫、温毒、冬温(温热);暑温、伏暑(暑热);湿温、寒湿(湿热);秋燥(燥热)。伤寒另立,作为对照,常常提到。

温病感受的是温邪,邪犯手太阴肺,出现的是卫分表热证,热邪迅速入里,耗伤津液,有可能逆传,立即出现心包营分证,如果顺传,则可能出现阳明气分证,进一步伤津耗气,最后多见真阴耗损证或亡阴脱液证。一般认为温病进展规律,由温热邪气上犯肺系,肺失宣肃,卫外失司,出现手太阴卫分证,或肺热炽盛,出现手太阴气分证。如果逆传则见心包营分证,顺传则见阳明气分证,或为无形热盛,或为有形热结,晚期见到真阴耗损的肝肾阴血亏虚证。温热邪气,伤津耗液,治疗上始终注意泄热存阴,即清泄热邪,保津养阴。从三焦证治来看,上焦太阴温病(肺胃热盛):在卫,辛凉轻解;在气辛寒清气。入营(少阴、厥阴)心包证,清营开窍;中焦阳明温病:无形热盛,辛寒清气,有形热结,苦寒攻下;下焦少阴(厥阴)温病:滋阴(营血)。《温病条辨》中强调治疗禁用① 辛温发汗;② 淡渗利水;③ 苦燥等,也完全能够体现温病临床证治的特点。

《温热论》中强调:温邪上受,首先犯肺,逆传心包。其中温为定性,上为途径(口鼻、肺),肺为定位,传指发展规律。一般认为温病的顺传,从肺热炽盛,到胃的无形热盛或大肠的有形热结。如果出现逆传心包,则提示邪气的猖獗,或患者的气阴素亏。和叶天士的经典讲法对应,有人发挥引申,提出寒邪下受,先犯太阳,顺传阳明。伤寒感受的是寒邪,侵犯足太阳经,出现的是表寒证,寒邪留恋在表,化热入里,耗伤津液,继而出现阳明里实热证(耗气伤津),伤寒最终见到三阴虚寒证、亡阳厥逆证为多。

至于湿热的治疗,和温热有所不同,作为规律,在治疗中也要兼顾三焦,如湿热在上要辛宣芳化(辛温宣透、芳香化湿);湿热在中要辛开苦降(湿重者辛温开郁、苦温燥湿;热重者寒凉清燥;湿热并重者辛温苦温苦寒);湿热在下要淡渗利湿(苦寒清利),相对温热证治好像要简单一些。

由此,我们会考虑六经和三焦的证治异同,最能够清楚表达两者关系的,当推撰写《通俗伤寒论》的俞根初,所谓"以六经钤百病为确定之总诀;以三焦赅疫症为变通之捷诀。"这句话可以视为经典表述,十分贴切到位。总诀为常规,捷诀为活用,如此理解,六经证治是基础,而三焦辨证只是六经的扩充变化,温病的辨治方法再怎么变化,仍然走不出六经证治的框架范围。

3. 六经证治框架中的三焦治法方药

在《温病条辨》中,三焦是纲,病证为目。我们不妨颠倒一下,以病证为纲,三焦为目,大概可以作如下整理,病证按照温热和湿热二大类。

温散　麻黄汤	和营卫　桂枝汤	凉泄　越婢汤
小青龙汤、活人败毒散；	桂枝汤、半夏桂枝汤；	**温热（暑温、秋燥）** 银翘散、桑菊饮、麻杏甘石汤、桑杏汤、沙参麦冬汤、翘荷汤、清燥救肺汤、杏苏散、玉竹麦冬汤、牛乳饮；
温补　理中汤 **寒湿** 理中汤、附子理中去甘加陈厚、五苓散、苓姜术桂汤、小建中汤、四逆汤、救中汤、五加减正气散、半苓汤、茯苓皮汤、人参泻心汤、黄芩滑石汤、薏苡竹叶散、杏仁薏苡汤、加减木防己汤、桃花粥、加减补中益气汤、厚朴草果汤、加味异功散、温脾汤；	**调升降　小柴胡汤** **湿温** 加减小柴胡汤、三仁汤、三香汤、宣痹汤、千金苇茎加杏仁滑石、椒梅饮、桂枝姜附汤、宣清导浊汤、草果知母汤、橘半桂苓枳姜汤、香附旋覆花汤、加减泻心汤、茵陈白芷汤、滑石藿香汤；	**寒泻　白虎汤承气汤** **温热（暑温、秋燥）** 白虎汤加减、白虎加苍术汤、玉女煎、承气汤加减、五加减承气汤、桃仁承气汤、抵当汤、栀豉汤、犀角地黄汤、清营汤、化斑汤、清宫汤、至宝丹、紫雪丹、安宫牛黄丸、普济消毒饮、清暑益气汤、新加香薷饮、清络饮、三石汤、杏仁滑石汤、加味白头翁汤、断下渗湿汤、加减芩芍汤、连梅汤、三才汤、增液汤、茵陈蒿汤、益胃饮；
回阳　四逆汤 **寒湿** 安肾汤、鹿附汤、黄土汤、泻肺汤、椒桂汤、术附汤、扶阳汤、双补汤、肉苁蓉汤、参茸汤、三神丸、参芍汤；	**顾寒热　乌梅丸** 乌梅丸、减味乌梅丸、加减理阴减、人参乌梅汤、鳖甲煎丸、大黄附子汤、天台乌药散；	**救阴　黄连阿胶汤** **温热（暑温、秋燥）** 三甲复脉、救逆汤、加减连胶汤、大小定风珠、青蒿鳖甲汤、护阳和阴汤、地黄禹余粮汤、五汁饮、专翕大生膏；

图68　《温病条辨》中的三焦证治与六经九分法

(1) 偏于温热性病证的治疗：主要走阳明，是寒凉清热、泻下、养阴、开窍、息风法的运用。

1) 风温、温热、瘟疫、温毒、冬温（温热）：上焦太阴温病：银翘散、白虎汤、玉女煎、栀豉汤、清营汤、化斑汤、清宫汤、三宝、普济消毒饮；

中焦阳明温病：白虎汤加减、承气汤加减、增液汤加减、清营汤、化斑汤、茵陈蒿汤、益胃汤；

下焦少阴温病：复脉汤、救逆汤、黄连阿胶汤、大小定风珠、犀角地黄汤、青蒿鳖甲汤、桃核承气汤、抵当汤、五汁饮。

2) 暑温、伏暑（暑热）：白虎加苍术汤、清暑益气汤、新加香薷饮、清络饮、三石汤、杏仁滑石汤、连梅汤、椒梅汤、三才汤。

3) 秋燥（燥热）：桑杏汤、桑菊饮、沙参麦冬汤、翘荷汤、清燥救肺汤、杏苏散、桂枝汤、玉竹麦冬汤、牛乳饮、玉女煎。

（2）偏于湿热性病证的治疗：主要走少阳、太阴，是辛开苦降、温燥、温补、温渗法的运用。对于湿热类病证，吴鞠通把湿温和寒湿还是区别开来的，我们不妨合在一起看。

上焦太阴湿温：三仁汤、宣痹汤、千金苇茎加杏仁滑石、桂枝姜附汤；

中焦足太阴（阳明）寒湿：半苓汤、附子理中去甘加陈厚、苓姜术桂汤、理中汤、五苓散、四逆汤、救中汤、五加减正气散、茯苓皮汤、人参泻心汤、黄芩滑石汤、薏苡竹叶散、杏仁薏苡汤、加减木防己汤；

下焦（湿久脾阳消乏，肾阳亦惫）：安肾汤、黄土汤、小青龙汤、麻杏甘石汤、泻肺汤、椒桂汤、大黄附子汤、天台乌药散、宣清导浊汤、术附汤、加味异功散、温脾汤、扶阳汤、减味乌梅丸、茵陈白芷汤、双补汤、加减理阴减、肉苁蓉汤、参茸汤。

把吴鞠通《温病条辨》中三焦证治的具体方药，装进六经证治的框架中，就有了以上的归纳（图 68）。很清楚，六经证治框架中的具体内容得到了不少补充，温病的临床并不能仅靠寒凉药打天下，作为湿热，或者直接提出寒湿，温病于此也有不少发挥。可见，温病的临床证治并不完全排斥经方，对经方有不少加减变化。但是万变不离其宗，六经的原理和规律始终是基础，从历史源流看，六经这个旧瓶，也可以装新酒。

九、疫疹一得费推敲

《疫疹一得》，清代余霖所著，成书于 1794 年。余霖，字师愚，安徽桐城人，由儒入医，于瘟疫一门尤有心得。《疫疹一得》，上卷主要论述疫疹与伤寒的异同，详述病因与症状，分析了瘟疫的 52 个症状。下卷概述瘟疫各种后遗症的辨治，罗列治疗方剂，最后附录了若干病案。余霖秉承吴又可《温疫论》中的观点，指出："要之执伤寒之法以治疫，焉有不死者乎！""瘟既曰毒，其为火也明矣。"所创立的清瘟败毒散成为治疗的基本方，并且认为"非石膏不足以治热疫"，遣方用药独到，取效快捷。

明末清初，吴又可著《温疫论》以后，寒温的对立逐渐成为趋势，温疫也形成一个流派。当时的人提出："世人熟读伤寒，以为百病不外六经，讲明六经，余可类推。不知瘟疫四时皆有，伤寒惟冬至后有之，伤寒甚少，瘟疫十居八九。（见《疫疹一得》序文）"余霖自己也认为："后人立说，俱以伤寒立论，其于热疫一症，往往略而不讲，是以业斯道者，所诵所传，连篇累牍，无非伤寒，及其临证，只就伤寒一例治之，不知其为疫也。流弊于人，沦肌浃髓，举世同揆，万人一法。究之，死者不知何病以死，生者不知何药以生，抚今追昔，可胜概哉！（《疫疹一得》自序）"余霖对自己的临证经验颇有自信，在自序中就提到："因读本草言石膏性寒，大清胃热，味淡而薄，能表肌热，体沉而降，能泄实热。恍然大悟，非石膏不足以治热疫，遇有其症，辄投之，无不得心应手。三十年来,颇堪自信,活人所不治者,笔难罄述。"余霖治疫,看来石膏的运用是他的得意之处。

《疫疹一得》,文字不多,篇幅不大,记载了余霖的临证经验,书中有论说,有描述,有治验。在整个热病的证治中,该书虽然没有形成一个足以指导临床的大体系,书名也仅称"一得"。但举一反三,由此及彼,在仔细的阅读和思考中,想清楚疫疹和伤寒以及整个热病的关联,还是有助于我们理解热病证治的临床脉络。

1. 疫疹与伤寒

《疫疹一得》,开篇是"疫疹提要",列举疫疹的临证要点以及和伤寒的鉴别处,列举疫疹瘥后常见症状的处理。

对于疫疹和伤寒的区别之处,余霖强调:如头痛是否如劈,有无出汗,下利是否腹满,是否发斑,可否表散等。书中指出:伤寒之法不可治疫,疫症阳极似阴不可妄投桂附人参,腮肿不解必成大头,红丝绕目重清热等。今天看来书中的议论有的到位,有的未必,问题在于被议论的对象疫疹,概念相对模糊,前提设置无法严密。关于疫疹瘥后的常见症状,书中所举也有相当的参考价值。

我们应该思考的是,在吴又可或余霖的那个年代为什么要对立温疫和伤寒,其实温疫和伤寒都是一个较为宽泛的概念,模糊而不确定。由于伤寒在前,《伤寒论》的影响大,六经病证治法方药的模式深入人心,同时医家面对现实中疫病的流行,如何用药取效,古方新病,产生矛盾,需要变通。所以对立寒温的目的主要是在治疗,而不应该看成是一个纯粹理性认识的问题。仅用《伤寒论》既定的方药不足以治疗温疫,还有温疫并不完全表现出明显的六经传变规律。从吴又可的《温疫论》开始,后面有《广温疫论》《伤寒温疫条辨》,一直到余霖的《疫疹一得》,一脉相承,医家必须强调伤寒与温疫的不同,然后才能在理法方药上站稳脚跟,在临床上别开生面。

如果不讲治疗,单纯从临床表现来看,余霖所讲的疫疹和伤寒是否完全对立就有商榷的余地了。《伤寒论》原文中对斑疹的描述较少,在《金匮要略》中辟有阴阳毒证治,所以后人甚至有"伤寒不发斑"的说法。至于头痛、出汗、腹满等似乎不是主要问题。以及表散、温补能否用于温疫也不成为主要问题。所以,说伤寒之法不可治疫欠妥,应该说仅靠《伤寒论》中的方药治疗疫疹不够,墨守六经病证的传变顺序来治疗疫疹也不行。

疫疹和伤寒的对立,究竟是有必要还是没有必要?这个话题脱离不了当时具体的临床背景。于今,也有必要借助于现代医学知识来重新推敲,在过去看似很有必要的,今天也许已经失去了现实意义。

2. 疫疹的表现

《疫疹一得》中所举出的"疫疹之症",详细罗列了疫疹的临床表现,如头痛倾侧、骨节烦痛、腰如被杖、遍体炎炎、静躁不常、火扰不寐、周身如冰、四肢逆冷、筋抽脉惕、大渴不已、胃热不食、胸膈郁遏、昏闷无声、腹痛不已、筋肉瞤动、冷气上升、口秽喷人、满口如霜、咽喉肿痛、嘴唇燃肿、脸上燎泡、大头、痄腮、颈肿、耳后硬肿、嗒舌弄舌、红丝绕目、头汗如涌、咬牙、鼻衄涌泉、舌上珍珠、舌如铁甲、舌丁、舌长、舌衄、齿衄、谵语、呃逆、呕吐、似痢非痢、热注大肠、大便不通、大便下血、小便溺血、小便短缩如油、发狂、痰中带血、遗尿、喘嗽、发黄、循衣摸床、狐惑、战汗等。以上所举，凡52症，应该是临床所见的客观反映，这也为后面具体的治法方药做好了铺垫，埋下了伏笔。

对疫疹流行的描述，余霖是这么说的："乾隆戊子年，吾邑疫疹流行，一人得病，传染一家，轻者十生八九，重者十存一二，合境之内，大率如此。初起之时，先恶寒而后发热，头痛如劈，腰如被杖，腹如搅肠，呕泄并作大小同病，万人一辙……迨至两日，恶候蜂起，种种危症，难以枚举。如此死者，不可胜计。"

疫病流行的原因，在古代主要从运气的角度理解，余霖也不例外。他提出："此天时之疬气，人竟无可避者也。原夫至此之由，总不外乎气运……医者不按运气，固执古方，百无一效。或有疑而商之者，彼即朗诵陈言，援以自证。要之执伤寒之法以治疫，焉有不死者乎？是人之死，不死于病而死于药，不死于药而竟死于执古方者之药也。予因运气，而悟疫疹乃胃受外来之淫热，非石膏不足以取效耳！"余霖之用石膏，每每投之百发百中，他药不效者，俱皆霍然。于是石膏疗效神奇，互相传送，活人甚众。

3. 疫疹的方药

余霖确定的治疗方剂有三：败毒散、凉膈散、清瘟败毒饮。其余方药多为差后调理所用。余霖对三首方剂的主症作如下描述。

败毒散：治时行疫疬头痛，憎寒壮热，项强睛暗，鼻塞声重，咳嗽痰喘，眼赤口疮，脚肿腮肿，诸疮斑疹，喉痹吐泄。

凉膈散：治心火上盛，中焦燥实，烦躁口渴，目赤头眩，口疮唇裂，吐血衄血，诸风瘛疭，胃热发斑，发狂，惊急抽风。

清瘟败毒饮：治一切火热，表里俱盛，狂躁烦心。口干咽痛，大热干呕，错语不眠，吐血衄血，热盛发斑。不论始终，以此为主，后附加减。疫症初起，恶寒发热，头痛如劈，烦躁谵妄，身热肢冷，舌刺唇焦，上呕下泄，六脉沉细而数，即用大剂。沉数中剂，浮大而数小剂。此十二经泄火之药，大寒解毒之剂，重用石膏，先平甚者，而诸经之火自无不安矣。

显然，败毒散对应于上，凉膈散着眼于中，清瘟败毒饮为主方，成为基础，加减变化可以应对一切。清瘟败毒饮的具体药物加减对应了前面所出的52症。

余霖用药，偏在寒凉，从六经证治看，立足阳明实热。所谓一得，从这个角度不难理解，也十分自然贴切。

4. 疫疹的验案

《疫疹一得》书末还附有验案 11 则,案例中有清瘟败毒饮大剂连投者,前后用药 15 剂计用石膏六斤、犀角七两、黄连六两,这样的做法真是"前人所未有,后人所未见。"这样大的剂量在一般情况下,"医家不敢用,病家不敢服,铺家不敢卖。"

如果将书中医案所举的见症归纳一下,大约有如下的描述:面赤目红,嘴唇紫焦,头汗如雨,四肢如冰,身热肢冷,身热如炉,身忽大热,嘴唇焮肿,牙缝流血,口秽喷人,时昏时躁,昏愦如痴,昏闷无声,谵妄无伦,郁冒直视,四肢动摇若循衣,猝然惊惕,鼻血如涌,呕泄兼作,小水癃闭,周身斑疹,偃仰在床,不能反侧,腰以下痛如火燎。这些症状可以和前面的"疫疹之症"对照。在治疗上清一色地都是投用清瘟败毒饮和石膏。

不可思议的是,对于疫疹预后,余霖竟然如此有把握,都是二十一日可愈,个中缘由也是值得我们作进一步的推敲。

5. 疫疹的瘥后

关于疫疹瘥后的常见症状,书中所举的"差后二十症"涉及面甚广,诸如四肢浮肿,大便燥结,皮肤痛痒如虫行,半身不遂,不欲饮食,有声不能言,喜唾吐津不止,多言,遗精,虚烦不寐,自汗盗汗,昏睡、郑声,易于恐惧,心神不安,早犯色欲见头重不举,目中生花,腰背疼痛,四肢无力,憎寒发热,劳复,食复,阴阳易等,作为热病差后的常见问题,显然比《伤寒论》中的记载要多,临证如何应对,值得重视。

如果说疫疹的治疗用药有一边倒的倾向,那么疫疹瘥后的调治兼顾的面就比较宽泛了,亦即不可能一路寒凉走到底了。书中提到的诸如加味六君子汤、加味异功散、香砂平胃散、八珍汤、补中益气汤、六味地黄汤、加味参麦饮、当归润燥汤、加味归脾汤等都是调养气血为主了。安神的除了酸枣仁汤之外,有宁志丸、补胆防风汤、琥珀养心汤、茯神镇惊汤等。阴阳易尽管还有烧裈散的痕迹,但是主要提出的当归白术汤,药物选用参附桂芪、归芍白术姜草之类的了。

读毕《疫疹一得》,会进一步思考书中所述的"疫疹"大概是什么疾病的问题,这个疫疹和吴又可讲的温疫是否一回事? 显然疫疹和叶天士、吴鞠通所讲的温热或温病不同,那么这个"疫疹"和张仲景的伤寒是否有关联? 或者具体的关联又如何呢? 用今天所了解的疾病学知识能否帮助我们更加深入地分析呢?

余霖的年代,只能从运气的角度解释疫病的发生,所谓"天有不正之气,人即有不正之疾。"开篇的"运气便览"占用了相当的篇幅。相对而言,疫疹的范围较小,可能和余霖的临床经历有关,整本书的结构和风格和吴又可的《温疫论》较为接近,清瘟败毒饮一张基本方的加减贯穿治疗的始终,几乎可以搞定整个病证,不像叶天士、吴鞠通那样还得有个卫气营血和三焦辨证的区分,也不像《伤寒瘟疫条辨》《通俗伤寒论》那样干脆提供一个比较完整的证治体系。

余霖自谦,将个人的经验只说是"刍荛之一得"。其实还是信心十足,自称"随症施治，无不效若影响。""治一得一，治十得十。"当然凡事皆有两面性，不可不知。对于余霖大剂石膏的治法，临床上掌握不好必有弊端，不可过于绝对化。面对世人的非议，余霖有如下解释："然用药必须过峻，数倍前人，或有议其偏而讥其妄者，予亦不过因所阅历，聊以尽吾心耳！至于世之褒贬，悉听悠悠之口而已。"他人也有与此相关的议论，如："医有立效，莫若我师愚余先生也。然世之非之者曰：其效者寡，而不效者多；其效者暂，而不效者常也。甚或曰：其效幸，而不效者则不可救也。（序文）"在疫疹的临床诊疗中，清瘟败毒饮加减或重用石膏能够取得很好的疗效，但是如果把它夸张到极端，认为寒凉剂能够搞定一切，显然也是不合适的。

有了六经证治的眼光，看问题就会十分方便。从整个热病证治看，余霖用一方一药是针对疫疹打天下，叶天士、吴鞠通以卫气营血、三焦辨证应对的是温热整体病变。可见，温病的治法方药在整个辨证论治中都有一定的偏向，而六经证治所提供的才是一个相对完整的框架，只是框架中的内容需要不断扩充而已。

十、终将伤寒统热病

历史上伤寒与温病，伤寒在前，温病在后，这尽管只是一个笼统的说法，但不容置疑。如果进一步再看，在汉末魏晋遇到的伤寒和明清时期形成的温病之间，显然有着金元医家对热病的经验与论说，金元时期充满了变数，形成了过渡，这不可忽略。然后再深入分析明清的温病证治，从明末清初的《瘟疫论》，到清代中叶的《温热论》《温病条辨》，再到清末的《感症宝筏》（《伤寒指掌》）。这样看来，十分有趣的是，热病的证治一波三折，始于伤寒，终于伤寒，寒温一度对立，寒温最终合一，而伤寒贯穿始终，这也许不能完全归结于历史的巧合。以往我们的眼光过多地停留在叶天士和吴鞠通身上，我们不妨注意一下清末的通俗伤寒学派。

温病说到底还是外感热病，温病的展开流派亦多，有分为温疫派、温热派，也有经典伤寒派、通俗伤寒派的提法，再进一步细分，还有伏气温病派等。医家生活和经历的时空不同，决定了他们的眼光和手笔。本文主要围绕《感症宝筏》对中医热病的证治作一些议论，不当之处，请同道指正。

《伤寒指掌》为清代吴坤安所著，后经何廉臣重订，改称《感症宝筏》。《伤寒指掌》成书于1791年，时间与《温病条辨》相近，吴坤安和吴鞠通应该是同时代的人，晚叶天士50年。叶天士提供了医论和医案，吴鞠通着眼于临床，整理归纳成具体的治法方药。吴坤安也曾受到叶天士、薛生白二位大家的亲炙，吴坤安整合了整个热病临床的证治体系，揉古今寒温于一体，书名突出强调了伤寒，显示了他和吴鞠通对问题切入的角度不同，可惜后来未被纳入温病的主流，后人也更多地注意了《温病条辨》中的临证治法方药，忽略了《伤寒指掌》中具有指导作用的宏观思路和方法。

何廉臣重订的《感证宝筏》,书成于 1913 年。何氏在序文中提到:"以伤寒自伤寒,杂感自杂感,分疆划界,不得混同施治也。以此定名,庶后学认清门路,得所遵循,知凡百感证,一病有一病之疗法,不致为伤寒二字所囿矣。"(陈载安:不独正伤表证多所发明,即凡杂感类伤寒,亦井井有条,不差累黍,可谓感证宝筏矣。)何氏重视《伤寒指掌》,在相当的程度上,仍然着意于寒温的区别。何氏改订为《感证宝筏》,在清末交出了热病临床证治的一份答卷,书名避免直接用伤寒或温病这样的表述,"感症"二字,大致可以包罗主要的外感热病病证,或者现在有感染病证的称呼,似乎于古于今也能够汇通。

1. 以伤寒体系热病

《感证宝筏》内容的归纳编排主要分为类伤寒诸感证和正伤寒六经证两大类,然后在伤寒六经证下再分出救逆、瘥后,分别以述古和新法来融合古今,最后以六经的古方、新方收尾。作为具体症状,或者说是并发症,由于疾病不同,出现的见症也会不同,处理当然不一,其中的异同也是大有文章可做。医家在临证中要面对的问题,毫无疑问,也必然要反映到医书中来。

《感证宝筏》对热病证治内容的框架,思路清晰,不无道理。由伤寒分出正和类,因为《伤寒论》的影响大,不能无视,仲景原文所述的经典证治作为正伤寒,先把地位确立。后世临床所见的热病,凡和仲景所述不那么吻合者,一概归属于类伤寒。这样伤寒这个概念得以确立,既可以总称,也可以分指,包容了整个热病以后,也就不必过分强调温热、温疫,以至于分离古今,对立寒温,在现实中造成误解了。

我们可以先看一下《感证宝筏》所构筑的热病临床证治的体系,主要框架如下:

类伤寒:冬温、春温、寒疫、热病、湿温、风温、霍乱、痉、湿痹、风湿、中暍、伤食、痰、脚气、内痈、虚烦、蓄血、黄耳、赤胸等。(最后有察舌辨证法)

正伤寒:六经病证(述古、新法);救逆(述古、新法);瘥后(述古、新法);六经古方;六经新方等。

《感症宝筏》在类伤寒与正伤寒的区别之后,归纳和论述伤寒的变证和类证。变证更多靠向正伤寒,有吐衄、蓄血、痞证、结胸、呕利、呃逆、噫嗳、停饮、斑疹、发黄、痉、狂、悸、喘、奔豚、动气、战振栗、筋惕肉瞤、百合、狐惑、阴阳毒等。而类证更多出现于类伤寒,有风温、温热、瘟疫、暑证、湿证、湿温、霍乱、伏暑晚发、虚烦、痰证、痰饮、脚气、伤食、蓄血、痧秽等。最后附有伤寒变证与类证的常用方药。

由伤寒本身再分出变证和类证,变证和类证与正伤寒、类伤寒不无关系,感觉上变证靠在伤寒的并发症,而类证则似乎在强调疾病的鉴别。治法方药的临证应对有更多的展开和补充,如吴又可、叶天士、薛生白等的经验都有涉猎,也可以说是临床证治的集大成者。有人称何廉臣能够"斟酌古今,融贯中西",不说中西,至少寒温在此已经归于一统,这样的归纳不失为对事物把握的较好方法之一。书中不少内容也有互相重复处,如类伤寒和伤寒类证,以当时的病名为主,是和《伤寒论》

所述不一的另类伤寒,主要是后起的温病内容。而伤寒变证理应接在正伤寒之后,以常见的症状为主,属于并发症,临床上医者必须面对和及时处理。

同样是从伤寒的角度来归纳热病,这里不妨看一下俞根初在《通俗伤寒论》中的认识,他说:"一切感症,通称伤寒,从古亦从俗也。予亦从俗,名曰《通俗伤寒论》。"俞氏也是始终从伤寒的角度来看待和思考临床问题的。如把伤寒治法方药归纳为汗、和、下、温、清、补,其中汗与温相近,清与下相近,补又可分温补与清滋。对伤寒要义提出以表里寒热论病,以气血虚实察人,也是大体到位。对伤寒的诊法、伤寒的脉舌也有很多补充。俞氏将伤寒的本证分为小、大、两感、伏气、阴证几种类别;对伤寒的兼证提出有 21 种,如风、湿、痧、症、疫。风温、风湿、湿温、春温、热证、暑湿、伏暑、秋燥、冬温、大头、黄耳、赤膈、发斑、发狂、漏底、脱脚等。另外提出伤寒的挟证:湿、痰、饮、血、阴、哮、痞、痛、胀、泻、痢、疝、痨、临经、妊娠、产后;伤寒的坏证:痉、厥、闭、脱;伤寒的复证:劳、食、房、感、怒。

用今天的眼光看,俞氏提出的兼证偏于疾病鉴别,而挟证则类似于并发症。从这样的一个归类方法可以看出,临床的证治实际是客观的,而认识把握的方法各有不同,从伤寒的角度来包罗一切也未尝不可,但是,这样的伤寒已经是相应扩充了的伤寒了。《通俗伤寒论》在前,《伤寒指掌》在后,根据医家活动的地域,后人直接称呼绍派伤寒了。

2. 以六经总诀百病

大凡宋以后的医家要讲热病,是无法回避伤寒的,特别是直接面对临床的现实,除非你躲进书斋专注原文,所以寒温历来是个考量医者的临床基本问题。明清特别是清末相对是个认识比较成熟的时期,但是医家的著书立说各有偏重,有偏于寒温的不同,固执伤寒的不能接受现实中的变通,另立温病的难以完全理解伤寒的根基作用。当然也有以公允平实的态度统一寒温的,所以在处理上必须有一种兼容并包的方法,那么像《感症宝筏》以及稍前的《通俗伤寒论》走的正是这条路。《感症宝筏》以正伤寒承袭传统,以类伤寒面对现实,以变证、类证尽热病临床之变。正伤寒延续历史讲六经病证,讲兼变证,讲瘥后劳复的问题。

类伤寒出于临床实际讲三焦证治的应对,于是如何协调和沟通好寒温是医家必须认真考虑的问题。这里必须要提一下俞根初在《通俗伤寒论》中提出的"以六经钤百病为确定之总诀;以三焦赅疫证为变通之捷诀"。这句话点到要害,讲得非常到位。无独有偶,其实何秀山在《感症宝筏》中也有话解释在前:"病变无常,不出六经之外,《伤寒论》之六经乃百病之六经,非伤寒所独也。惟疫邪分布充斥,无复六经可辨,故喻嘉言创立三焦以施治。上焦升逐,中焦疏逐,下焦决逐,而无不注重解毒,确得治疫之要。"何廉臣接着有这样的发挥:"定六经以治百病,乃古来历圣相传之定法;从三焦以治时证,为后贤别开生面之活法。"何廉臣进一步指出:"六经为感证传变之路径;三焦为感证传变之归宿。张长沙治伤寒法,虽分六经,亦不外三焦。言六经者,明邪所入之门,经行之径,病之所由起,所由传也。不外三焦者,以有形之痰涎、水饮、瘀血、渣滓为邪所搏结,病之所由成,所由变也。病在躯壳,当分六经形层;病入内脏,当辨三焦部分。"何氏甚至质问:"温热病只究三焦,不讲六经,此属妄言。仲景之六经,百病不出其范围,岂以伤寒之类反与伤寒截然两途乎?"可见何氏也是要强调伤寒六经和温病三焦的相通之处。

关于六经和三焦,是否可以作如下的理解:六经和三焦互补,六经和三焦都是抽象概念。六经提示路径(经络循行),重在疾病阶段性的进展变化,其实这种阶段变化同时也含有浅深轻重的层次感。但是如果遇到的来势凶猛进展迅速的烈性传染病,用上中下三焦的把握更加便捷,所谓疫邪充斥而没有六经可辨正是这个意思。三焦症状为内脏功能紊乱所致,治法可以约束得再简单一些,或表散,或疏解,或攻泻,实际上还是太阳、少阳和阳明的治法,只是对一件事情强调的角度不同而已。六经为常,三焦为变,三焦体现了对六经的变通,应该和六经不会矛盾,卫气营血辨证也应该作如是观。

这里不妨再看俞根初是如何论说临证中的六经问题的,他提到:"吾四十余年阅历以来,凡病之属阳明、少阳、厥阴而宜凉、泻、清、滋者,十有七八。如太阳、太阴、少阴之宜温散、温补者,十仅三四。表里双解、三焦并治、温凉合用、通补兼施者,最居多数。"俞氏进一步解释:"虽然伤寒一证传变颇多,不越乎火化、水化、水火合化三端。从火化者,多少阳相火证、阳明燥实证、厥阴风热证;从水化者,多阳明水结证、太阴寒湿证、少阴虚寒证;从水火合化者,多太阴湿热证、少阴厥阴寒热错杂证。大抵吾绍患伤寒者,火化证多于水化,水火合化者亦不鲜。"根据俞氏的经验,临证用寒凉剂者多,病情错杂者亦多。后来对温疫治疗的概括,比伤寒六经简单,始终用寒或寒温兼用,明显与伤寒的用温不同了。今天我们可以清楚,其实是因为二者临床的疾病背景完全不同,并非是某位医家为了标新立异,心思独到。

我们还可以看一下民国时期张锡纯治疗温病的方剂,如凉解汤、寒解汤、清解汤、和解汤、宣解汤、仙露汤等,主要的药物不外生石膏、知母、蝉蜕、薄荷、连翘、白芍、滑石、甘草等,必要时也用麻黄、玄参、粳米等,主要针对风温、春温、暑温、湿温等病证。对于瘟疫则有青盂汤、清疹汤,用药如石膏、知母、蝉蜕、僵蚕、羚羊角、荷叶、薄荷、重楼、连翘、甘草等,相对用量也会重些,其实方向只有一个,清热解毒祛邪而已。以此而回视清瘟败毒饮、普济消毒饮、犀角地黄汤,再看仲景的白虎汤、承气汤、大黄黄连泻心汤等,其实都是走在一个方向上的。

3. 以寒温纲领证治

后人对比和区别伤寒与温疫(温病),是为了要在临证中不再以伤寒法治温病,特别是在热病初期不该用麻桂辛温发散药,可见寒温鉴别的目的最终是落实在临证治疗上。杨栗山在《伤寒温疫条辨》序文中口气很坚决:"务辨出温病与伤寒另为一门,其根源、脉证、治法、方论灿然昌明于世,不复掺入《伤寒论》中以误后学,是则余之志也。"因为当时"无人不以温病为伤寒,无人不以伤寒方治温病。"而"温病伤寒划然两途,伤寒未有温覆而当不消散者。世之凶恶大病,死生人在反掌间者尽属温病,而发于冬月之正伤寒百不一二。"

为了说清楚这一问题,杨氏在书中做了以下的努力:① 关于寒温的发病指出:伤寒不传染于人,温病多传染于人;伤寒初起必有感冒之因,温病初起原无感冒之因;伤寒多感太阳,温病多起阳明;伤寒得天地之常气,温病得天地之杂气;伤寒自外之内,先伤气分,温病由内达外,先伤血分;伤寒自气分而传入血分,温病由血分而发出气分。② 关于寒温的治疗强调:伤寒治法急以发表为第一义,温病治法急以逐秽为第一义;伤寒用温服消散,温病用刺穴泻热;伤寒但有表证,勿论久暂即当发汗,温病虽有表证,实无表邪,断无发汗之理;伤寒以发表为先,温病以清里为主;伤寒多有虚寒,温病无阴证,热变为寒,百不一出;伤寒不见里证,一发汗而外邪即解,温病虽有表证,一发汗而内热愈炽;伤寒自表传里,循序而传,合并病极少,温病自里达表,暴发竞起,合并病极多;温病非泻则清,非清则泻,原无多方,温病受邪则一,故治无多方;伤寒风寒在表,下不嫌迟,温病热郁在里,下不嫌早;伤寒里实方下,温病热盛即下;伤寒两感,外感之两感(麻黄、细辛、附子);温病两感,内伤之两感(双解散、三黄石膏汤);伤寒后证多补气;温病后证多养血。伤寒法在救阳,温病法在救阴。以上的对比归纳,清楚而容易理解。

杨氏感叹:假令长沙复起,必不以伤寒法治温也。书中的总结:"伤寒伤人身之阳,故喜辛温甘温苦热,以救其阳;温病伤人身之阴,故喜辛凉甘寒甘咸,以救其阴。彼此对勘可了然于心目中矣。"这也成为人们一般的看法。

当历史上曾经肆虐的伤寒病一度退出人们的视野时,当温疫造成的威胁严重时,进行寒温的条辨,由吴又可发端,后继者不断,这样做无疑在临床上具有积极意义,这一问题如果今天从具体疾病的角度加以考虑,脉络将会更加清楚。当时的医家看不透寒温的本质,只能停留在临床的一般观察上,这是时代的局限。

对立和区别寒温有其积极的一面,因为临证的实际治疗需要。但由此也带来消极的一面,就是把伤寒六经证治限死了,妨碍了人们对其中存在的普遍规律的领悟。尽管如此,清代医家中还是不乏目光锐利能够理解到位者,如柯琴、徐灵胎等,尽管当时还缺乏对疾病的实际知识,但是他们靠着自己的学养和悟性,能够紧紧抓住事物的要害。《感症宝筏》从大处着眼于热病的证治,不着意渲染寒温的对立,而是采用了兼容并包的方式,寒温的处理消融在具体治法方药之中,随处可见,这应该不难理解。

4. 让认识回归临床

很有意思的是,热病证治的头在伤寒,尾还是伤寒,前者是个伤寒病,或者说是小伤寒,后者则成了大伤寒,泛指所有热病,包容了温病以及瘟疫中的相关内容,也可以称为通俗伤寒。抓两头带中间,伤寒贯穿始终,中间的经典伤寒也好,瘟疫或温热学派也好,多少都有偏颇,充其量都是在伤寒六经证治中的动作。伤寒病的六经证治是基础,最后出来的通俗伤寒提供了临床应对的基本框架,已经不限于原来六经证治的内容了,也只有后人才具备了这样集大成的能力。这样看来,习惯上提的以叶天士、吴鞠通为主流的温病学派,确实也是无法代表温病的全部。

明清医家对待伤寒的认识与处理,从《温疫论》到《广温疫论》《伤寒温疫条辨》,从《温热论》到《温病条辨》,从《通俗伤寒论》《伤寒指掌》到《感症宝筏》,由于我们在正规渠道主要只讲《温热论》《温病条辨》《湿热病篇》《温热经纬》,很明显容易产生寒温对立的感觉,我们过分张扬了证治的异,没有充分注意事物的同。专注于事物的局部,容易忽略对事物整体的把握,没有大的视野,就缺乏变通应对的能力,以至于拘谨刻板甚至完全丧失了活力,这是在今天特别要注意的问题。所以当年万友生先生要竭力倡导寒温的统一,我们应该继续做下去,以此促进中医学术的前进,促进中医教育的改观。

我们习惯了的热病、伤寒、温病、瘟疫等提法,能够反映出一定的问题,给人以一定的规矩,但是也十分容易产生误解。清末民国初期,用外感证来作为外感热病的表述,也可以避开一些文字上纠缠。同时将六经证治作为确定的总诀,作为基础,视为常,对于所有疾病的辨治普遍适用。而三焦证治(也包括卫气营血辨证)作为变通的捷诀,作为扩充,视为变,对于某些疾病的辨治更加方便快捷。六经和三焦,从常和变的角度理解,十分明白。知常达变,万变不离其宗。我们不应该只记住变而不知道常,也不能拘执于常而不善于变。如果把范围缩小到三焦(卫气营血)证治,其实也含有常和变的问题,所以温病的医家又要设法用伏气和新感来应对这样的实际问题。

历史上曾经发生过的伤寒病,留下来的《伤寒论》,成了后来的医家,特别是宋以后的医家绕不过去的话题,而现实中间不断产生的临床热病,又是每个时代每位医家必须认真对待的问题。古今临床病证治疗的差异,很自然会互相碰撞,产生矛盾。由此勾画出了中医临床证治中的最基本的线条,伤寒与温病。对寒温的认识、处理,从古至今经验和论说丰富,头绪多端,这是摆在我们面前的一个大课题。我们的前辈留下过《寒温统一论》《中医外感病辨治》等著作,今天临床上的寒温问题已经不大,重要的是我们如何沿着历史的脉络把这一问题的头绪整理清楚,找出规律,达成共识,以利中医教育的提升。

十一、博观约取　取精用宏

中医的古籍浩如烟海,中医的学问博大精深,常常使人望洋兴叹,不知如何努力才能登堂入室。中医如何入门以及提高,是摆在每一个中医院校师生以及临床从业人员面前的具体问题。我想从临床经典的角度,应该注意如何做到博观约取,取精用宏。本文从临床经典的学习和研究谈点体会,供大家参考。

博观约取,是在对事物融会贯通的基础上,能够把握住主要脉络,由繁归简,得到事物的要领,所谓"不谋全局者不足谋一域"。"先立其大,则小不能夺","得其大者兼其小",讲的也是这个道理,关于大小和繁简。博观约取,要求你有一个宏观视野,必须博览群书,通晓事物的整体,然后执简驭繁,取精用宏。这是一个从简单到复杂,再从复杂回归简单的过程。这是在实践中自己的再创造,属于个人的变通能力。最后能够深入浅出,举重若轻,处理任何问题,都能上下左右移动自如,游刃有余。所谓知法明理悟道,最后的境界则是一切浑然天成,没有丝毫刻意雕琢的痕迹。

在中医经典中间,临床证治的内容占据了主要部分,伤寒、金匮、温病成为临床的经典。伤寒金匮、伤寒温病,历史上合久而分,分久而合,在分分合合的过程之中,体现出人们对事物认识的困惑和不断深入。推进这个认识的动力始终是临床实践的需求,古人在临证中留下的诸多文字记载,今天我们仍然要从临床的角度去推敲、理解,而不应该脱离了当时的实际,仅仅在文字上过多地下功夫。

现今的中医教育,固守着既定的格局,沿袭既久,逐渐消磨掉了本来的活力。伤寒、金匮、温病各自独立成为课程体系,甚至成为一个学科,各自立说。作为进一步的学习和研究,分割领域划定范围,也许有一定的必要和好处。但是作为初学,或者在一定的程度上要求进一步的提高,十分需要具备对事物综合把握的能力,亦即从临床的角度如何将伤寒、金匮、温病作为一个整体来认识,给出一元化的解释。所幸近年有《中医临床经典导读》课程的开设和《中医临床经典概要》教材的出版,对于整个中医临床经典的学习,提供了一个活动的空间。作为任课教师,在临床经典的串讲中应该注意哪些问题? 有什么不可忽略的要点? 对整个临床证治的历史脉络应该如何加以把握? 等等,这些问题有必要作深入思考。

1. 认识问题的基础或前提

以下列举出的一些要点,这些也可以作为问题逐一提出,如果展开的话,都有文章可做,这些是否可以成为我们导读临床经典的基本认识?

(1)历史上三次疫病的高峰带来三次临床医学的进展(实践真知论);

(2)《伤寒杂病论》的疾病背景与金元、明清不同(病原决定论);

(3)六经证治框架奠定中医临证的基础(通过调整人的状态取效,整体把握论);

(4)杂病(金匮)以伤寒为前提(热病的并发症处理及其鉴别诊断,标本一致论);

(5)温病(瘟疫)证治以伤寒为基础(六经为常乃总诀,三焦为变是捷诀,常变一元论);

(6)流行性出血热及相关传染病知识对于阅读古典医籍和理解中医临床进展

必不可少(疾病古今论);

(7) 中医在临床上对于病证症和治法方药已经形成了体系(基础框架奠定在前,内容补充扩展在后,证治体系论);

(8) 历史上对疾病的认识有过程(从临床观察逐渐深入到事物的本质,渐进突变论);

(9) 临床上对症状的处理有两面(或治病,或辨证,辨证始终是基础,病证结合论);

(10) 对伤寒的理解成为把握中医临床诊疗历史沿革脉络的关键(寒温统一论);

(11) 中西医的沟通由临床开始然后走向理论(对象同而角度异,或着眼于人,或着眼于病,中西医道不同而相为谋,中西结合论);

(12) 用现代知识解读古典医籍的可能性和必要性(对事物质疑和探究的兴趣是学问的动力,科学求真论);

(13) 对中医临床经典的整理、提高应该交出一个现代版(当代中医职无旁贷,与时俱进论);

(14) 临床医学万变不离其宗(医经、经方、房中、神仙;病、证、症与治法方药;语言、药物、手术刀;有时去治愈、经常去帮助、总是去安慰。医学多元、方法多变论);

(15) 中医临床经典导读的课程应该走进西医院校的课堂(中医应该有这样的自信和能力,古代临床诊疗论)。

2. 基本要点的归纳

如果把复杂的事情再简约一点,以下问题必须考虑:

(1) 关于寒温的对立、并立及统一。为什么伤寒在前,温病在后？温病后起与伤寒对立的原因何在？医家们在临床上接触和观察到的事实(疾病)出现了明显的变化,牵涉到了具体治法方药的选择。今天我们如果始终只是停留在伤寒、温病的概念上做文章,表面上似乎也可以把事情说清楚,但是如果不结合具体疾病来认识,恐怕不能够把中医临床诊疗的来龙去脉说透彻。所以要从根源上解开这个谜,只有在今天从具体的疾病学知识的思考和认识入手。历史上寒温的分立,曾经产生过积极意义,让人面对现实知道变通。但也要注意到事物消极的一面(其实也是历史局限),即影响了对伤寒和《伤寒论》的全面理解和认识,把寒温的病因病机、治法方药片面化、绝对化,尽管即便是温病学家也会不自觉地运用伤寒方。我们现在并立伤寒六经和温病卫气营血的辨证方法并不合适,应该努力求同存异,做好二者的统一。

(2) 关于六经辨证与卫气营血、三焦辨证的关系。为什么伤寒的临证出来的是六经辨证？而温病的临床必须强调卫气营血、三焦辨证？二者都是从热病的临床诊疗中总结出来的规律,基本的原理和方法一致的。伤寒病的六经病证和温病的三焦分证,横看都是阶段,竖看都是层次,所以二者不应该并立甚或对立。应该充分认识到六经是基础,是常规,三焦只是引申,只是变通。俞根初讲的六经为百病之总诀、三焦为疫症之捷诀的话是十分到位的,六经证治可以指导所有疾病的治疗,是能够坐稳全局的最为基础的证治框架,三焦主要针对温热(瘟疫)病的治疗,是有所偏颇的变化了的临证处理的快捷通道,三焦分证仍然没有跃出六经证治的范围,可以视为六经证治的活用方法之一。

(3)关于中医外感热病与西医的感染(传染)病。今天,我们有必要从现代疾病的角度做古今东西的沟通,需要具备关于传染病的一般知识,如出血热和鼠疫的临床发病的特殊规律,包括疟疾、天花、霍乱等整个传染和感染疾病方面的基本认识,需要了解疾病之间存在着的共同规律以及鉴别要点。回看历史,也要具备地域的概念,如北方草原、中原农区和江南河网交错的暖湿区域。我们应该思考疫病产生的社会背景,医家基本的医事活动概况以及医著产生的临床疾病基础。伤寒证治成熟于中原地区,温病诊疗兴盛于江南区域,不同的地域和时代,流行的疾病(病原的变化)会有差异,江南暖湿,人口密集,疾病发生的种类相对也就比较复杂多样。

(4)关于外感热病与内伤杂病的相互联系。伤寒六经病证之外,必然涉及兼变证,循此思路,金匮杂病可以视为伤寒六经病证的扩展和补充,是以伤寒热病为前提的杂病。温病证治的归纳处理,医家们则各显神通,以卫气营血、三焦分证之后,按照病证展开,病证名称如风温、春温、暑温、暑湿、伏暑、秋燥、冬温等,可以说提供的也是一个病证结合的模式,由温病可以再细分为若干具体病名,其中卫气营血的证治又各有自己的规律。有些医家则再列出兼证、变证、夹证以及重症等。温病分列的病证多,所谓的并发症在各自的病证中容易带过,显然和在伤寒病名下包罗诸多病证内容的处理大不相同了,所以伤寒杂病的体系得以成立,而温病注意走细,相对局限,包括后来的专病专书的出现。从临床的角度看,温病也有杂病跟随其后。据此,可以理解伤寒后面为什么要跟杂病,而温病则必须作病证的细分。同时也容易理解前人强调过的"不能治热病者,必不能治内伤",或者反过来,不能治内伤者,必不能治热病。

3. 相关思路的展开

如果在基本观点的立场上再展开一点,以下的问题可以思考:

(1)症状、证候和疾病。症状是临床最直接也是最基本的要素,是认识问题的基础,面对临床上的病人,古今东西一致。由症状进一步追究疾病(现代层面的认识),在古代尚不可能完全做到,无奈只能退而求其次,转而注重于证候(病人机体状态)的把握。证候是对症状的全面概括和把握的方法之一,证候是疾病造成的人的客观状态一种反映,中医治病取效的基础主要落实在对病人状态的及时调控上,所谓辨证论治,并且已经形成了一套基本规律和具体方法。不容置疑的是,中医有一套临床可以取效的比较成熟的治法方药体系。后起的西医,直接探究引起各种症状的疾病的原因或本质,逐渐产生了部分能够对抗病因、治疗疾病而取效的方法,所以在临床上往往可以直奔主题而忽略证候的问题,因为在它那里证候和治疗往往并不能够直接相关对应。当然西医不免有时还是要以证候来表达某些问题,如某某综合症之类的表述,一旦临床上病人状态突变,病情危及,西医也要及时应对,加以纠正。中医的病名大多不能到位,停留在表象上的多,多用症状命名。所以一病多名,一名多病的现象不可避免,很难统一,从病名来整理中医的临床证治难度就特别大。

(2) 治病和治人。病人是一个整体,但病和人又是可以区别,有时也可以分开来认识。临床上或治病,或治人,或二者兼顾。中医和西医各有偏颇,讲得极端一点,中医治人不知病,西医治病不见人。中医在调整人体状态的过程中,往往疾病也会痊愈,主要还是依靠人体自身的抵抗治疗疾病,不可否认,在不知不觉中也许含有了病因对抗的效果。如果清楚了病因,而且有了能够直接对抗的方法,那么一经治疗,病人的状态马上也会得到纠正。病和人,一个问题的两个方面,尽管有时可以分开看,分开处理,但是也不能绝然分开。针对病人状态的调整,可以万病一方,一病万方,所谓同病异治,异病同治。针对病的治疗也许一病只有一方,万病必须万方。但是,事情并非这么简单,辨证用方,药物常常随病而变,治病用方,药物亦需因人而施。中医和西医最终都要落实到临证解决问题的具体方法,在临床上辨证和治病并不矛盾,需要医生充分理解,妥善把握。

(3) 中医理论和西医理论。中医理论出自大脑的思维加工,出于对客观实际的观察和解释。限于时代,中医主要借助于哲理进行思辨。哲理是大道理,居于高位,以哲理解释具体问题,欠精细,较模糊而往往不能精确到位,但是它相对抽象,路路贯通,始终正确。这样一来理论是理论,经验仍然是经验,二者永远保持距离,中医理论只能起抽象的指导作用。中医缺乏形态方面的精细观察,只能着重于功能方面的联想,立足于气化学说,偏向于无形之中的追求。如果满足和止步于此,那么就会丧失在实践中进一步探究事物的兴趣,甚至把王清任的探索视为异端。西医的理论,建立在解剖之上,形态和功能互相呼应,生理和病理容易对照,可以不直接依赖哲理,必须用实验结果来说明问题,靠科技解决问题。中医和西医的理论,显然凭空直接沟通会有困难,那么是否可以先确定一个具体对象,然后看看中医是怎么认识怎么处理的? 再看看西医的认识和处理方法如何? 比如具体落实到一种病证(疾病)、一个症状、一个治法方药,这样或许就容易找到共同的语言。

(4) 古代中医和现代中医。中医的古今也完全不同了,古代的中医相对稳态,几乎历几千年而基本不变。古代的中医相对交流少而自由,医家著书立说除非受到自身的限制,金元医家可以争鸣,明清医家可以另立学派。现代中医面对着后起迅猛进展的西医,生存显得艰难。现代社会交流方便,中医也注意追求规范化、标准化、客观化,甚至事事要和西医比个高低,于是人为做作的痕迹明显。现代中医的社会背景,一百多年中的西学东渐,一百多年中的民族屈辱,中医的盛衰,以及对待中医的态度,往往关联到了学术之外的问题。于是,人们习惯于停留在一般的概念和说教上,在现实中中医的学术成分容易被忽略,中医教育、中医研究,中医临床要走向全世界,中医本身基本的问题如何能够说清楚,我们在这方面的关注和用力是否应该进一步加强?

十二、中医与西医　治人与治病

病人,生了病的人。临床上医生面对病人,很自然会注意观察和考虑二个问题,即这个人究竟得了什么病? 还有目前人的状态怎么样? 病和人也可以说是一个问题的两个方面,常常被分开考虑,处理问题时常常有所侧重,其实在现实中是不可能绝然分开的。病和人,以人的生命言,一般人为本,病为标,临床一切的努力,以保全人的生命为目的。但也不可否认,从临床表现看,则病为本,人为标,当人体出现疾病的表现时,通过针对病因的及时处理,有时症状马上就消失或缓解了。

对于病的认知总是相对的,有已知有未知,已知的其实很有限。表现在病名上,最初往往以一般常见症状为病名,也有的以特殊症状为病名。这样的命名会带来·定的混乱,同病异名,异病同名,因为症状并不能深入反映出事物的本质,但是在古代只能如此。也有从外界的影响因素命名,特别是季节性的,或者是地域性的,如发热性的疾病大多如此。现代医学对疾病从解剖、生理病理的角度力求定位明确,对疾病的原因、对疾病性质的良恶等判断会更加到位精准。

对人的状态的把握有粗细之分,古代比较粗浅,主要通过外在观察,即依靠人体的感官,望闻问切,四诊合参,综合判断,最后给出一个证(状态)的表述,具体的归纳方法比如八纲、气血、脏腑、病邪等。在热病中形成的方法是六经、卫气营血、三焦辨证,用以把握一般过程的常见状态。现代医学不讲证,它通过精密检查,有所发现,用数值或影像形态等方面的异常来表示和诊断病情,直奔病因而去了。

从治疗的角度,分而言之,对人体的状态如何加以关注并且及时作出调整,这就是所谓的辨证论治。对疾病的病因如何调查清楚并且有效地加以对抗消除,这就是所谓的辨病论治。调整状态的方法,最为有效的是一时性的功能失调,如果迁延日久,或者由于器质性的变化导致的功能紊乱,调整的方法往往黯然失色,甚或完全无效,至少不会有速效,一般较难从根本上解决问题。于是有必要进一步检讨疾病的症结所在,以便确定如何解决的方法。对抗病因,现代医学拿手,依靠现代科技的支撑,认识和处理问题的方法和技巧日新月异。搞清了问题的所在,有了针对性的解决方法,容易立竿见影。但是,应该注意很多场合解决的只是二次病因,和传染病治疗的对抗病原不同,由生活习惯病带来的严重后果,其实临床的努力充其量只是治标,改善症状而已,比如肿瘤的切除就是如此,于是不少人也会将目光转向中药的调理,同时也更加重视反省和检点自己,重视在日常生活中的养生保健。

在调整状态的过程中,病因也许在不知不觉的过程中竟然得以消除,最终靠的应该是机体自身的能力,有病不治,常得中医。反过来,有时只要对抗了病因,人的状态自然很快恢复,所以状态调整和病因对抗,所谓治人和治病,并不互相对立或绝然分离,临床上二者必须兼顾的情况也多,也是相辅相成,相得益彰。

中医对人的把握是宏观的,解决问题的方法主要是药物(通过性味功效把握)和针灸(通过经络穴位把握)。中医的理法方药有一定的模糊性,尽管在长期经验中积累,摸到了一些的规律,但整体上是以模糊对模糊(对病和对药),所以临证实际中对经验(熟练程度)的依赖也大,有效或者无效,都不一定能够确切地知其所以然,尽管已经有了一套解释的方法。偏于哲理性的思辨,还不能细致准确到位,所以在实践中无奈,仍然要摸索、尝试,疗效往往不确定,有时甚至只能碰运气。中医临证治疗取效的基础在于辨证论治,换言之,即治人,亦称治体(也有称治形),是运用已知的药物来调整患病以后人体的状态来获取临床效果的。在这方面,《伤寒杂病论》可以视为一个范本,它演示了临床上如何通过治体(辨证论治)来搞定一个病(主要是伤寒),在这个过程中归纳出了一套基本规律(六经证治),提供了一个基本的诊疗体系(病证症与治法方药)。

西医对疾病的把握力求精准,主要用药物(靠药理知识,提炼合成)和手术(靠解剖定位,靠消毒麻醉器械等)解决。药物由化学合成,成分和作用部位明确,药理机制清楚,治疗是以精确对精确。当然,有一利必有一弊,西药往往顾此失彼,副作用也明显。手术治疗也会有一定的限度,手术后遗症也是常有的事。现代医学对疾病有了深刻认识和先进治疗手段以后,偏重于病因对抗的追求,即通过直接消除引起病人种种不适的原因来取效。从这个角度可以说,针对病因的处理是治本,而周旋于所见的证候来调整人体的状态的方法,就退居其次了,二者作用的方向有所不同。注意,中医的病因病机并不等同于西医病因病理的概念,中医理论属于人脑对于现实的思辨和总结(抽象,用于治疗的导向),而西医需要事实的根据(具体,也为更加精确到位的治疗提供基础)。

治人与治病,表面看来似乎分离,其实未必,临床上对象只有一个(病人),往往是一而二(什么人、什么病),二而一(生病的人,人生的病),二者如形影不可分离(图69)。以下作具体议论。

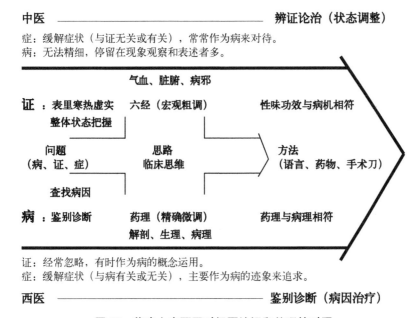

图 69　临床上中西医对问题认识和处理的对照

1. 用调整状态的手段寻求疗效

中医传统的方法是通过治人来达到治病(对疾病了解与否另当别论)的目的，即调整好人的状态有时也能治愈疾病(通闭解结,反之于平)。其立点无疑是在人体自身的抗病能力,药物能起到帮助、给力的作用,所谓因势利导,或顺势疗法,人体抗病的能力与生俱来,存在于经过长期进化的所有生物体中(有病不治,常得中医),如果没有这个前提就很难取效,如先天或后天获得性免疫缺陷。进一步设想,临证时可能得到的结果大约如下:

(1) 疗效明显(功能性障碍,无器质性问题,或有也是一时性的):一般不是烈性传染病(病原的毒力不强,对身体的影响在一定限度内)或一般感染导致的败血症,用药物调整,起到为病人在整个病程中保驾护航的作用,帮助病人顺利度过种种难关。不可否认,往往无意中间某些药物对病原也有着直接的对抗作用。

(2) 疗效一时(依据具体的疾病及个人的身体素质):仅有一时的效果,而不能善终。病原突然增强,或病人的机体应答突然低落。状态最终趋向恶化,预后险恶,临床上往往容易作前因后果的联想,归咎于误治,医者蒙冤。

(3) 疗效缺乏(病原或病因过于强盛,或因难以纠正的器质性病变引起的功能紊乱):来势凶猛的烈性传染病,迅速出现的败血症或多脏器功能衰竭,不抵抗和抑制病原则无济于事,也就是说机体对于突如其来的病原全线溃败,束手无策,光靠调整病人的状态不行了。

(4) 无从入手:比如外表看来基本没有什么特别的地方,本人也无任何不适,但是检查提示了问题,如某项指标的异常,局部发现的较大肿块等,通过调整状态来治病暂时无从谈起,一般改从病因对抗着手。

(5) 无病治人:比如体质调理、膏方进补等,身体状态略有偏颇,自己有感觉,检查无异常,或者什么都好,希望纠正改善,这是通过治人而达到强身防病的目的。一般多见于过度劳累、年老体弱,或病后、产后等自我感觉欠佳者,西医的治疗无从谈起,因为无病。

2. 用对抗病因的技巧解决问题

通过治病来纠正患者机体的偏差(简便、快捷、特效,省却调整状态之举,手术往往占据了很大一部分),前提是对病因病理的清楚把握,以及在处理方法和技巧上的进步和成熟。明末清初吴又可曾经有过对于传染病发病的推测和治疗的设想,以及后来在王清任身上出现的改错医林探究脏腑的志向,这些依靠后来现代科技的进步已经有所实现,但随之而来的新问题仍然不少。不管怎么说在传染病的临床治疗中,病因对抗有时还是有着扭转乾坤的力量,不能小看。对抗病原的方法,在急性感染中对大部分疾病或病人有效,也有小部分乏效。必须提一句,依靠对病原微生物的知识,切断传播媒介、主动培植抗体(预防接种)、被动输入抗体等方法也产生了良好的临床效果。

(1) 疗效明显:抗生素的发明是个典型例子,对抗病原取得了明显效果。另外,手术治疗也是优势独到,在很大程度上弥补了内科治疗的局限。问题是人们容易忘乎所以,以为抗生素万能,结果滥用致害。或者认为手术万能,一旦切除就万事大吉。目前临床上常见的生活习惯病,它的产生是个多种因素综合作用的问题,并非药物或手术能够根治,药物仅起到对症状的缓解作用,而无法起到逆转的作用。

(2) 无显效或无效:在感染性疾病的治疗中,有些人治疗效果不满意。此时应该检讨身体方面存在的问题,采用中医扶正的方法往往有效。特别是大部分慢性感染反复发作的病人,应该检讨身体方面的问题,病因仍然是病原,可是主要问题已经移到了身体状态低下这方面来了。

(3) 缺乏办法:检查结果能够提示出明确的原因,但是暂时还缺乏合适的方法,或者即便有办法但是副作用或风险太大,得不偿失。于是改从机体状态的调整着手,或者试用中医的治病通用方。

(4) 对病不对人:比如血糖、血脂、血压等相关的检查指标异常,通过体检了解到,甚至于发现某处的结节、结石、肿块等,通过西医服药的方法控制,或者运用手术方法切除等,也是临床上的一般选择。

3. 治人愈病与治病救人

调整人的状态是治愈疾病的主要方法之一,当然有时只要祛除了病因人的状态马上得以纠正,这是一件事情的两个方面。有时治人治病必须同时并进,因为祛除病因需要一定的时间,但病人状态的调整也迫在眉睫,如高烧、休克、出血、腹泻、咳嗽等种种危重的状态及症状不及时纠正与缓解,将立即危及患者的生命。还有临床常常会遇到调整状态没有速效,病因对抗则有碍体或害体之虞的两难境地,需要医者权衡利弊,决定治体或治病的孰先孰后,抑或二者同时并进。中医有标本治疗的思路,有苦寒或温燥药运用的技巧(或注意事项),体现了在治疗的过程中对人体状态的充分注意,对邪正两个方面的兼顾。

治人有时要依靠医者语言的力量,临床上不可否认医生的语言在治疗过程中也起着重要的作用,医生的语言(包括名望、气质、态度等)对病人情绪、心理会产生一定的影响。所谓"语言、药物、手术刀",语言列在首位,充分体现了医学的本原(人文精神),精神产生的力量不可小看,一个好心情胜过十剂药,语言的力量(总是去安慰)也属于治疗取效的基本。临床上退到底来看,有时对人对病都尽力了,仍然无效。这时也应该清楚地意识到,医学上还有太多没有被完全认识,或者即便有认识也无法解决的问题存在,亦即医学是有限的,医学并非万能。另外,医生(作为个人)的能力也必然会有一定的限度。生老病死,本来就是自然界的常态,十分自然,这样也许就没有什么想不通的事情了,所谓"尽人事,待天命",有时医学也只能如此。

临床医学,毫无疑问,面对病人,需要解决的是人所患的病,需要保护的是生了病的人。用这样的眼光看,东方和西方的临床医学好像有着明显的不同(图70)。如果西方的临床医学诞生算是起步于18世纪,中医比较成熟的临床药物治疗以《伤寒杂病论》为标志,那么中医比西医的临床要早熟得多。

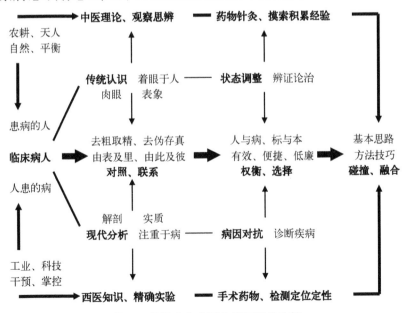

图 70 关于古今中西临床医学的比较

　　临床上医生的立场,是治病救人,救死扶伤,医患的出发点惟疗效是求。中医和西医在一定的层面上提供了治疗的方法和技巧,中医偏重于人的状态调整,西医倾向于病的原因解除。二者的形成和发展有着自己不同的时代背景。临床上用何者取效,需要医者作具体把握。把握的前提是对于二者都能有清醒的认识,不存偏见。应该把中医和西医同时放到整个临床治疗的角度考虑,才算比较全面,中西医为什么不一样? 各自能够解决什么? 不能解决什么? 临床上如何决定二者的先后顺序? 如何做到二者的优势互补?

　　中医在前,西医在后。中医是基础,西医是补充和发展。医学的人文是基础,对人的观察注重倾听在前,对病的思考分析探究在后。学者王国维先生说:学问之事,本无中西,只有是非真伪之别。在一定的阶段中,中西二学将会盛衰与共,互相推动,会通化合。

后　记

　　去年有《伤寒卒病新解》的出版,对伤寒的思考,对《伤寒论》《金匮要略》的理解,从大处着眼,小处着手。对于过去占据临床主流的热病以整个社会历史的变迁为背景,留意于出血热及其他疾病的临床诊疗实际,沿着临床治疗的不断演变,可以从伤寒卒病一直看到今天的感染症(包括各种传染病)。如今,我们有了对于相关疾病的崭新认识,以及对于感染病和传染病的很多具体的处理方法。这样,我们就多了一个理解事物的角度,对于仲景原文的解读,无疑也可能从中得到诸多启发。

　　今年有《伤寒杂病新编》的构思,本意是为了使仲景的原文更加方便于临床应用。也许我们会注意到"卒病"和"杂病"在表述上的不同,我认为两种用法意思相通,并不自相矛盾,这里交错使用,并非故意制造混乱。《伤寒论》《金匮要略》的原文应该是临床实际的反映,对此如何客观地解读,本来也有很大的探讨余地。事过境迁,文本和史实会产生距离,所以对文字的记载要深究,但又不必完全受它的束缚。

　　历史上,作为《伤寒论》的研究,有错简重订派和维护旧论派的针锋相对,所以对王叔和编次的褒贬始终是个话题。除非有地下发掘的新发现,确实我们很难了解汉末张仲景著作的原貌了,甚至隋唐时期的流传我们也了解不多。文字记载已死,定格在了历史时空的瞬间。但文字记载又是活的,与时俱进,体现出人们理解上的不断变化,以适应新时代的需求。我更加愿意相信,目前所见的原文已经后人多处改动了,从临证的角度看,这丝毫无损于原文的价值,后人的编次整理也许确实要胜过仲景的原来。"史实是画上了句号的过去,而对它的研究是永无止境的远航。"这句话对我有一定的激励作用。

　　北京冯世纶老师的讲演风貌在我脑海中留有深刻印象,记得冯老师开场的第一句话是:在座的各位张仲景!也许冯老师每次都是这样开讲的,这一下子把张仲景和我们的距离拉近了，我能够感觉到这句话内在的深刻含意。对张仲景由仰视变为平视，是一种充满自信的表现，后人特别是我们今人对张仲景的超越是十分自然而且应该的事情。医圣的称呼，体现后人对前辈的敬畏，将原文视为经文，也许多少含有这样的意思。但是这一切不应该成为我们继续前进的阻碍，所以我们应该做《伤寒杂病论》的主人，而不是奴隶。我们应该主动驾驭原文，而不要被原文所奴役。我想，这样的看法冯老师也许会同意吧？

我们强调对事物的整体把握，注意不要过分拘泥于局部。如果钻进了牛角尖无法出来，就完全丧失了对事物整体观察的视野，就会缺乏把握局部的思路和活力。《伤寒杂病新编》，换一种方法来整理《伤寒论》《金匮要略》，这是否在步王叔和的后尘？历史似乎总在重复，但并非原地停留。试试看，本书的做法是否会给我们带来些许新的感触，是否会给临床提供更多的便利呢？内心向往着学术的长进，所以大胆表达而较少顾忌，若有冒犯之处，望同行谅解。

张再良

2015 年 11 月

参考文献

张仲景述. 钱超尘, 郝万山整理. 2005. 伤寒论. 北京: 人民卫生出版社.

张仲景撰. 何任, 何若苹整理. 2005. 金匮要略. 北京: 人民卫生出版社.

孟澍江. 1985. 温病学. 上海: 上海科技出版社.

林培政. 2003. 温病学. 北京: 中国中医药出版社.

吴有性. 2003. 温疫论. 北京: 学苑出版社.

余霖. 疫疹一得. 1985. 南京. 江苏科学技术出版社.

吴塘. 1998. 温病条辨. 北京: 人民卫生出版社.

徐荣斋. 2011. 重订通俗伤寒论. 北京: 中国中医药出版社.

何廉臣. 2011. 感症宝筏. 太原: 山西科学技术出版社.

付滨, 孟琳, 高常柏. 2007. 从疾病演变史探"伤寒"原义. 河南中医, 2007, 27 (5):
    1—5.

林永焕. 1984. 流行性出血热早期临床诊断及危重症的抢救. 西安: 陕西科技出
    版社.

林永焕. 2005. 流行性出血热诊疗学. 北京: 中国医药科技出版社.

李同宪, 李月彩. 2003. 伤寒论现代解读. 西安: 第四军医大学出版社.

朱世增. 2009. 万友生论外感病. 上海: 上海中医药大学出版社.

曹树基, 李玉尚. 2006. 鼠疫: 战争与和平. 济南: 山东画报出版社.

曹东义. 2004. 中医外感热病学史. 北京: 中医古籍出版社.

曹东义. 2008. 热病新论. 北京: 中国中医药出版社.

张再良. 2010. 温病心悟. 北京: 学苑出版社.

张再良. 2011. 经方世界. 北京: 学苑出版社.

张再良. 2012. 伤寒新解与六经九分应用法. 北京: 中国中医药出版社.

张再良. 2014. 伤寒卒病新解. 北京: 科学出版社.